主编　吴海滨

慢性病的膏方调养

郑州大学出版社

图书在版编目(CIP)数据

慢性病的膏方调养 / 吴海滨主编 . -- 郑州 : 郑州大学出版社, 2025. 6. -- ISBN 978-7-5773-1177-7

Ⅰ. R289.6

中国国家版本馆 CIP 数据核字第 2025MJ1957 号

慢性病的膏方调养

MANXINGBING DE GAOFANG TIAOYANG

策划编辑	薛　晗	封面设计	苏永生
责任编辑	何鹏彬	版式设计	苏永生
责任校对	刘　莉	责任监制	朱亚君

出版发行	郑州大学出版社	地　　址	河南省郑州市高新技术开发区长椿路 11 号(450001)
经　　销	全国新华书店		
发行电话	0371-66966070	网　　址	http://www.zzup.cn
印　　刷	河南龙华印务有限公司		
开　　本	787 mm×1 092 mm　1 / 16		
印　　张	17.25	字　　数	380 千字
版　　次	2025 年 6 月第 1 版	印　　次	2025 年 6 月第 1 次印刷

书　　号	ISBN 978-7-5773-1177-7	定　　价	69.00 元

主编简介

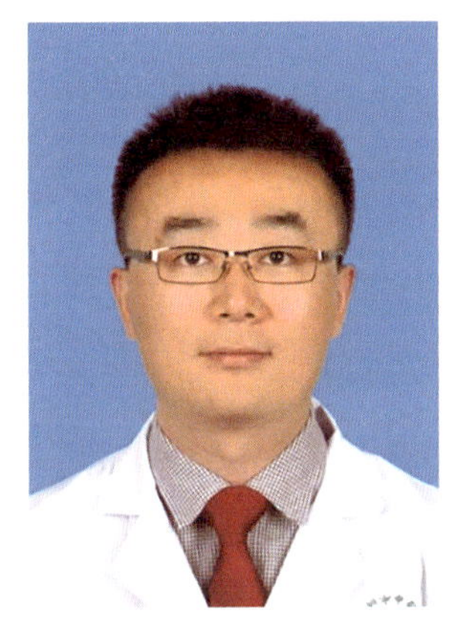

吴海滨，医学博士，教授，主任中医师，广州中医药大学硕士研究生导师，师承中国工程院院士吴以岭教授、全国名中医李延教授、广州中医药大学刘友章教授，现任深圳市中医院健康管理部党支部书记、治未病中心副主任。

研究方向：主持国家、省市级课题6项，发表论文40余篇，主编著作6部，临证以"司天辨机、司人辨体、司病辨证"（**三司三辨**）为指导，擅长使用针、灸、药、罐、刺络"一松二清三调四通五补"立体干预皮、脉、肉、筋、骨（**五步五体**）调理亚健康状态、偏颇体质，养颜美容，减肥塑形和抗衰养生。

学术兼职：中华中医药学会治未病分会委员、健康管理分会委员、络病分会委员、亚健康专委会委员；世界中医药学会联合会亚健康专业委员会、慢病管理专业委员会常务理事、抗衰老专业委员会理事、中国中医药信息学会全科医学分会常务理事；广东省中西医结合学会健康管理工作委员会常务委员、治未病专业委员会常务委员；深圳市中医药学会治未病专业委员会副主任委员、体质专业委员会副主任委员，深圳市健康管理协会中医养生保健专业委员会副主任委员。

作者名单

主　编　吴海滨

副主编　宋晓容　程波敏　林基伟　魏　东

编　委　（以姓氏笔画排序）

石　梦　卢凤达　吕秋云　朱　俊　朱艳萍　刘卓超　李博涵　李颖瑜　陈　思　梁　静

前言

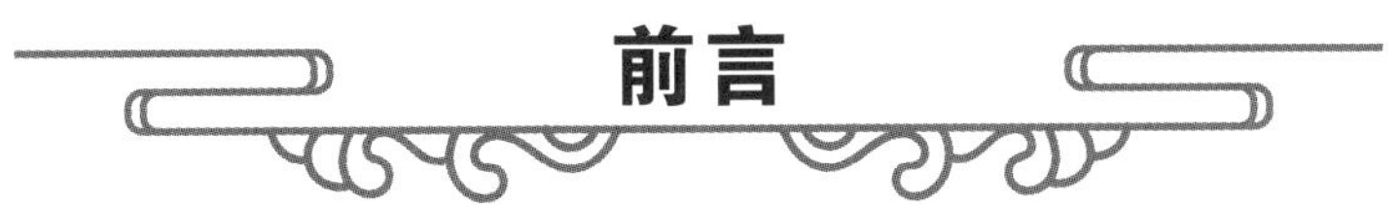

中医膏方是中华民族传统医药文化的瑰宝，其应用源远流长，历史悠久。膏方作为我国中医方剂中的一种经典剂型，从开始的宫廷进补养生秘方到近年来逐渐走入百姓家庭，其配伍、组成、制法、服法均随着历史的发展不断革新。膏方因其独特的剂型、温和的药性、显著的疗效逐渐被医生重视。近年来，膏方进入了高速发展阶段，全国范围内的中医院均开设了膏方门诊，举办膏方节，开展许多膏方文化活动，百家争鸣、各具特色，因此，这是膏方发展的新时代。

随着生活水平的提高，人民的保健意识也逐渐增强。膏方体积小，便于携带，可连续服用，老少皆宜，在调和阴阳、治未病方面有着较大的优势。中医膏方不仅深受老年人青睐，而且受到中青年朋友的追捧。膏方的普遍应用在医患人群中已经形成共识。作为中医医生，我们有必要将膏方推向民间，让人们了解膏方、熟悉膏方，将其作为养生保健的新手段。

本书简要介绍了关于膏方的基础知识，包括膏方的历史、发展与前景，膏方制备工艺与现代化的研究，膏方治病思路与方法，膏方制剂的贮藏，膏方组成应用、注意事项等，切合慢性病膏方调养的核心思想，从体质与膏方调养、季节与膏方调养、亚健康与膏方调养等方面入手，介绍膏方在慢性肺病、慢性肝病、慢性肾脏病等疾病中的防病治病特色及临床应用，其涉及面广，实用性强，体现了膏方的治疗和调理优势，有助于继承和发扬名医名家的学术思想和临床经验，便于膏方的学习使用。本书融中医实用性、学术性于一体，适合临床中医师、中医爱好者和对中医膏方有进补需求的普通读者阅读。

中医膏方学涉及内容广泛，随着科技的进步，其研究领域的发展日新月异。作者水平和经验有限，书中如有疏漏或不足之处，恳请广大读者批评指正，以期再版时予以改进、提高，使之逐步完善。

编者

2024 年 11 月

目录

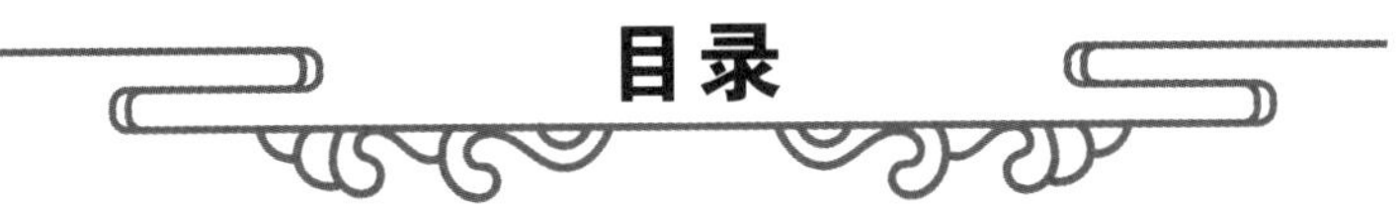

第一章　膏方基本知识

膏方，又称"膏""膏剂"，指药物浓缩成糊状的制剂，是最古老的中药方剂剂型之一。膏方可分为内服和外用两种剂型。内服膏方是将饮片再三煎熬，去渣浓缩，加冰糖或蜂蜜收膏，可长期服用，有流浸膏、浸膏、煎膏3种。秦伯未曰："膏方者，盖煎熬药汁成脂液而所以营养五脏六腑之枯燥虚弱者也，故俗亦称膏滋药……膏方非单纯补剂，乃包含救偏却病之义。"滋补药多采用膏剂，故又称膏滋药，有滋补强身、抗衰延年、治病的作用。外用膏方有软膏和硬膏2种，古代又称软膏为药膏，称硬膏为薄贴，常用于外科疮疡疾病或风寒痹痛等，其效甚佳。

第一节　膏方的发展史

一、膏方的萌芽

膏方历史悠久，起于汉朝，世代相传。内服膏滋是由汤药（煎剂）浓缩演变发展而来，凡汤丸之有效者，皆可熬膏服用，所有有相当漫长的发展历史。早在《五十二病方》中就有膏剂40余方，如肪膏、脂膏、久膏、蛇膏、彘膏、豹膏等，其用法有"膏弁""膏之"。《黄帝内经》记载有豕膏、马膏，主要供外用。东汉末年，张仲景的《金匮要略》中的大乌头煎（乌头、蜂蜜）、猪膏发煎（猪膏、乱发），其制法类似现代膏滋方的制法，也是将膏滋方作为内服的最早记录。

二、膏方的成形

唐代孙思邈的《备急千金要方》中膏方的制剂有水煎去渣、取汁、浓缩及内服的特征。如金水膏功效润肺化痰，将药味水煎去渣后浓缩，加炼蜜收膏。《备急千金要方》中有个别"煎"方已与现代膏滋方大体一致。如苏子煎，将药味捣碎，取汁，去滓，熬如脂状，纳蜜，煎如饴状，治阴虚咳喘已久，功能养阴润肺、降气化痰。宋朝膏方蓬勃发展，南宋时《洪氏集验方》收载的琼玉膏时至今日仍广为沿用。王焘的《外台秘要》载"古今诸家煎方六首"，这些煎方均为滋补强壮之剂。《肘后备急方》诸膏方制剂有用苦酒（即醋）与猪油作溶剂的特点，药制成后，既可外用以敷病处，又可内服。如黑膏（生地黄、豆豉、猪膏、雄黄粉、麝香等)，功能清热解毒，活血散结。南北朝时陈延之的《小品方》中有地黄煎(生地黄)，是单独一味作为滋补膏方。唐以前称膏者有内服也有外用，作用以治疗为主；称煎者多作内服，除用于治疗外，也可作为药饵补剂用于养生。宋朝膏逐渐代替煎，基本沿袭唐代风格，用途日趋广泛，膏方更趋完善和成熟，表现为膏方的命名正规、制作规范，膏专指滋补类方剂，煎指水煎剂；数量大大增加，临床运用更加广泛。同时膏方中含有动物类药的习惯也流传下来，如《圣济总录》瓜蒌根膏，此时膏方兼有治病和滋养的作用。

三、膏方的成熟

膏方发展至明清，已进入成熟阶段，有规范命名，规范制作，数量繁多，运用广泛。明代缪希雍《炮炙大法》曰："膏者熬成稠膏也。"膏已成为滋润补益类方剂的专用名称。王肯堂《证治准绳》所载通声膏，功用补气润肺、化痰利窍，专治气阴耗伤之咳嗽气促，胸中满闷，语声不出之症。明代《景岳全书》所载两仪膏，以气血双补，形气兼顾。治疗气血两亏，嗜欲劳伤，胃败脾弱，下元不固诸证。明代倪朱谟著《本草汇言》，内载柿饼膏等多种膏方，并阐明膏滋制备和服用方法等。明代韩天爵著《韩氏医通》，收录有"霞天膏"，治沉疴痼疾等。明代洪基著《摄生总要》，从壮阳填精法立论，纂辑了诸如"龟鹿二仙膏"(鹿角、龟甲、枸杞子、人参)等著名的抗衰老膏方，至今仍在临床上得到广泛使用。明代龚廷贤著《寿世保元》集抗衰老膏方，如"茯苓膏""银叶膏"等，亦多佳效。清代叶天士《临证指南医案》中载有膏方医案，其所著《叶氏医案存真》中，治"精血五液衰夺，阳化内风"之证，治"咳甚呕血吐食"，均"进膏滋药"。清代吴尚先著《理瀹骈文》，亦载有内服膏方，吴氏基于外治与内治相通之理，指出："凡汤丸之有效者皆可熬膏。"

四、膏方的盛行

近代，膏方续有发展，历史悠久的中药店，如北京同仁堂、杭州胡庆余堂、上海雷允上与童涵春堂等均有自制膏滋药，如首乌延寿膏、八仙长寿膏、葆春膏、参鹿补膏等，制膏方法皆有其独特之长，在临床被广泛应用，在国内外都享有一定的声誉。如今中医药书籍收集的膏方数量大增，1962 年中医研究院中药研究所与沈阳药学院合编的《全国中药成药处方集》载膏方 58 首，其数量多于此前任何一部方书的膏方。1989 年由中国药材公司与国家中医药管理局中成药情报中心合编的《全国中成药产品集》，所收膏方增至 152 首。许多著名中医专家均有配制和应用膏滋药防治疾病的经验体会，如秦伯未在运用膏方上卓有成效。蒲辅周在调理慢性病时喜用膏丸缓图，临床治验甚多。近代名家亦擅长以膏论治，如《张聿青膏方》《秦伯未膏方》《颜德馨膏方真迹》《海派中医妇科膏方选》《冬令调补择膏方——上海市中医医院名家膏方精粹》等，颇具影响。随着人民生活水平的提高，保健意识的逐渐加强，一人一方、量身定做的膏方由于具有治病防病、调养滋补、入口甘怡、适宜保存、针对性强等特点越来越受到人们的关注和推崇。

第二节　膏方的特点与功效

膏方是由资深的中医师根据服用者的体质状况，遵循中医整体观与辨证论治的思想，选择单味药或多味药合理配伍组方，将中药饮片经过多次煎煮，去渣取汁，浓缩后加入阿胶、龟甲胶、鹿角胶等胶质药及糖类，经过严格的特定工艺加工而成的半流体稠状制剂，有防治疾病、调理体质、补益虚损等作用。膏方具有药物浓度高、服用方便、口感好、有针对性、疗效稳定、便于携带和长期服用等优点。

对于广大的慢性病患者及养生补虚的调理者，膏方有着以下独特之处。

一、膏方的养治特点——缓补慢调，乐享人生

“缓补慢调，乐享人生”是在使用膏方养治的过程中带给人的一种意境，一种回归自然、轻松和谐的意境。

“缓补慢调”是保养生命、调治慢性病的真谛所在。生命在于保养，保养的最佳方法即使用膏方之缓补慢调。中医学认为，很多慢性病和亚健康者多属于“久病”的范畴，“久病多虚”或是“虚实夹杂”。这是因为机体在长期与疾病斗争或长期劳心劳力的过程中消耗了人体的正气。治疗时只有先扶助人体的正气，然后才能驱除邪气，或者扶正祛邪同时实施并以扶正为主。什么时候正气扶起来了，什么时候邪气才能被赶出去，这是在增进机体活力，让机体以自身的活力去消灭疾病。因此，常常需要调养很长一段时间，这样在药物的作用下将人体的正气慢慢补足并唤醒，是一种按照自然规律来治病养生的方法。

膏方的传统立意就在于缓补慢调、润物无声。所谓的缓、慢并非怠惰，不是放慢速度和拖延时间，而是优雅从容地从根本上调理机体，激发机体的自愈功能，从而达到“阴平阳秘，精神乃治”的最佳状态。缓补慢调诠释着主动健康的理念，践行着中医的“正气存内，邪不可干”与“天人相应”的健康观。

膏方是一门学问，其制订当遵循辨证论治法则，符合理、法、方、药之程序。通过膏方缓补慢调，对养生、治病可两尽其美之妙，成为现代人滋补身体及调理疾病的灵丹妙药。

二、膏方的制作特点——晶莹剔透，厚积薄发

从外观上看，熬好的膏方用晶莹剔透来形容再合适不过，如此惹人喜爱的外表来自人们的精心熬制和其中包含的物华天宝。

《说文解字》中解：“膏，肥也。膏者，脂也。凝者曰脂，释者曰膏。”《春秋》中谓：“膏者，神之液也。”膏意指那些肥沃、甘美，具有润泽和滋润作用之物。“释者”“神之液”均指膏的特性凝而不固，常借指物之精华，故蕴含有滋润、缓和、润泽的意思。

熬膏和服膏的过程极像是一种厚积薄发的过程。“厚积”就是在蓄势;“薄发”就是在“缓补慢调”,在调动机体的生机和活力。

“熬”并非一蹴而就,而是慢工出细活。首先将配好的药物根据其性质不同分别置于有盖的容器内浸泡,还要注意到有的药物需要先煎、后下、分冲等,特别是对于名贵、细料药及胶类药更要另锅浸泡,而后三煎其药,过滤取汁,再将过滤净的药汁倒入锅内,蒸发水分,让药汁慢慢变得稠厚成为清膏,接着把烊化开的胶类与糖(以冰糖和蜂蜜为佳)倒入清膏,放在小火上慢慢熬炼,并且要不断搅拌直至能扯拉成旗或将膏汁滴入清水中凝结成珠即可收膏。收膏的同时,可以放入准备好的药末(如人参粉、鹿茸粉、胎盘粉等),要求药末极细,在膏中充分搅匀,也可以根据需要加入核桃肉、桂圆肉、黑芝麻等一起收膏,再将熬制好的成膏分装收藏在瓷罐内。

经过细心熬制而成的一料膏方少则可以服用半个月,多则可以服用 3 个月。经过炼制的膏方呈半流体状态,其外表晶莹剔透、柔美可爱。其内含有的药物浓度高,可谓物华天宝囊尽其中。

细细地熬制膏方,厚聚物之精华;慢慢地品服膏方,缓调体之偏颇失衡,填补气血精液之不足,为我们的生命保驾护航。

三、膏方的历史特点——内涵深蕴,历久弥新

虽说从汉代就有了用内服膏方治病的记载,但在唐代膏方由治病向养生方面延伸,富贵人家多用膏方来滋补强身。对于普通百姓,由于膏方制作工艺讲究,内多含滋补的名贵药材,所以在民间用膏方的较少。到了宋代,膏方的用途日益广泛,既用于滋补,又用于治疗,明清时期更是发扬光大,如《清太医院配方》就收录了很多著名的抗衰老滋补膏方,其中就记载有十分受慈禧喜爱的菊花延龄膏。

膏方的历史使其披上了只注重滋补的外衣,其实膏方是中药的一种剂型,药物选择与组方既有别于单纯“强身健体”的方法,也有别于一般的“补品”,是在“辨病”与“辨证”的互补下,根据个体差异进行立法组方。这里的“补”实质上是调治、调养,此中“调”是关键,不足者补之,多余者泻之,抑其强扶其弱,不相协调者衡之。经过一番调理,使人体达到内稳的阴阳平衡的健康状态,只是膏方传统立意在于平调、缓图、长效,类似于“润物无声”,对于体质虚弱者和慢性病患者更为适宜,所以长此以往导致人们认为膏方只用于滋补,实际上膏方的作用涵盖了补虚和疗疾两方面,对慢性病的调治有相对优势。膏方既能滋补强身、抗衰延年,又能治病纠偏,可广泛用于防病治病和养生保健。

膏方虽然不是只重滋补,但传统上因其常含有一些血肉有情之品,确实偏于滋补。中医学认为,“正气存内,邪不可干,邪之所凑,其气必虚”,正气虚损是人体发病、衰老的重要内在因素,所以通过进补可以扶植体内气血阴阳等正气不足,改善体质,减少和避免疾病的发生和发展。膏方之缓补慢调,能补气养血、调畅经络,调动人体的自我防御的功

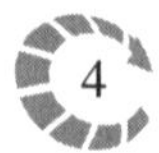

能，特别适用于因病致虚、因虚致病的慢性虚弱性疾病患者和未病先防、需要增强体质的亚健康人群。对于一些顽固性、消耗性的疾病，也可以按照补中寓治、治中寓补、补治结合的原则以达到治病调养结合、加快疾病痊愈的目的。

膏方之用重在滋补，也体现在民间素有“冬令服膏”的习惯上。《黄帝内经》指出：“冬三月，此谓闭藏……此冬气之应，养藏之道也。逆之则伤肾，春为痿厥，奉生者少。”因为万物皆生于春，长于夏，收于秋，藏于冬，人亦应之。中医学认为，人与自然界息息相关，冬季主藏，是人体吸收营养、贮藏精华、恢复健康的最佳时机，秋冬潜藏得越好，来年春天新一轮的升发生长功能就越强，故有“冬季调补，来年打虎”之说。服用了适量的膏剂后，能达到补虚扶弱、抗衰延年、治病纠偏、培补元气等作用。慢性病患者用后病症缓解，日趋康复；职业人士和亚健康人群服用后改善睡眠、摆脱疲惫和焦虑，排除“三高”隐患、精力倍增；正常健康人服用，可抗衰老、补益气血、补肝益肾、增强免疫力、减少和预防疾病的发生。可见，滋补膏方是冬季养生保健最适宜的方法，是治未病、增强体质行之有效的补品。利用膏方治病纠偏、智慧养生已成为现代流行时尚。

膏方偏于补益，宜藏，与冬之收藏相应，冬季进补，事半功倍。但是临床上虚弱及其他病症并非只发于冬季，如手术后所致的体质虚弱，妇女产后的气血不足，因虚所致的失眠、眩晕等病症在任何季节均可能发病，根据膏方之治涵盖补虚和疗疾两方面和中医学“虚则补之，实则泻之”的理论，有是病，用是药，对于体虚和体内有实邪的患者，一年四季都可以选择适宜的膏方内服，以达到补虚和祛邪的作用。因此，服用膏方并非只限于冬季，而是根据病情需要，四季皆宜。

四、膏方的组方特点——个性化膏方，延年法门

中医膏方一般可以分为成方膏方及个体膏方两类。

成方膏方是药厂成批生产加工而成，作为中成药商品在各家药店进行销售。此类膏方能适用于相当一部分人群，疗效较为肯定，使用方便，作用较好。传世闻名的成方膏方有琼玉膏、十全大补膏、八珍膏等。

个体膏方是指医生针对患者身体状况进行辨证处方，做到一人一方，由医院药房定制加工制成，每一剂膏方只适合该方患者服用。个体膏方具有明确的针对性，疗效显著，可用于防病治病，延年益寿，因此越来越受到各界人士的欢迎。

个性化，与大众化相对，常用来指具有个体特性的需求和服务。医学领域的个性化首推20世纪70年代提出的个性化医疗，是一种根据对患者的基因、蛋白质和代谢产物进行分子水平的分析而量身定制的治疗方法。在个性化医疗概念提出后，个性化医学、个性化治疗、个性化医疗保健和定制治疗等相应学科概念相继出现。实际上中医学理论的精髓“辨证论治”可以说是世界上最早的个性化医疗了。

膏方，作为中医处方的剂型之一，是中医治疗的组成部分，自然应当遵循辨证论治的

法度，具备理、法、方、药的程序，所以开膏方也要辨证论治。

健康的核心问题是稳态，就是人的身体中所有的细胞、组织、器官、系统都要有一个合适的工作环境，用中医学的话讲就是指阴阳平衡。一旦这一平衡被打破，身体就会生病或是出现亚健康状态。中医学认为，人的生命活动是以阴阳脏腑气血为依据，阴阳脏腑气血平衡则能健康无恙，延年益寿。而疾病的发生就是阴阳失去平衡后，出现偏盛偏衰的结果。因此，利用药物的偏性来纠正人体阴阳气血的不平衡，这是中医养治的基本思想，也是制订膏方的主要原则。

膏方的药味相当多，一般在20～40味，属大方、复方的范畴，而且服用时间较长。因此，制订膏方更应注重针对性，即注重辨证论治，也就是要针对患者的体质类型和疾病的性质，经辨证后配方制膏，一人一方，量体用药，才能达到增强体质、祛病延年的目的。

另外，膏方中多含有补益气血阴阳的药物，其性黏滞难化，若不顾实际情况和个体差异，一味纯补峻补，则可能妨碍气血的流畅，于健康无益，甚至会吃出病，因此辨证配方，十分重要。

服用膏方不仅强调个体化的辨证论治，而且十分强调不同人群因年龄、性别、生活境遇、先天禀赋、后天调养等不同而各有差异，故选方用药也因人而异。如小儿为纯阳之体，不能过早服用补品，如果确实需要，多以甘淡之品调养；中年人则多补泻兼施；老年人则以补养为主。

同时，四时之气的升降浮沉对疾病也会产生不同的影响，在配制膏方时，还应根据病情和气候，采用相应的四时用药法，随证应变。

经过精心辨证论治和全方位斟酌而成的膏方，一人一方，是专属个人的养生疗疾之品，这种个性化膏方提高了药物疗效及治疗的针对性、安全性，降低了医疗成本，起到了固本清源、攻守适宜、四两拨千斤的作用，是延年益寿的不二法门。

五、膏方的口味特点——良药爽口，老少皆宜

提起喝汤药，人们首先想到的是它那苦涩难闻的味道，让人禁不住有些望而生畏。特别是一些慢性病患者，长期喝汤药都喝怕了，一提起汤药就叫苦连连。事实上，并非所有患者都必须喝汤药，汤药只是中药的剂型之一。剂型是根据药物性质、用药目的和给药途径将原料药加工制成适合于治疗或预防应用的形式，就像藿香正气液、藿香正气软胶囊、藿香正气丸，虽然药物相同，但呈现方式不同，即剂型不同。

中药的剂型表面上看是一服处方的不同表现形式，实则不然，因为不同剂型有不同的使用特点，同一种药物剂型不同，作用有时也不同。选择合适的剂型是为了发挥药物的最佳疗效，减少不良反应，以及便于使用、储存和运输。如藿香正气丸，其药效持久，但吸收较慢，服药量相对较大，多用于成年人，而藿香正气软胶囊在胃肠道中崩解快，疗效较丸剂、片剂吸收好，含油量高，稳定性好，剂量准确，儿童服用尤为方便。

内服膏剂多适用于需要长期进补的慢性虚证和需要长期调理的慢性病患者，这类人群一般宜于缓治久服，膏剂这种剂型对他们来说服用起来就十分方便。首先制作一料膏方至少可服用1个月，免去了天天煎药之苦；其次，膏方在制作过程中多采用冰糖、阿胶、蜂蜜、鹿角胶等胶类作为基质和矫味剂，即使是针对糖尿病患者的膏方也加入了木糖醇等一类的矫味剂，所以制作出来的膏方不仅看起来晶莹剔透，而且口感好，无汤药的难闻苦涩，浓缩了药物精华，服用方便、易保存，真可谓良药上口。

第三节　膏方的服用方法

一、服用膏方之前

(一)先通后补，投药开路

什么是“先通后补，投药开路”？举个通俗的例子，在地震后的灾区，被困的人们急需物资的供给，但是道路被坍塌的建筑和滑坡的山体封堵，此时的首要任务肯定是开路，只有供给路开通了，才可能顺畅地把所需物资送到灾民手中。膏方中的滋补之品就如同那些震后所需的物资，而灾民们就像是体内虚弱而需要补益的脏腑、气血。中医学认为，脾主运化、升清，也就是说只有脾胃的功能正常了，药物才能被吸收，进而发挥作用，有些人脾胃运化功能差，临床常见舌苔厚腻、没有食欲，同时感觉胸闷等，此时如果服用膏方，就像对封堵的道路置之不理，一车车的货物不断地从四面八方涌来，试想一下结果，所需物资不仅送不到灾民的手中，而且加重了供给道路的负担，使应当清理的乱石碎块也弄得毫无出路。这极像中医学所说的“重伤脾胃”和“闭门留寇”，不但影响膏方的消化吸收，反而加重脾胃的负担，出现各种不适症状。因此，此类人群正式服用膏方前，医生一般会因人而异开出一些能运脾开胃、理气化湿的中药汤剂，以改善其脾胃功能，为膏方的消化吸收创造有利条件。这些中药先膏方而行，因此被形象地称为“开路方”。“开路方”的另一个作用是通过试探性的调补，观察服药后的反应，能为医生开好最后调补对路的膏方做好准备。“开路方”一般以医生根据症状开出的汤剂最有针对性，通常提前2～3周服用。但对于脾胃功能正常的人，不必强调必须服用“开路方”，可以直接服用膏方，做到及时进补。

(二)膏方的适宜人群

膏方的适宜人群相对较广，可以用于各类慢性病患者、亚健康人群、体质偏颇需调理的人群。

1. 慢性病患者　各科、各系统常见的疾病，如内科的冠心病、高血压、支气管哮喘、慢性胃炎等，妇科的痛经、不孕症、产后体虚等，中医外科的乳腺病，儿科的小儿哮喘、小儿厌食、小儿多动症,以及手术后恢复期患者等,通过膏方的应用,能控制疾病的发作,减轻相关症状,起到很好的调治作用。

2. 亚健康人群　亚健康是指出现疲劳、失眠、食欲减退、妇女月经不调等。通过内、外、妇、儿各科及各种仪器设备的仔细检查,未曾发现明显的器质性疾病。遂归于亚健康,此类人群一般以年轻白领为多。在膏方调治过程中,结合患者的基本身体特征,针对性地应用膏方进行调治,会起到较好疗效,可使其精力充沛,体力改善。

3. 体质偏颇人群　目前的人体体质分为平和质、气郁质、痰湿质、特禀质、湿热质、气虚质、瘀血质、阴虚质、阳虚质。平和质一般不需调理。痰湿质、湿热质可以调治,但须先用化湿祛痰或清热化湿等药物治疗一段时间后,再予以调治。其他的体质均可以根据各自的症状进行膏方调治。在临床工作中,较少出现单独的体质特征,很有可能两个或三个以上体质特征同时出现。此时需要我们根据出现的实际症状,全面归纳,正确使用膏方。

(三)膏方的禁忌人群

膏方有养生保健、防病治病作用,适宜面较广,但不是所有的人都可以服用。

1. 各类疾病的发作期　内科范围中,慢性支气管炎急性发作期、冠心病症状不稳定期、支气管哮喘发作期、高血压非稳定期等,一般不考虑膏方调治。中医外科的乳腺病急性炎症期等亦不适宜膏方调治。此外,妇科的功能性子宫出血、伤科的急性损伤等也均不适宜使用膏方。

2. 孕妇　孕妇从妊娠到分娩有较长时间,其间须考虑到各种可能出现的问题并加以处理。膏方服用周期长,对妊娠期间出现的一些变化较难予以调整,故不考虑使用膏方。

3. 婴幼儿　小于 4 岁的婴幼儿身体稚嫩,器官功能发育尚不健全,病情变化亦较快,不适宜服用膏方。

4. 肝炎、结核病等传染病的活动期　因其病情变化较多,传染性强,更需要针对性的特殊治疗,一般不建议在病情未完全控制、具有传染性情况下使用膏方。

膏方使用时,对一些患者提供的临床资料不足以给出正确诊断时,亦不适宜膏方调治。

(四)膏方的组方

膏方的药材选配一般由饮片、细料、胶糖类和辅料四部分组成。

1. 饮片　膏方处方中的常规药物,是膏方药材组成中的主体部分。多以优质药材为主,少用草类药、矿物类药,优先选用黄精、玉竹等膏滋析出量大的药物;对需要进行包煎、先煎、后下等的药物按常规进行操作;药味数一般 20 ~ 35 味,3 000 ~ 5 000 g,特殊情况下可更多。

2. 细料　即膏方处方中较为贵重药物的总称。有代表性的药物,例如:人参、冬虫夏草。一般细料不宜与其他药同煎,应该用文火另煎浓缩取汁或碾成粉末后调入膏中,其具体用量参照《中华人民共和国药典》。

3. 胶糖类　常用的有阿胶、鹿角胶、龟板胶、蜂蜜、冰糖等,有补益虚损、改善膏方口感、便于成膏的作用。一般每料膏方参考用量为200～400 g。

4. 辅料　在膏方处方中常指黄酒,其本身有活血、通络、散寒的功效,主要用于浸泡阿胶等动物胶,使之软化,还能解除药胶的腥膻气味。一般用量按每500 g药胶辅配250～500 g黄酒。

组方的药物种类较多,一般为20～40味,相当于汤剂的2～3倍,每味药的用量在100～300 g,一般膏方药物的用量是平时汤剂用量的10～20倍,一般15 d的剂量可服用约45 d。

二、服用膏方之时

(一)膏方的服法

膏方的服法可分为冲服、调服、噙化三种。

1. 冲服　将适量药膏放在杯中,用白开水冲化后服下。

2. 调服　适量药膏中加黄酒或水,用碗、杯隔水炖热,调匀后服下。

3. 噙化　也称含化,即将药膏含在口中融化,慢慢下咽,以发挥药效,如治疗慢性咽喉炎可用此法。

(二)服用膏方的时间、剂量

1. 服用膏方的时间　一般为空腹服用,此时胃肠空虚,吸收力强,且不受食物干扰,药物易于发挥作用。如果空腹时服用感到胃肠有不适感,可以在饭后30 min服用。养心安神的膏方宜在睡前服用。

2. 服膏剂量　要根据病情或身体情况及药物的性质决定。一般为每日2次,每次服1匙。病情较重的人,剂量可稍大一些;病情轻者或老年人、妇女、儿童等用量稍小些;有滋补作用、药性较平和的药物,用量可大些;药性剧烈的药物,用量宜小,并从小剂量开始,逐步增加。

(三)服用膏方的禁忌

膏方进补阶段,应注意忌口,阳虚有寒者忌吃生冷食物;阴虚火旺、潮热者忌辛辣刺激性食物。

服膏方时不宜饮浓茶、咖啡,不宜吃辛辣刺激性食物,以免妨碍脾胃消化功能,影响膏方的吸收。含人参的膏方忌食生萝卜;含何首乌的膏方忌食猪、羊血及铁剂,且不能与牛奶同服,因牛奶中含钙、磷、铁等易与滋补药中有机物质发生化学反应,而生成较难溶解的化合物,致使牛奶与药物的有效成分均被破坏,甚至产生不良反应。

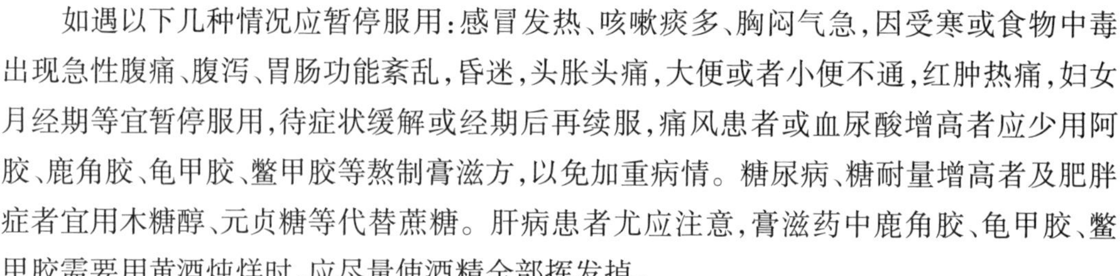

如遇以下几种情况应暂停服用：感冒发热、咳嗽痰多、胸闷气急，因受寒或食物中毒出现急性腹痛、腹泻、胃肠功能紊乱，昏迷，头胀头痛，大便或者小便不通，红肿热痛，妇女月经期等宜暂停服用，待症状缓解或经期后再续服，痛风患者或血尿酸增高者应少用阿胶、鹿角胶、龟甲胶、鳖甲胶等熬制膏滋方，以免加重病情。糖尿病、糖耐量增高者及肥胖症者宜用木糖醇、元贞糖等代替蔗糖。肝病患者尤应注意，膏滋药中鹿角胶、龟甲胶、鳖甲胶需要用黄酒炖烊时，应尽量使酒精全部挥发掉。

（四）膏方不良反应的处理

尽管服用膏方的对象不同，又有体质、病情的差别，但膏方的总体要求是以平和为准，在辨证论治的基础上，切合个体，一般不会出现不良反应。但因为服用膏方的时间一般较长，在这过程中，可能会出现一些轻微不适，根据各人体质不同，可能出现以下不良状况。

1. 便秘　如果服用膏方后出现便秘，应该首先解决便秘。方法是先停止服用膏方，如果停服后大便通畅，说明便秘与所服膏方有关，多数是因为膏方中药性太热、太燥，继续服用膏方时，应适当减轻膏方的剂量，同时在饮食中适当增加膳食纤维的摄入，多喝水，多吃些蔬菜、水果，或者早晨起床喝一杯淡盐水或蜂蜜水，一般都能解决此类便秘问题。

2. 腹泻　服用膏方期间如果出现腹泻，应该暂时停止服用膏方。因为膏方中所含药物大多为一些补药，还包含滋腻的胶类、蜂蜜、冰糖等，腹泻期间，脾胃功能处于紊乱状态，如果继续服用膏方，脾胃负担将会进一步加重。这些补益之品不但不能被人体吸收，造成浪费，反而会使腹泻症状进一步加重。

3. 新发疾病　服用膏方期间，如果突然患了其他疾病，如感冒发热、咳嗽、咳痰、伤食腹泻、胸闷、腹胀等，说明此时身体情况已经发生了变化，就不能用原来的方法治疗，而是应该暂时停服膏方，立即请医生诊治，先彻底治疗所患之新病，“祛邪务尽”，否则如同“闭门留寇”，使新发之症经久难愈。只有当新病痊愈，才能继续服用膏方。

4. 皮肤瘙痒　有些患者对外界刺激特别敏感，如出汗、局部摩擦、药物过敏或者接触羽毛、染料、化妆品等物均可引起皮肤瘙痒。还有一些慢性病患者，如糖尿病、甲状腺疾病、肝胆系疾病、痛风、肾功能不全、神经衰弱、肠道寄生虫感染、恶性肿瘤等患者均可出现皮肤瘙痒之症。中医认为，瘙痒症与风邪、血虚、湿热等因素密切相关。此类患者在冬令选用膏方进补时，如果忘了向医生谈及自己有皮肤瘙痒的症状，而且此时又恰巧患有头痛等症，在开具膏方时加入了全蝎、蜈蚣、蜂蜜等虫类中药，以致对此类中药过敏，即可能诱发瘙痒加剧。如果出现这种情况，应当暂时停服膏方。

5. 胸闷、腹胀　膏方能否达到治疗及补养的目的，关键依赖于脾胃功能的强弱。脾胃功能旺盛时，可以根据病情需要，酌情加用胶类等血肉有情之品补养。当脾运失健时，服用膏方，就会出现胸闷、腹胀、食欲减退、大便溏薄、舌苔厚腻等现象。此时，就不应该

再强调“虚者补之”的原则，而是应该先停用膏方，加服一些调畅气机、促进运化的药物。当脾胃功能健旺、气机条畅时，便能继续服用膏方。

6. 食欲减退、伤食腹胀　如果发生食欲减退或伤食腹胀等情况，一般是由补益过腻引起的，应该减少膏方的服用剂量，或者加服一些能够帮助消化的药茶，如陈皮茶、山楂茶等。通常经过及时调整，此类现象便能得到有效改善，待好转后可继续服用膏方；如果出现胃部胀满不适或消化不良等较为严重的症状，应该停服膏方数日，等症状完全消失后，减少原有膏方剂量再服。

7. 感冒发热　感冒发热时，人体的正常阴阳平衡被打破，脏腑功能也会相应出现一些变化，脾胃运化功能受到影响，服用的膏方不容易被消化吸收，甚至还会引起胃部不适。所以，感冒发热时应暂时停服膏方，尽快治好感冒发热之症，再继续服用。

8. 咳嗽痰多　服用膏方期间如果出现咳嗽痰多的现象，多是由于脾胃虚弱、运化无力，膏方不能被很好地吸收利用，反而助湿生痰，进一步上乘于肺所致。此时应暂时停用膏方，立刻请医生诊治。适当用些理气健脾、止咳化痰的药，以促进脾的运化功能，从根本上解决痰多问题，待咳嗽、痰多的情况好转后，再服用膏方。

9. 出血倾向　如果有出血倾向，可能是由于药性偏温。遇到上述情况，不要将膏方轻易丢弃，应请开具膏方的医师做些修正，加用一些针对性的药与膏方同时饮服。

10. 上火　膏方多偏于温性，虽然医生在处方配制时会加入凉性药物，但仍有些人在服用膏方时会出现上火的现象，此时要注意调整饮食结构，多吃一些偏于凉性的蔬菜和水果。

第四节　传统膏方的制作

一、场地和设备

首先，膏方制作需要场地，一般分为制备间、制作间、凉膏间、成品间。制备间用于每料膏方中药饮片核对、细料贵重药称量核对等。制作间要具备良好的排风排水设备、煤气灶或者不锈钢蒸汽夹层锅。凉膏间的温度应控制在 20 ℃以下，相对湿度应控制在 55%～75%，并保持整洁，每天不少于 2 次的紫外线消毒，每次不少于半小时。

制作间面积不少于 20 m^2，凉膏间面积一般不少于 5 m^2。如果膏方熬制的量大，面积应相应扩大。制作间地面要有防滑吸水的地砖或涂层，并配备排水设施。须装有纱窗，防止蚊蝇或其他昆虫进入。墙面必须贴有白色瓷砖，顶面应用合适材料（无毒、不易脱落、易于清洁处理）进行吊顶。除照明灯外，制作室必须安装紫外灯，每天开始熬制膏方前半小时进行紫外线消毒。工作人员进入房间前要关闭紫外灯，防止紫外线灼伤。凉膏间所用货架应保持清洁卫生，盛膏容器应经消毒烘干后备用。

制备膏方常用的设备有膏方机、膏方包装机、不锈钢锅具（不可选用铝锅、铁锅等）、不锈钢筛网。药液粗滤根据药液稠度和过滤的难易，可选用24～40目的不锈钢筛，合并2次或3次药液经过沉淀后再选用80～100目（也可使用120目）的不锈钢筛过滤。

药液存放的工具首选不锈钢桶，其次选用无毒的塑料桶如聚乙烯、聚丙烯桶，必须带盖子，严禁使用聚氯乙烯桶。药液不能长久储存，特别是温度很高的煎液，最好不要用塑料桶存放，以防药液的某些成分与塑料起化学反应产生对人体有害的物质，影响效果。搅拌片（木制或竹制均可，亦可使用不锈钢制品）用来在药物煎煮过程中进行搅拌，多搅拌有利于药材中有效成分的析出。

二、制备流程

膏方的制作流程一般为配方、浸泡、煎煮、浓缩、收膏、存放等几个部分。下面对这些流程进行详细讲解。

（一）配方

医生根据患者的具体身体情况，通过望、闻、问、切等中医诊断方式对患者进行诊断，然后开具出适合其身体状况的处方及胶类、糖类、细料，准备好所有药物。

（二）浸泡

浸泡在膏方的制备中非常重要，在这个环节，制备人员要依照医生处方，核对药材，将胶类、贵重药材、细料药材和需要特殊处理的药材进行分拣，然后将其余药材洁净处理后装入干净布袋中置于砂锅内（最好选用砂锅，也可以用搪瓷锅或者不锈钢锅，但是禁用铁锅，以免发生化学反应），加入8～10倍量清水，一般以高出药物平面10 cm为宜，通常需要浸泡8～12 h，让药材充分吸饱水分，只有这样，才能把药物的有效成分浸泡出来，才能更好地保证膏方的质量。

药材无须冲洗。有些药物里所含成分是易溶于水的，一旦冲洗，会失去原有的药效。

浸泡的水最好是凉开水，一般来说，在正式煎中药之前是需要2次浸泡的，用来浸泡的水也是相对比较有讲究的。未烧开的水中含有一些会影响药物疗效的成分，所以最好使用凉开水。

某些包煎的药物，如旋覆花、蚕沙、车前子等需用纱布包好后投入水中，而贝壳类、矿物类药物最好也要包煎。因为膏方熬制一般是在冬季，所以浸泡时间相比于其他季节更长。

（三）煎煮

煎药需煎透，把浸泡完全的药材上火煎煮，先用大火煮沸后，用小火煮1 h左右，再转成微火，以沸为度，经3～5 h，待药汁渐浓，即可用四层纱布过滤3次，过滤出头道药汁；后加清水浸润原来的药渣，再次上火煎煮，煎法同前，此为二煎；待至第三煎时，气味已经

淡薄，滤净药汁后即将药渣倒弃（如果药汁尚浓，还可再煎1次）。将前三煎所得药汁混在一起，静置后再沉淀过滤，药渣越少越佳。

人参等贵细药材，为了避免浪费，不宜与他药同煎，而用小火另煎浓汁，收膏时再将药汁冲入，或将其研成细粉调入。

一般使用砂锅或者是陶瓷锅熬煮，因为这两种锅的物理性质相对比较稳定，而且一般锅底比较平实，温度吸收相对均匀，药物疗效会更好。

一般刚开始煎药时，需要先盖好锅盖，进行煎煮。当煮沸后，可让锅盖留些空隙，排出水蒸气。对于有些易挥发类或者名贵药材需要盖好锅盖，比如薄荷、广藿香和西洋参等。

在煎煮中药时，需要时不时地搅拌药料，让药液充分煎透。

煎煮中药时，头煎加水量应包含饮片吸水量、煎煮过程中的蒸发量及煎煮后所需药量。二煎加水量应减去饮片吸水量。通常根据饮片质地疏密，吸水性能强弱，及煎煮所需时间长短来估计加水量。一般可行的做法是，头煎将饮片适当加压后，加水液面应高出饮片2～3 cm，三煎时水面没过药材即可。

膏方煎煮至少要五六个小时。一开始用大火煎，先煎到沸腾，再改用小火，一边煎一边搅拌，去除表面泡沫。煮到4～6 h，过滤取出药液，药渣加冷水再煎。这样反复3次，合并药液，确保煎满“三汁”。“三汁”是非常有讲究的，第一汁是为了让药材可以充分吸收水分，第二汁是为了把药材的有效成分煎出来，第三汁是为了能将药材有效成分彻底吸收。一环扣一环，缺一不可。

（四）浓缩

将滤净的药汁倒入锅中，进行浓缩，先用大火煎熬，加速蒸发水分，并随时撇去浮沫，使药汁慢慢变稠，再改用小火进一步浓缩，并不停搅拌，因为此时药汁转厚，极易粘底烧焦，当搅拌到药汁能滴在纸上不散开为度，此时便可暂停煎熬，这就是经过浓缩而成的清膏。

（五）收膏

不同体质的人，收膏所用配料不同，如阴血不足者，可选用驴皮胶、龟甲胶；阳气虚弱者，可选用鹿角胶；阴阳两虚者，可选用龟鹿二仙胶；便秘者可选用蜂蜜；糖尿病患者需避免用糖类；肝病者不能用黄酒浸胶等。

把蒸烊化开的胶类药（驴皮胶、龟甲胶、鹿角胶等胶剂）与糖（以冰糖和蜂蜜为佳），倒入清膏中，如果有人参、冬虫夏草等贵重药物，要另外用小火熬成浓汁或研成细粉，在收膏时调入。用小火慢慢熬炼，并不断搅拌，防止焦化。

收膏的标准是“滴水成珠”和“挂旗”。所谓“滴水成珠”，就是收膏时，取一点膏滴在水中，不会溶化，而是像珠子一样在水中；“挂旗”则是用竹片在膏里搅拌后拿出来，膏药会像一面旗帜一样挂在竹片上。

若处方中有药粉的，收膏时加入，搅匀即得（含挥发性成分或有效成分遇热易被破坏的药粉，应待温度降至50 ℃左右时加入，搅匀）。

在膏方制作完成后，要让其充分冷却，才可加盖。

（六）存放

膏方的收藏亦是重要的一环，如果收藏不当，极易发霉变质，影响药效。制好的膏方冷却后，装入清洁的瓷质容器内（切记不要使用金属容器存放，以免产生化学反应），先用干净的纱布将容器口遮盖上，放置一夜，等到完全冷却后，再加盖。因膏方通常可服用半个月以上，糖分含量较高，有的还含有动物蛋白，温度过高容易变质发霉，所以最好放入冰箱保存。

盛放膏滋药的容器一定要清洁、干燥，不能留有水分，如果容器是陶瓷、玻璃类的，可以洗净后小火烘干，也可以在洗净后用微波炉烘干消毒；如果容器属有机材料类的，可以在洗净后沥干，然后放在消毒柜中消毒，或用微波炉稍稍加热烘干水分即可。

膏方由多味药材配伍熬制而成，不含任何防腐剂，在同样冷藏保存的条件下，瓷罐比其他材质盛器更安全。同时，一般膏滋药应放在阴凉处，如冰箱里或朝北房间，避免靠近厨房炉火，以防温度过高而霉变。每天取用膏滋药时，最好用固定的干燥汤匙取用，以免将水分带进罐里使膏滋药发霉。可准备一个小罐，放上一周用量，吃完后再添加，既方便又卫生。

（七）膏方制作可能出现的问题及解决办法

1. 口尝有"砂粒感"

（1）制备中使用的器具，如浓缩设备、容器、搅拌用的棒子或竹片、筛网等，清洗不干净，存在、带入或脱落灰屑。

（2）药汁中带入泥沙、药渣等异物。

（3）煎膏辅料（如冰糖、核桃、芝麻等）中掺杂细沙、尘土、果壳等。

（4）因火候过大，胶未完全溶解等原因而引起粘锅结焦。

2. 容易出花

（1）使用的器具，特别是容器没有充分消毒。

（2）膏方制备中，如辅料准备制膏间、凉膏间没有区分开来，造成交叉污染。

（3）膏质过嫩，水分控制不当，含水量较多。

（4）膏方制备完成，未完全散尽热量就加盖，使膏体及容器壁凝结水珠。

（5）凉膏间潮湿，致使膏体表面凝结水汽和细菌。

3. 焦化

（1）在药材煎煮过程中出现焦化：这是由于浸泡时间不够久，药材没有充分吸收水分，而在煎煮过程中继续吸收水分，造成焦化现象。

(2)在浓缩过程中出现焦化:浓缩过程中药液不断蒸发,药液中含水量减少,极易出现焦化现象。

4. 返砂　煎膏置放日久后,易出现糖与药汁分离,或有颗粒状析出的现象,习称返砂。避免方法如下。

(1)制备中使用的器具要注意清洗,保持清洁,不要带入灰屑、纤维等杂物。

(2)药汁煎好后需过滤。在过滤药渣时要保证药液中的药渣去除干净(使用四层纱布过滤),并注意及时搅拌,特别是后期更要不断地搅拌。药汁需静置 24 h,取上清液;或静置 1 h,离心后浓缩。在浓缩过程中,要用筛子不停地捞去浮沫。

(3)需加入芝麻、核桃等辅料的膏方,应注意这些辅料的清洁度,需认真淘洗、挑选,滤除泥沙,去除果壳。

(4)在收膏阶段,应避免火候太大,水分蒸发过快会引起粘锅结焦。

(5)盛膏方的容器应消毒烘干以备用。加工制作的场地应与制作规模相适应,并有防虫、除湿、排风、降温等措施。各个工作区域应相对分开,防止交叉污染。浓缩收膏应至“挂旗”,且旗下无滴珠。

(6)膏滋药需经一夜冷却,第二天方能加盖。凉膏间应监测温湿度,温度控制在 20 ℃以下,湿度控制在 45%~75%;室内至少每日 2 次、每次半小时进行紫外线消毒;货架应保持清洁。

(7)严格要求操作人员按照膏方的操作规定进行操作,药材要经过充分浸泡,并在药材煎煮前加入足量的水,一般超过药面 10 cm,煎煮过程中应及时搅拌。炒糖要炒透(炒至老黄色)。

第五节　现代膏方的改革与优势

一、现代膏方的制作改革

随着现代制药技术的发展,传统膏方的制作工艺也有了较大的发展与改进,对传统膏方制作工艺进行了进一步的改进。其法则依然是严格遵循膏方传统制作的程序,但充分利用了现代制药设备、技术与包装。其制作改革方案包括以下几点。①利用小型提取设备对中药饮片进行提取,以代替中药煎煮程序。这样既节约了煎煮时间,又使中药有效成分提取更为充分,生物利用率更高。②将膏方由大瓶储藏改为小瓶储藏,使之服用更为方便。③膏方用小瓶储藏后密封包装,然后进行高温消毒。这样就克服了膏方易于霉变的缺点,从而使膏方能在常温下长期保存不变质,而又不用添加任何防腐剂。

二、现代膏方的优势

（一）保质时间长

传统膏方一般保质期大都不超过3个月，如果在春夏季节则保质期更短。因其极易发生霉变，故需放在冰箱冷冻室保藏。而现代膏方由于采取了小瓶密封包装、高温消毒等措施，不易发生霉变，也无须冷藏。笔者早期试制的膏方已在常温下放置一年多，仍然无半点霉变迹象。

（二）服用携带方便

传统膏方大都采用大瓶包装，一瓶要吃一周左右，开瓶后吃剩的膏方必须放冰箱保存，否则会迅速霉变。而现代膏方是用小瓶包装，一瓶膏方成人一天内服完，儿童则在两天内服完。如此一来，既可避免发生霉变，又十分方便携带，即使出差也可带上几瓶，以免中断服药。

（三）扩大了膏方应用范围

传统膏方为了避免霉变，往往在药中加了较大比例的成膏剂（如阿胶之类），这些成膏剂会对消化吸收造成不利的影响，而且也使膏方使用范围多局限在强身壮体、养生保健方面，故多称为膏滋药。现代膏方采取了小瓶密封包装、高温消毒等现代技术，成膏剂的比例已大大下降。传统膏方每千克中药饮片需投放胶类药200 g左右，而现代膏方每千克中药饮片仅需要胶类药50 g左右。因此，现代膏方除了补养身体外，还可应用于现代诸多慢性病，如高脂血症、脂肪肝、糖尿病、冠心病、高血压、慢性支气管炎、哮喘、卒中后遗症、失眠、眩晕、头痛、月经不调、各种恶性肿瘤等，起到长期治疗、防止病变深入、痊愈疾病的作用。

（四）扩展了膏方使用时间

因传统膏方多用于滋补，且易受潮霉变，故一般多用于秋冬而少用于春夏。而现代膏方由于应用现代科技手段改进其工艺，故在春夏季节使用膏方已不存在障碍。医生完全可以根据季节变化需要而处方用药。因此，现代膏方四季皆可应用，医生可根据“天人合一”理论用药，其效果更好。

三、现代膏方的适用范围

现代膏方适用于下列四类人群。

1. 慢性疾病患者　已患有各种慢性疾病，如慢性支气管炎、哮喘、肺气肿、高脂血症、冠心病、糖尿病、高血压、脂肪肝、慢性胃炎、早期肝硬化、贫血、颈椎病、慢性腰腿痛、风湿病、类风湿关节炎、头痛、眩晕、失眠、便秘、小儿发育不良、妇女月经不调、更年期综合征等，需作长期调理，膏方可以有效控制病情，改善体质，防止疾病进一步发展。

2. 一些慢性疾病高危人群　有些人虽然现在还未患上慢性疾病，但有可能罹患某些慢性疾病，称为高危人群。如父母患有糖尿病、高血压、冠心病者，其子女得这些疾病的概率也会大大增加；又如长期工作压力大、应酬多、饮酒多、熬夜过多等人群罹患心脑血管疾病、肝胃疾病及糖尿病的危险就大大增加。故对这些高危人群，除了劝诫其改正生活方式外，同时还可应用膏方进行调理，以减少或延缓其罹患疾病的危险性。这就是中医学“治未病”理论的体现。

3. 亚健康人群　包括平时身体虚弱、易于感冒、精神疲乏、体力下降、夜寐不安、功能减退（包括性功能、免疫功能、代谢功能、内分泌功能）等，均适合用膏方长期调养。

4. 大病及产后恢复阶段人群　比如大病之后、产后、手术后、大出血后处于恢复阶段者，用膏方调理是不错的选择。比如恶性肿瘤患者，在化疗或手术之后体质虚弱，可用膏方进行调理，以促进机体体质恢复。对癌症晚期患者不能做手术及放疗、化疗者，也可用膏方，提高生活质量，延长生存期。

第二章　体质与膏方调养

第一节　体质及其分类

体质是指人的生命过程中，在先天禀赋和后天获得的基础上，不知不觉形成的在形体结构、生理功能和性格心理等方面综合的、固有的某些特质。体质揭示了人体的特殊性与差异性。

《中医体质分类及判定》标准的制订工作自2006年6月正式启动，由国家中医药管理局主管，中华中医药学会编制完成，制订了《中医体质量表》及《中医体质分类及判定》标准。2009年4月9日，《中医体质分类及判定》标准文件正式发布，该标准是我国第一部指导和规范中医体质研究及应用的文件。该标准应用了中医体质学、遗传学、流行病学、心理测量学、数理统计学等多学科交叉的方法，经中医体质专家、临床专家、流行病学专家多次讨论论证而建立，并在全国范围内进行了21 948例流行病学调查，显示出良好的适应性、可行性。该标准将体质分为平和质、气虚质、阳虚质、阴虚质、痰湿质、湿热质、血瘀质、气郁质、特禀质9个类型，是辨识体质的标准化工具。

每个人的体质是相对稳定的，但在一定范围内具有动态的可变性、可调性。正是因为这种体质的可变性和可调性，体质养生才具备了实用价值和现实意义。我们可以通过各种体质养生的方法和措施来保持体质的稳定性，逐步优化体质的特点，改变体质的不良变化，纠正体质的偏颇，减少某些疾病的易感性，使我们少生病甚至不生病，即使生了病，也可以通过体质养生法早日康复。中医体质养生可使体质向好的方面转化，体质的变化可以决定健康的变化，体现了“治未病”的思想。

将“辨体质”“辨疾病”“辨症状”的“三辨理论”和具体措施应用于临床，可指导膏方调养。

第二节 各类体质的调养膏方

一、平和质

(一)证候特点

1. 总体特征 阴阳气血调和,身体和谐,自稳能力强,以体态适中、面色红润、精力充沛等为特征。

2. 形体特征 体型匀称健壮。

3. 常见表现 面色、肤色润泽,头发稠密有光泽;目光有神,鼻色明润,嗅觉通利,唇色红润;不易疲劳,精力充沛,耐受寒热,睡眠良好;体重适中,饮食正常,二便正常,舌色淡红,苔薄白,脉和缓有力。

4. 心理特征 情绪稳定,性格平和开朗,七情六欲适度,饮食正常,思维不偏激。

5. 发病倾向 平素患病较少,对治疗反应敏感,自我康复能力强。

6. 对外界环境适应能力 对自然环境和社会环境适应能力强。

(二)调治要点

平和体质一般不需要调养,也可根据人体生长规律适当进补。一是小儿的生长发育时期,食谱应当多样化,富有营养,促进其正常生长发育。二是更年期,为体质的转变时期,可根据阴阳偏颇酌服补益肾阴肾阳之剂,如八味肾气丸、六味地黄丸之类。三是人至年老,五脏逐渐虚衰,应适当调补,促进新陈代谢,延缓衰老。

二、气虚质

(一)证候特点

1. 总体特征 元气不足,以疲乏、气短、自汗、容易感冒等气虚表现为主要特征。

2. 形体特征 肌肉松弛不实。

3. 常见表现 平素语音低怯,气息轻浅,气短懒言,容易疲乏,精神不振,易出汗,排便无力,内脏下垂,白带多,月经色淡,舌淡红,舌边有齿痕,脉弱。

4. 心理特征 性格内向,不喜冒险。

5. 发病倾向 稍稍受凉易患感冒,容易内脏下垂;病后康复缓慢。

6. 对外界环境适应能力 不耐受风、寒、暑、湿邪,皮肤容易过敏。

(二)调治要点

1. 把握剂量,不可峻补 气虚质者使用人参补气增强体质时,注意把握剂量,循序渐进,或配伍其他方药使用。气有余便是火,应用不当,易生内热。

2. 补气佐以理气　补气调体药易于壅滞气机，有痰湿者要与化痰祛湿药同用，或少佐理气行滞之品。

3. 补气须防虚中夹实　气虚质者内脏功能脆弱，常因外邪或内在饮食积滞产生内热等虚实夹杂之证，当予顾及。

（三）膏方制作

人参100 g，五味子、防风、党参、炙黄芪各150 g，炒白术、山药、茯苓、蜂蜜各300 g，香附、炙甘草各60 g，大枣50枚，黑芝麻、阿胶各200 g，黄酒100 mL。上药除大枣、黑芝麻外，余药加水煎煮3次，滤汁去渣，合并滤液，加热浓缩为清膏，再将阿胶加适量黄酒浸泡后隔水炖烊，黑芝麻炒至微香，大枣（去核）研碎后，冲入清膏和匀，最后加蜂蜜收膏即成。

（四）服法

每次服10～15 g，每日2次，开水调服。

三、阴虚质

（一）证候特点

1. 总体特征　阴液亏少，以口燥咽干、容易“上火”、吃火锅加重、手足心热等虚热表现为主要特征。

2. 形体特征　体型偏瘦。

3. 常见表现　手足心热，口燥咽干，鼻微干，喜冷饮，大便干燥，舌红少津，脉细数。

4. 心理特征　性情急躁，外向活泼，好动。

5. 发病倾向　易患虚劳、失眠、遗精、咽炎等病，感邪易从热化。

6. 对外界环境适应能力　耐冬不耐夏，不耐暑、热、燥邪。

（二）调治要点

1. 滋阴与清热并用　阴虚生内热，故应注意滋阴与清热同用，或滋阴与润燥同用。

2. 保津即保血，养血即可生津　由于人体生理病理上的相互关系，真阴不足，可涉及精血、津液的虚亏，因此在调治阴虚的同时，注意结合填精、养血、滋阴的方药。

3. 养阴兼顾理气健脾　滋阴药多性柔而腻，久服易伤脾阳，容易引起胃纳呆滞、腹胀、腹泻等，可加木香、砂仁、陈皮、鸡内金等理气健脾消导之品。

（三）膏方制作

熟地黄、生地黄各250 g，泽泻、牡丹皮、陈皮各100 g，山茱萸、枸杞子各150 g，麦冬、天冬、百合、鳖甲胶、龟甲胶、黑芝麻、茯苓、炒白芍各200 g，蜂蜜、沙参、石斛各300 g，黄酒100 mL。上药除鳖甲胶、龟甲胶、黑芝麻外，余药加水煎煮3次，滤汁去渣，合并滤液，加热浓缩为清膏，再将鳖甲胶、龟甲胶加适量黄酒浸泡后隔水炖烊，黑芝麻炒至微香研碎后，冲入清膏和匀，最后加蜂蜜收膏即成。

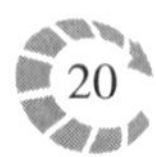

（四）服法

每次服 10～15 g，每日 2 次，开水调服。

四、阳虚质

（一）证候特点

1. 总体特征　阳气不足，以畏寒怕冷、手足不温等虚寒表现为主要特征。

2. 形体特征　肌肉松软不实。

3. 常见表现　平素畏冷，手足不温，往往“手冷过肘，足冷过膝”，喜较热饮食，精神不振，舌淡胖嫩，脉沉迟。

4. 心理特征　性格多沉静，内向。

5. 发病倾向　易患痰饮、肿胀、泄泻等病，感邪易于寒化。

6. 对外界环境适应能力　耐春夏不耐秋冬，易感风、寒、湿邪。

（二）调治要点

1. 温阳佐以养阴　根据阴阳互根的理论，在温壮元阳的同时，佐入适量补阴之品，如熟地黄、山茱萸等，以达阳得阴助而生化无穷；阳虚者可阳损及阴，导致阴阳两虚，用药要阴阳相顾，切忌温阳太过，耗血伤津，转现燥热。因此，调理阳虚质时要慢温、慢补，缓调。

2. 温阳兼顾脾胃　调治阳虚之质，有益气、补火之别，除温壮元阳外，当兼顾脾胃，只有脾胃健运，始能饮食多进，化源不绝，体质强健，亦即养后天以济先天。

（三）膏方制作

巴戟天、淫羊藿、炒杜仲、山茱萸、山药、菟丝子、续断、阿胶、核桃肉、补骨脂各 200 g，熟地黄 100 g，肉桂（后下）、肉苁蓉、益智仁各 150 g，制附子 60 g，鹿角胶 80 g，蜂蜜 300 g，黄酒 100 mL。上药除阿胶、鹿角胶、核桃肉外，余药（肉桂后下）加水煎煮 3 次，滤汁去渣，合并滤液，加热浓缩为清膏，再将阿胶、鹿角胶加适量黄酒浸泡后隔水炖烊，核桃肉研碎后，冲入清膏和匀，最后加蜂蜜收膏即成。

（四）服法

每次服 10～15 g，每日 2 次，开水调服。

五、气郁质

（一）证候特点

1. 总体特征　气机郁滞不通畅，以神情抑郁、忧虑脆弱、喜叹气等气郁表现为主要特征。

2. 形体特征　形体瘦者为多。

3. 常见表现　神情抑郁，情绪脆弱，烦闷少欢，舌淡红，苔薄白，脉弦。

4. 心理特征　情绪不稳定，寡欲少欢，生闷气，性格内向不稳定，敏感多虑。

5. 发病倾向　易患脏躁、梅核气、百合病、更年期综合征、月经不调、乳腺小叶增生及郁证等。

6. 对外界环境适应能力　对精神刺激适应能力差，不适应阴雨等阴冷潮湿天气。

（二）调治要点

1. 掌握用药法度　理气不宜过燥，以防伤阴；养阴不宜过腻，以防黏滞；用药不宜峻猛，以防伤正。

2. 提倡情志相胜　气郁质者情志不畅，必须充分重视精神调节，如语言开导、顺情解郁，或采用情志相胜、移情易性等方法。

（三）膏方制作

柴胡 250 g，郁金、陈皮、青皮、厚朴、木香、乌药、香附、大腹皮各 200 g，枳壳 150 g，炙甘草 60 g，当归、炒白芍、蜂蜜各 300 g。上药加水煎煮 3 次，滤汁去渣，合并滤液，加热浓缩为清膏，再加蜂蜜收膏即成。

（四）服法

每次服 10 ~ 15 g，每日 2 次，开水调服。

六、痰湿质

（一）证候特点

1. 总体特征　痰湿凝聚，以形体肥胖、腹部丰满、口黏苔腻等痰湿表现为主要特征。

2. 形体特征　体形肥胖，腹部显得肥满松软、没有弹性。

3. 常见表现　面部油脂较多，多汗黏腻，胸闷，痰多，口黏腻或甜，喜食肥甘甜黏，苔腻，脉滑。

4. 心理特征　性格偏温和、稳重，多善于忍耐。

5. 发病倾向　易患糖尿病、脑卒中、冠心病、肥胖症、不孕症等病。

6. 对外界环境适应能力　对梅雨季节及湿重环境适应能力差。

（二）调治要点

1. 配用温化通阳　湿为阴邪，其性黏滞，宜温化通阳，根据病情需要可酌加桂枝、厚朴、干姜及淫羊藿、补骨脂等，但须防温热太过，水液受灼，化热生变。

2. 细察痰瘀互夹　痰湿黏滞阻遏气机，常致血瘀，形成痰瘀互夹，治宜化痰利湿，兼以活血。

3. 少用甜腻　甜腻、油脂含量高的食物，易于生痰助湿，痰湿质者饮食应以清淡为主。临床上甘酸柔润之药，亦能滞湿生痰，应慎用。

（三）膏方制作

炒苍术、白术、茯苓、薏苡仁各 300 g，陈皮、制半夏、香附、石斛各 200 g，炙甘草 60 g。上药加水煎煮 3 次，滤汁去渣，合并滤液，加热浓缩为清膏，再加蜂蜜收膏即成。

（四）服法

每次服 10～15 g，每日 2 次，开水调服。

七、血瘀质

（一）证候特点

1. 总体特征　血行不畅，以持久固定的疼痛、肤色晦暗、舌质紫暗等血瘀表现为主要特征。

2. 形体特征　胖瘦均见。

3. 常见表现　偏头痛、痛经、胸痛、胃痛、痹证、肿瘤、包块、肤色晦暗、色素沉着、黑眼圈等。

4. 心理特征　易烦躁，健忘。

5. 发病倾向　容易患脂肪肝及痛证、血证、癌症等。

6. 对外界环境适应能力　不耐寒邪。

（二）调治要点

1. 养阴以活血　由于津血同源，津枯则血燥，体内津液不足，“干血”内留，亦是血瘀质的成因之一。《金匮要略》的大黄䗪虫丸中的生地黄重用至 500 g，说明养阴凉血在阴虚有“干血”的情况下是重要的治法。

2. 调气以化瘀　气滞则血瘀，气行则血畅，故活血调体常配以理气之剂，如枳壳、陈皮、柴胡等。

（三）膏方制作

川芎、延胡索、郁金、陈皮、茯苓、桃仁、红花、丹参、鸡血藤、赤芍药各 200 g，香附、当归、牛膝各 150 g，生山楂 250 g，炙甘草 60 g，蜂蜜、红糖各 300 g。上药加水煎煮 3 次，滤汁去渣，合并滤液，加炒制过的红糖，加热浓缩为清膏，再加蜂蜜收膏即成。

（四）服法

每次服 10～15 g，每日 2 次，开水调服。

八、湿热质

（一）证候特点

1. 总体特征　湿热内蕴，以面垢油光、皮肤油腻、口苦口臭、苔黄腻等为主要的特征。

2. 形体特征　形体中等或偏瘦。

3. 常见表现　面垢油腻，易生痤疮，口苦口干，身重困倦，汗臭味大，大便黏滞不畅或干结，小便短黄、气味大，男性易患阴囊潮湿，女性易患带下增多，白带色黄、异味大，舌质偏红，苔黄腻，脉滑数。

4. 心理特征　容易烦躁发怒或郁闷。

5. 发病倾向　易患疮疖、黄疸、热淋等病。

6. 对外界环境适应能力　对夏末秋初湿热气候、湿重或气温偏高环境较难适应。

（二）调治要点

1. 宣疏化湿以散热　根据"火郁发之"之理，可于泻火解毒之剂加用藿香、防风、陈皮、白芷等品，宣疏清化。

2. 通利化湿以泄热　根据渗湿于热下之理，在清热化湿的同时佐以通利之白茅根、竹叶、薏苡仁，使热从下泄。

（三）膏方制作

苍术、生白术、陈皮、茯苓、冬瓜皮、芦根各 200 g，怀山药、赤小豆、生薏苡仁各 250 g，泽泻、车前子（包）、炒黄芩各 150 g，夏枯草、猪苓、黄柏各 100 g，生甘草 50 g，蜂蜜、红糖各 300 g。上药加水煎煮3 次，滤汁去渣，合并滤液，加热浓缩为清膏，加炒制过的红糖，收膏即成。

（四）服法

每次服 10～15 g，每日 2 次，开水调服。

九、特禀质

（一）证候特点

1. 总体特征　先天失常，以生理缺陷、过敏反应等为主要特征。

2. 形体特征　过敏体质者一般无特殊形体；先天禀赋异常者或有畸形，或有生理缺陷。

3. 常见表现　过敏体质者常见哮喘、风疹块、咽痒、鼻塞、喷嚏等；患遗传性疾病者有垂直遗传、先天性、家族性特征。

4. 心理特征　随禀质不同情况各异。

5. 发病倾向　过敏体质者易患哮喘、荨麻疹、花粉症及药物过敏等；高血压、糖尿病、精神病、癌症；遗传性疾病如血友病、唐氏综合征、五迟（立迟、行迟、发迟、齿迟和语迟）、五软（头软、项软、手足软、肌肉软、口软）、解颅、胎惊等也与先天禀赋、体质遗传密切相关。

6. 对外界环境适应能力　适应能力差，如过敏体质者对易致过敏的季节适应能力差，易引发宿疾。

(二) 调治要点

1. 顺应气候　顺应四时变化，以适寒温。

2. 避免接触致敏物质，忌食鱼腥发物　应避免接触致敏物质如尘螨、花粉、油漆等；古代文献认为饮食过敏可致哮喘，因而有"食哮""鱼腥哮"等名。因此，要注意避免饮食发物。

(三) 膏方制作

生黄芪、当归、炒白术、太子参、百合、阿胶各 200 g，枸杞子、大枣、黄精、防风各 150 g，莲子 100 g，茯苓、蜂蜜各 300 g，黄酒 100 mL。上药除阿胶外，余药加水煎煮 3 次，滤汁去渣，合并滤液，加热浓缩为清膏，再将阿胶加适量黄酒浸泡后隔水炖烊，冲入清膏和匀，最后加蜂蜜收膏即成。

(四) 服法

每次服 10 ~ 15 g，每日 2 次，开水调服。

第三节　相兼体质常用膏方与调养要点

根据实践经验，人的体质不仅只有标准的 9 种类型，还有一些人属于相兼体质，常见的有气阴两虚、气血两虚、阴阳两虚等。相兼体质指个体同时兼具两种或多种偏颇体质特征的状态，通常表现为不同体质类型的叠加或交互作用，例如痰湿质与湿热质并存、气虚质与阳虚质兼有等。这种体质源于先天禀赋差异和后天环境、生活习惯等多因素影响，导致气血阴阳失衡呈现多维特征。约 60% 慢性病患者存在相兼体质，精准辨识不同相兼体质可避免"虚不受补"或"越补越滞"等问题，提升膏方调养效果。

一、气阴两虚

(一) 证候特点

神疲乏力、少气懒言、口干舌燥、低热或潮热，五心烦热、自汗、盗汗、舌红苔少，脉虚大或虚数。

(二) 膏方制作

西洋参、太子参、麦冬、阿胶、生地黄、黑芝麻各 200 g，五味子 150 g，炙黄芪、山药各 250 g，炒白术、茯苓、蜂蜜各 300 g，黄酒 100 mL。上药除阿胶、黑芝麻外，余药加水煎煮 3 次，滤汁去渣，合并滤液，加热浓缩为清膏，再将阿胶加适量黄酒浸泡后隔水炖烊，黑芝麻炒至微香研碎后，冲入清膏和匀，最后加蜂蜜收膏即成。

(三)服法

每次服 10～15 g,每日 2 次,开水调服。

二、气血两虚

(一)证候特点

少气懒言、神疲乏力、头晕目眩、自汗、心悸、失眠、面色㿠白或萎黄,舌质淡嫩,脉细无力。

(二)膏方制作

炙黄芪、茯苓、炒白术、当归、熟地黄、蜂蜜各 300 g,党参、龙眼肉、炒酸枣仁、阿胶、龟甲胶各 200 g,炒白芍 250 g,黑芝麻、核桃肉各 100 g,黄酒 100 mL。上药除阿胶、龟甲胶、黑芝麻、核桃肉外,余药加水煎煮 3 次,滤汁去渣,合并滤液,加热浓缩为清膏,再将阿胶、龟甲胶加适量黄酒浸泡后隔水炖烊,黑芝麻炒至微香、核桃肉研碎后,冲入清膏和匀,最后加蜂蜜收膏即成。

(三)服法

每次服 10～15 g,每日 2 次,开水调服。

三、阴阳两虚

(一)证候特点

既怕冷又怕热,烘热汗出、心烦失眠、口干、手足冷、大便溏薄,舌淡红,脉虚细。

(二)膏方制作

山药、山茱萸、茯苓、狗脊、菟丝子、怀牛膝、鹿角胶、龟甲胶、黑芝麻各 200 g,牡丹皮 100 g,枸杞子 250 g,核桃肉 150 g,蜂蜜、熟地黄各 300 g,黄酒 100 mL。上药除鹿角胶、龟甲胶、黑芝麻、核桃肉外,余药加水煎煮 3 次,滤汁去渣,合并滤液,加热浓缩为清膏,再将鹿角胶、龟甲胶加适量黄酒浸泡后隔水炖烊,黑芝麻炒至微香、核桃肉研碎后,冲入清膏和匀,最后加蜂蜜收膏即成。

(三)服法

每次服 10～15 g,每日 2 次,开水调服。

第四节　偏颇体质常用膏方与调养要点

偏颇体质是指人体因先天禀赋不足或后天因素干扰,导致阴阳、气血、脏腑功能失衡,形成介于健康与疾病之间的亚健康状态。偏颇体质区别于平和体质(健康状态),其本质是机体气血津液动态平衡被打破,表现为特定生理功能异常或病理倾向。

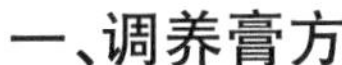

一、调养膏方

1. 人参膏　人参、生姜各 10 g，炙黄芪 30 g，黄米 100 g。先将黄芪煎煮后去渣取汁，入人参末、生姜末、黄米煮成粥膏状即可。随意食用，适用于气虚体质人群。

2. 糯米阿胶膏　阿胶 30 g，大枣 20 g，糯米 100 g，红糖适量。先将糯米洗净与大枣煮粥，粥将熟时放入阿胶，煮至阿胶溶化，放红糖搅拌和匀收膏即可。随意食用，适用于血虚体质人群。

3. 四汁膏　鸭梨汁 500 mL，白萝卜汁 300 mL，生姜汁 100 mL，蜂蜜 250 mL。先将梨汁、萝卜汁放入锅中煮沸改文火煎煮成膏状，再入生姜汁、蜂蜜搅匀收膏即可。每日清晨或早、晚服用，适用于阴虚体质人群。

4. 参附膏　人参 15 g，熟附片 10 g，白糖适量。先将人参与熟附片煎煮取汁后，加入白糖适量收膏即可。每日早、晚空腹服用，适用于阳虚体质人群。

5. 燕窝膏　燕窝 10 g，粳米 100 g，冰糖适量。先将燕窝用布包隔水炖煮数沸取出，加入粳米煮成膏状，最后加冰糖调匀即可。清晨或早、晚分服，适用于气阴两虚体质人群。

6. 芪归膏　当归 50 g，炙黄芪、蜂蜜各 100 g。将炙黄芪、当归加水煎煮取浓汁 200 mL，加蜂蜜收膏即可。每日早、晚分服，适用于气血两虚体质人群。

7. 枸杞山药菟丝膏　枸杞子、山药、菟丝子各 20 g，蜂蜜 100 g。将枸杞子、山药、菟丝子加水煎煮取浓汁，入蜂蜜熬成膏状即可。每日清晨服用或早、晚分服，适用于阴阳两虚体质人群。

8. 梅花合欢膏　白梅花 10 g，合欢花 15 g，炒白术 20 g，粳米 100 g。先将白术煎煮，去渣取汁，入粳米煎煮为粥膏状，再加入白梅花、合欢花同煮 5 min 即可。每日清晨服用或早、晚分服，适用于气郁体质人群。

9. 白术橘皮薏米膏　白术 25 g，橘皮 15 g，薏苡仁 100 g，白糖适量。将白术、橘皮用纱布包扎与薏苡仁加水煮成膏状，取出药包，加白糖适量搅匀即可。每日清晨服用或早、晚分服，适用于痰湿体质人群。

10. 百合红花粳米膏　百合 20 g，红花 10 g，粳米 100 g，红糖适量。百合、红花用纱布包扎同粳米加水煎煮成膏状，取出药包，加红糖适量搅匀即可。每日清晨或早、晚分服，适用于血瘀体质人群。

11. 固表膏　乌梅 15 g，黄芪 20 g，当归 12 g，粳米 100 g，冰糖适量。放砂锅中加水煎开，再用小火慢煎成浓汁，取汁入粳米，煎煮成粥膏，加冰糖搅匀即可。每日早、晚服用，适用于特禀体质人群。

二、调养要点

（1）摆脱体质偏颇状态最主要的是积极主动的自我保健措施。要建立良好的生活节

奏、健康习惯、均衡营养、体育锻炼和心理卫生。

(2)气虚、阳虚体质的人群要注意防寒保暖,饮食宜选用补气养阳的食品。运动锻炼不要过度。

(3)阴虚体质人群注意避免熬夜,放松心情,多吃水果、蔬菜,运动要缓和。

(4)气郁、痰湿、湿热体质的人群忌食辛辣之品,多食清淡,多做运动。

(5)特禀质人群尽量避免过敏原,注意环境卫生,注意锻炼提高体质。

第三章　季节与膏方调养

吃膏方不能忘了季节。中医学认为，人体与自然界是一个统一的有机体，因而人的各种生理活动一定要客观地与自然界的四时变化相适应。中医学非常注意环境、季节、气候对人类健康长寿的影响，并指出人客观存在"天地之气生，四时之法成""天暑衣厚则腠理开，故汗出；天寒则腠理闭，气湿不行，水下流于膀胱，则为溺与气"。也就是说，要延年益寿，必须遵守自然规律的变化，而不应超越自然的变化。

人与天地相应，与自然界息息相关，必须适应四时生长收藏的规律才能成长。春养生、夏养长、秋养收、冬养藏，这是四时养生之道，反之，则会出现"逆春气，则少阳不生，肝气内变；逆夏气，则太阳不长，心气内洞；逆秋气，则太阴不收，肺气焦满；逆冬气，则少阴不藏，肾气独沉。"因此，应注意春避风、夏避暑、秋避湿、冬避寒，调节阴阳，顺应自然的变化，维持正常的生理规律，同时也可以适当改造自然环境，使之适应自己生存的需要，达到健康长寿的目的。

中医学认为，五行、四季和人体的五脏相对应，所以四季气候的变化既能引起人体体表、气血的适应性反应，又能影响人体五脏功能的适应性反应。人的养生，也必须"分别四时"，顺应自然。不仅要适应气候变化，注意生活起居，还要特别注意顺时调神。所以《素问·宝命全形论》曰："人以天地之气生，四时之法成。"只有顺应自然界运动变化的规律，才能祛病延年。《黄帝内经》强调"顺四时而适寒暑""服天气而通神明"。对自然界阴阳的变化，"逆之则灾害生，从之则疴疾不起"。春生、夏长、秋收、冬藏，此乃养生之道也。正所谓天有所变，人有所应，五脏应四时，各有所受。中医学注重这种天人合一的整体性和系统性，其目的是提高机体对四时气候变化的适应性，从而达到提前预防疾病而治未病。因此，根据四季特性服用不同的膏方，提高机体的适应性和免疫力是不违天时、顺道而行的重要养生法则。例如，冬令进补时，常在膏方中加入附子、肉桂等温性中药，然而到了春天，最好经常吃百合、生地黄、桑叶、菊花等清火的中药，而到了夏天可以换成蒲公英、荷叶等配料，秋天则可通过麦冬、沙参等来润燥。

第一节　春季膏方

一、人体与春季相适应的特点

（一）春季的气候特点

春三月，指农历的一至三月，包括我国农历的立春到立夏这一段时间。春季，是气温变化幅度最大、冷暖最不稳定且多风的季节。尤其是早春，气候变化更大，昼夜温差大，多出现乍寒乍热的情况。暖时气温可升至25 ℃以上，像是夏天；冷时气温可降到5 ℃以下，出现常说的“倒春寒”，俨如冬天。春季处于大气环流调整期，冷暖空气活动频繁，除了气温变化幅度大之外，空气干燥并多大风天气也是另一特点。

《素问·四气调神大论篇》指出：“春三月，此谓发陈，天地俱生，万物以荣。”意思说春季是推陈出新、生命萌发的时令，此时天地自然都富有生气，万物欣欣向荣。春天与五行中的“木”和六气中的“风”相配。春属于木，表现为天气渐渐温暖，自然界阳气开始生发，呈现万物复苏，生机勃发的景象。“春主风”一则表现为春天多风，更体现在春天的气候变化多、不稳定，即所谓风“善行而数变”。

（二）春季气候对人体生理的影响

春季为“百草回生，百病易发”的季节。首先，春季气候骤变，会影响人体免疫功能。健康者能很快适应这些变化，而体弱多病者、老年人及儿童的适应能力差，易导致各种不适。其次，由于气温回升，各种致病微生物开始滋生繁殖、趁机肆虐，易导致流感、流行性脑脊髓膜炎、腮腺炎、猩红热、水痘、风疹等疾病的发生与流行。再者，春季百草始发，万物复苏，且春季多风，所以空气中弥散有大量花粉颗粒、细菌孢子、粉尘等致敏物，故过敏性疾病亦在春季多发。中医学认为，春季五脏属肝，肝主疏泄，调摄不当，则会出现肝气疏泄不及或肝气升发太过的情况，疏泄不及则易出现心情沉闷不舒、头脑昏沉、食欲不佳、咽喉不适有异物的症状，升发太过则会头晕、头跳痛、头重脚轻等症状。另外，平素体内寒湿较重的人，在春季肝气升腾的作用下，体内寒邪向上向外散，会出现经脉不畅、周身疼痛的症状。

（三）春季养生膏方注意事项

根据春季的气候特点和肝喜调达之性，春季服膏方应注意以下几点。

一是进补原则以平补为主，因此对于一些像阿胶一类的大热腻性滋补品，春季应该少用。

二是“春夏养阳，使少阳之气生”，也就是说，春季自然界的阳气开始升发，此时人体也应顺应自然界的阳气升发。

三是由于春季肝气旺，易肝火上亢，横克脾土致脾气较弱，也就是说胃肠的消化能力较差，因此，春季服膏方当调肝护脾。

二、春季常用膏方

春季天气冷热无常，易致疾病多发，儿童及老年人机体免疫力低下，遇诱因即可发病。

（一）调元百补膏

1. 适应证　适用于脾虚两虚证，表现为疲乏无力、腰膝酸软、声低懒言、胸闷气短、精神不振、头晕目眩、失眠健忘、食欲减退、大便溏薄、脉沉缓或迟而无力，舌质胖淡，舌苔白。

2. 膏方制作　当归（酒洗）、生地黄、熟地黄、人参、地骨皮、莲子肉各 120 g，枸杞子 300 g，白芍（用米粉炒）200 g，五味子、炒白术、薏苡仁（用米粉炒）各 30 g，麦冬 130 g，怀山药 150 g，茯苓（去皮）360 g，贝母（去心）、甘草各 90 g，琥珀 4 g，熟蜜 120 mL。上药锉细，和水 5 L，微火煎之，如干，再加水 5 L。如此 4 次，滤去渣，取汁，文武火熬之，待减去三分。每 500 mL 加炼净熟蜜，共熬成膏。

3. 服法　每次服 15 mL，每日 2 次，开水调服。

（二）散风合营膏

1. 适应证　适用于血虚风燥之瘾疹，表现为皮肤出现鲜红色或苍白色风团，时隐时现，发无定处，骤起骤退，消退后不留任何痕迹。

2. 膏方制作　徐长卿 300 g，炒白芍 100 g，生地黄 100 g，牡丹皮 100 g，桂枝 100 g，乌梅 30 g，浮萍 30 g，炒黄芩 100 g，茯苓 150 g，炒白术 150 g，防风 60 g，蝉蜕 30 g，僵蚕 100 g，柴胡 100 g，龟甲胶 100 g，阿胶 100 g，冰糖 250 g。将上药（除后三味外）水煎煮 2 次，每次煎出 500 mL，滤去渣，取汁；将龟甲胶和阿胶一起加入 200 mL 水中，放入蒸锅蒸熟烊化；然后，将水煎药液同烊化胶混合搅匀，放温后，兑化冰糖调匀，待冷却后便可服用。

3. 服法　每次服 15 mL，每日 2 次，开水调服。

（三）益气固卫膏

1. 适应证　适用于脾肺气虚证，表现为恶风自汗，汗后受风则出现瘾疹，遇热则减，反复发作，舌质淡，舌苔薄白，脉沉细。

2. 膏方制作　白芍、甘草各 120 g，黄芪、党参、炒白术、茯苓、红景天、徐长卿、白蒺藜各 200 g，桂枝、五味子各 50 g，乌梅 150 g，生姜 60 g，大枣 60 枚，蜂蜜 300 g。上药加水煎药煮 3 次，滤汁去渣，合并滤液，加热浓缩为清膏，再加蜂蜜收膏即成。

3. 服法　每次服 15 mL，每日 2 次，开水调服。

(四)解郁双花膏

1. 适应证　适用于肝郁痰阻证,表现为情志抑郁,胸胁或少腹胀满窜痛,善太息,或见咽部异物感、颈部瘿瘤或胁下肿块。妇女可见乳房胀痛、月经不调、痛经。舌苔薄白,脉弦。病情轻重与情绪变化的关系密切。

2. 膏方制作　柴胡、枳壳、代代花各 120 g,清半夏、生香附、郁金、川芎、炒栀子各 90 g,青皮、陈皮、鹿角胶、鳖甲胶各 60 g,羚羊角粉(代)2 g,茯苓 150 g,合欢花、荆花蜜各 100 g。上药除鹿角胶、鳖甲胶、羚羊角粉(代)外,余药水煎煮 2 次,每次煎出 300 mL 药液;将鳖甲胶和鹿角胶一起加入 200 mL 水中,放入蒸锅烊化;然后将水煎药液同烊化胶混合搅匀,上火熬煮 15 min,再加入羚羊角粉(代)2 g 及荆花蜜 100 g。

3. 服法　温水兑服,一次 2 匙(1 匙约 10 mL),最初 2 周早、晚饭后各 1 次,第 3 ~ 4 周内,于午饭后服用 1 次,之后隔日午饭后服用 1 次,连续服用 4 ~6 周。

(五)滋养肝肾膏

1. 适应证　适用于肝肾两虚证,表现为精神疲惫,形体消瘦,腰膝酸软,遗精滑精,健忘,心烦,手足心发热,夜寐不安,盗汗,潮热,颧红,口干,干咳,头晕目眩,女子月经量少,色红、周期短,舌质红而干,舌苔薄白或少苔,甚或舌质中有裂纹,脉象沉细。

2. 膏方制作　吴茱萸 30 g,五味子、酸枣仁各 60 g,熟地黄、怀山药、枸杞子、炙龟甲、炙鳖甲、麦冬、菟丝子、牛膝、杜仲、沙参、女贞子、墨旱莲、石斛、白芍、当归、桑椹、骨碎补、狗脊、金樱子、芡实、桃仁、桂圆、茯苓、知母、黄柏、石菖蒲各 100 g,陈皮、佛手片、合欢花各 50 g,灵磁石 200 g,阿胶 300 g,黄酒 500 mL,蔗糖 400 g。上药除阿胶外清水浸泡一昼夜,其中灵磁石先煎 30 min 左右,然后将其他药物放入,连煎三汁后,用细纱布过滤,去渣取汁,再放到文火上慢慢煎煮浓缩。另外,用阿胶浸于黄酒中烊化以备用,用冰糖(或蔗糖)趁热一同冲入药汁之中收膏,待冷却后便可服用。

3. 服法　每次服 15 mL,每日 2 次,开水调服。

第二节　夏季膏方

一、人体与夏季相适应的特点

(一)夏季的气候特点

夏三月,指农历四至六月,阳历六至八月。即从立夏之日起,到立秋之日止。夏天是一年中最热的季节,在我国降水主要集中在此段时期。又因我国大部分地区处于北温带,故夏季明显的气候特点是温度高、湿度大、风速小、气压低,在“三伏天”尤为突出。

《素问 · 四气调神大论》指出:“夏三月,此谓蕃秀,天地气交,万物华实。”中医学讲

夏天与五行中的“火”和六气中的“暑、湿”相配。夏属于火，表现为天气炎热，是人体新陈代谢最旺盛的时期。这时人体抵抗外邪的能力比较强盛，总体上显现夏季“万物华实”的特点。夏季会有一阶段呈现湿热交蒸的气候特点，中医学把这一阶段称为长夏，人们容易感受暑湿之邪而犯病。明代医家汪绮石在《理虚元鉴》中指出：“夏防暑热，又防因暑取凉，长夏防湿。”

（二）夏季气候对人体生理的影响

夏季暑、湿二气为其主令，且常夹有火热之气，暑为阳邪，性炎热、外散，易伤津耗气，故当暑热之邪伤人时较速，发病初期多为暑犯肺卫和暑入阳明胃经；因暑热之邪最易伤元气，尤多耗伤津液；夏令雨湿较多，又因暑热下逼，地湿上蒸，湿热之邪易侵袭；炎暑亢盛，贪凉冷饮，或乘凉太过，暑热之邪易为湿所遏，故有暑兼寒湿者。湿为长夏之气，故夏季为一年之中湿气最盛的季节；湿为阴邪，其性重浊、黏腻，易阻遏气机，损伤阳气。

（三）夏季养生膏方注意事项

根据夏季的气候特点，夏季服膏方应注意以下事项。

一是健脾除湿。湿邪是夏天的一大邪气，加上夏日脾胃功能低下，人们经常感觉胃口不好，容易腹泻，出现舌苔白腻等症状，所以应常服健脾利湿之物。“春夏养阳，使少阳之气生”，也就是说，夏季自然界的阳气逐渐充盛，此时应该顺应自然，使其充沛。

二是清热消暑。夏日气温高，暑热邪盛，人体心火较旺，因此，常用些具有清热解毒、清心火作用的药物，如菊花、薄荷、金银花、连翘、荷叶等来祛暑。

三是补养肺肾。中医学认为，按五行规律，夏天心火旺而肺金、肾水虚衰，要注意补养肺肾之阴。可选用枸杞子、生地黄、百合、桑椹及酸收肺气药（如五味子等），防止出汗太过，耗伤津气。

二、夏季常用膏方

（一）清暑益气膏

1. 适应证　主治暑热气津两伤证，表现为身热多汗，口渴心烦，小便短赤，体倦少气，精神不振，脉虚数。

2. 膏方制作　西洋参 150 g，石斛 150 g，麦冬 100 g，黄连 40 g，地黄 80 g，茯苓 150 g，淡竹叶 80 g，荷梗 80 g，知母 60 g，甘草 30 g，粳米 150 g，陈皮 100 g，百合 100 g，佩兰 100 g，冰糖 250 g。上药以水熬透，去渣，再熬浓，兑冰糖浓缩为膏。

3. 服法　每服 1 匙，每日 2 次，开水冲服。

（二）调中清热化湿膏

1. 适应证　用于湿滞脾胃兼有里之症，服之有效。平素喜食肥甘厚味，湿热伤脾成饮者可以此为常用之品。

2. 膏方制作　茯苓 250 g，白芍 200 g，陈皮、苍术、藿香、大腹皮、黄芩、白蔻仁各 100 g，黄连、厚朴各 60 g，香附、泽泻各 150 g。上药水煎透，去渣，再熬浓汁少兑炼蜜为膏。

3. 服法　每服 1 匙，每日 2 次，开水冲服。

（三）资生健脾膏

1. 适应证　少气懒言、不思饮食、腹胀、腹泻等脾虚湿蕴证。

2. 膏方制作　党参、茯苓、炒白术各 150 g，香附 100 g，砂仁（研）、木香（研）、山药、紫姜朴各 80 g，陈皮、炒枳实各 90 g，炒三仙 150 g，炙甘草 60 g。上药水熬透，滤去渣，再熬浓，加炼蜜为膏，瓷罐收盛。

3. 服法　每服 1 匙，每日 2 次，开水冲服。

（四）祛湿解闷膏

1. 适应证　平素气虚，感受暑湿，身热头痛，口渴自汗，四肢困倦，不思饮食，胸闷身重，大便溏泻，小便黄赤，舌淡苔腻，脉虚弱。

2. 膏方制作　人参、生山栀、生甘草、桂花各 60 g，滑石 180 g，淡豆豉 120 g，炒白术、麦冬各 150 g，泽泻、瓜蒌、玄参、石菖蒲、远志、鳖甲胶、鹿角胶各 100 g，琥珀粉 3 g，生姜汁 100 mL。上药除鳖甲胶、鹿角胶、生姜汁、琥珀粉外，余药煎煮 2 次，每次煎出 300 mL 药液；将鳖甲胶和鹿角胶一起加入 200 mL 水中，放入蒸锅蒸熟烊化；然后，将水煎药液同烊化胶混合搅匀，上火熬煮 15 min 的同时，加入生姜汁，放温后，加入糖渍桂花、琥珀粉和匀存放。

3. 服法　每次服 15 mL，每日 2 次，开水调服。

第三节　秋季膏方

一、人体与秋季相适应的特点

（一）秋季的气候特点

秋三月，即农历七至九月。按节气是从立秋开始至立冬的前一天为止，并以中秋农历八月十五作为气候转化的分界。古时分立秋为三候，即“初候凉风至，二候白露降，三候寒蝉鸣”。秋季天气的主体表现为气温逐渐降低，俗话说“白露秋分夜，一夜冷一夜”。这种变化有昼夜温差大、冷暖变化极不规律的特点。另外，秋季气候干燥也是一大季节特点。

《素问·四气调神大论》指出：“秋三月，此谓容平，天气以急，地气以明。”意思就是说，秋三月是万物成熟、收获的季节，自然界阳气渐收、阴气渐长。中医学认为，秋主收，

燥为秋之主气。阳气渐收、阴气渐长、景物萧条、空气干燥,这些给人体带来较大影响,所以也有“多事之秋”的说法。秋季五行属金,“金曰从革”,主肃杀,与六气中的“燥”相配,体现了秋季气候干燥的特点。

(二)秋季气候对人体生理的影响

秋三月,立秋要养肺。立秋后,阳气转衰,阴气日上,自然界由生长开始向收藏转变,根据顺应四时的养生原则,秋冬养阴。初秋,湿热重,要继续防暑降温。俗语说“热在三伏”,而第三伏一般都在立秋之后,故有“秋老虎”之说。此时期仍需重视防暑降温,及时补充水分,特别注意防止湿热、寒湿之邪侵袭机体。中秋时节,雨水渐少,天气干燥,昼热夜凉。这个时期的气候特点是燥邪当令,中医学认为,肺与秋季相应,而秋季干燥,气燥伤肺。秋燥又有温燥、凉燥之分。久晴无雨,秋阳最烈,温燥伤肺而使人咳嗽少痰、咽干鼻燥、口渴头痛、无汗发热等;而秋深初凉,西风肃杀,凉燥伤肺使人咳嗽痰稀、咽干唇燥、鼻塞不通、无汗、恶寒、头痛,以及较轻微的发热。但是,不论温燥还是凉燥,总是以皮肤干燥、体液缺乏为特征。所以养生重点是养阴防燥,润肺益胃。晚秋,秋风肃杀,天气渐凉,最容易引发慢性气管炎、肺气肿、风寒湿痹关节疼痛,心脑血管疾病也特别容易在这个时期诱发与加重。故养生重点除需要预防燥邪损伤外,还必须防止寒邪伤人,并重视耐寒锻炼。

(三)秋季养生膏方注意事项

根据秋季的气候特点和肺为娇脏、不耐寒热的特点,秋季服膏方应注意以下几点。

一是养阴润燥。秋季天高气爽,气候干燥,秋燥之气最易伤肺,出现咳嗽少痰、鼻咽干燥、便秘等症,故秋季养生需用甘润生津之品。而且中医讲“秋冬养阴”,人体也应该顺应自然,阴气渐长。

二是注重固护卫表。秋风萧瑟,晚秋寒甚,对于素体寒邪伏体之人,最易感寒复发,引起老年慢性支气管炎、风湿病等。可适当选用黄芪、西洋参、防风等益气固表。

三是老年人应该注重滋补肝肾。人到老年,脏腑空虚,气血失调,肝肾阴亏,秋燥之季,最易出现口干喜饮、咽干口燥的阴虚证。

二、秋季常用膏方

(一)百合麦冬膏

1. 适应证　适用于肺燥干咳,伴咽干鼻燥、口干欲饮等症。

2. 膏方制作　百合、麦冬各300 g,蜂蜜适量。将百合、麦冬水煎取汁,共煎3次,三液合并,文火浓缩,兑入蜂蜜煮沸,候温装瓶。

3. 服法　每次服15 mL,每日2次,开水调服。

(二)琼玉膏

1. 适应证　适用于气阴两伤证,表现为咽喉干燥、干咳、消瘦乏力等症。

2. 膏方制作　生地黄 120 g,西洋参、茯苓、蜂蜜各 1 000 g。将生地黄、西洋参、茯苓小火熬汁,然后用蜂蜜收膏,放入瓷器内备用。

3. 服法　每日 1 次,每次 2 匙,早晨空腹服下。

(三) 枸杞雪梨膏

1. 适应证　适用于阴虚内热证,表现为干咳、咳声短促,或痰中带血丝、口干等症。

2. 膏方制作　川贝母、百合、款冬花各 60 g,枸杞子、麦冬各 100 g,雪梨 1 000 g,冰糖适量。将雪梨榨汁备用,梨渣同诸药水煎 2 次,两液合并,兑入梨汁;文火浓缩后加入冰糖,煮沸即成。

3. 服法　每次服 15 mL,每日 2 次,开水调服。

(四) 消渴膏

1. 适应证　适用于肝肾阴虚型,症见咳嗽低微无力、气短、自汗,或咳而无力,夜间咳更严重,以及气促、腰酸等症。

2. 膏方制作　枸杞子、女贞子各 150 g,山茱萸 100 g,天花粉 60 g,蜂蜜 200 g。文火多次煎熬,去渣取汁,加蜂蜜调味成膏。

3. 服法　每次服 15 mL,每日 2 次,开水调服。

(五) 温肺固表膏

1. 适应证　适用于气虚不固证,症见喷嚏连连、流清涕,晨起甚,鼻塞鼻痒等症。

2. 膏方制作　干姜 60 g,徐长卿 300 g,乌药 150 g,怀山药 150 g,益智仁 100 g,五味子 60 g,乌梅 60 g,防风 100 g,茯苓 150 g,炒白术 150 g,百合 150 g,桂枝 100 g,炒白芍 100 g,炙甘草 30 g,鹿角胶 100 g,阿胶 100 g,生姜汁 100 mL,蜂蜜 100 g,饴糖 100 g。将上药(除鹿角胶、阿胶、生姜汁、蜂蜜、饴糖外)冷水浸泡约 1 h,文火煎煮 3 次,然后把阿胶、鹿角胶放入黄酒中浸泡去腥,倒入煮好的清药汁中浓缩药汁,离火待用,最后将生姜汁蜂蜜、饴糖冲入浓缩熬至成膏。

3. 服法　每次服 15 mL,每日 2 次,开水调服。

第四节　冬季膏方

一、人体与冬季相适应的特点

(一) 冬季的气候特点

冬三月,即农历十至十二月。民间习惯从立冬算起,经过小雪、大雪、冬至、小寒、大寒,止于立春前一天,冬季是国人很重视的养生时令,是一年中最寒冷的季节。我国北方地区白昼渐短,而黑夜渐长,昼夜温差也是越来越大,尤其是晴天,而且气候寒冷干燥。

相对于北方，南方昼夜温差相对较小，但南方湿度较大，寒湿较重。

《素问·四气调神大论》指出："冬三月，此谓闭藏，水冰地坼，无扰乎阳。"意思是冬三月，草木凋零，水寒成冰，大地龟裂，许多动物已入穴冬眠，不见阳气。中医学认为冬季是匿藏精气的时节。冬季，大地冰封，万物闭藏，其特点是阴盛阳衰，阴气极盛，阳气潜藏。冬季五行属"水"，说其封藏之性，与六气"寒"相配，谓其冬季气候寒冷。

（二）冬季气候对人体生理的影响

冬季是万物生机潜伏闭藏的季节，此时天寒地冷、万物凋零。冬在五脏应肾，中医讲"肾者主蛰，封藏之本"，肾中藏有真阴和真阳，故有五脏之阴非肾阴不能滋，五脏之阳非肾阳不能养。所以冬季人也应该顺应自然之性，闭藏阳气，而人体之阴阳根之于肾，因此冬季养生的重点就是调摄肾之阴阳。

寒冷是冬季的气候特点，寒与肾相应，最易伤肾阳。出现腰膝冷痛、易感风寒、夜尿频多、阳痿遗精等病症；日久阴损及阳，则咽干口燥，头晕耳鸣病症也随之而生。冬季昼夜温差大，如不及时保暖添衣，很容易发生感冒、咳嗽等；另外寒冷也极易诱发冠心病、关节痛、风湿性关节炎、高血压等疾病。故冬季养生另一重点就是"养阳"。

（三）冬季养生膏方注意事项

根据冬季的气候特点和肾主封藏的特点，冬季服膏方应注意以下几点。

一是遵循温阳补肾，温而不散的原则。冬季是收藏的季节，本来就阴盛阳衰，而且寒属阴邪，主收引，最易伤阳，故冬季进补多用鹿茸、人参、干姜、肉桂、地黄等辛温滋腻之品。

二是用药温中兼凉。因膏方剂量较大、服用较长的特点，且冬季多用辛温大热之品，故需兼顾个人体质，稍兼佐寒凉药，以防过于温补而出现鼻咽干燥、口舌生疮等上火症状。

三是注重健脾运脾。因冬季膏方多为补药，易碍脾生湿。故须于其中加健脾化湿之味，如茯苓、炒白术、陈皮、白蔻仁等。

二、冬季常用膏方

（一）温元壮肾膏

1. 适应证　适用于肾阳不足证，表现为腰部疼痛怕冷、遇热减轻的病症。

2. 膏方制作　补骨脂、巴戟天、桂枝、杜仲、制狗脊各 100 g，炒白芍、炒白术、茯苓、延胡索各 150 g，细辛、制附子（先煎）各 30 g，牡丹皮、生晒参、干姜、炙甘草各 60 g，淫羊藿 200 g，鹿角胶、阿胶各 100 g，饴糖 200 g。将上药（除鹿角胶、阿胶、饴糖外）冷水浸泡约 1 h，煎煮过滤，煎煮 3 次，和匀。然后把阿胶、鹿角胶放入黄酒中浸泡，倒入煮好的药液汁煎煮浓缩，离火待用；最后将饴糖冲入浓缩药汁中，用小火煎熬黏稠状收膏。

3. 服法　温水兑服，1 次 15 mL，早饭前、晚睡前各服用 1 次。

（二）温阳通经膏

1. 适应证　适用于脾肾阳虚之体寒喜暖、四肢怕冷或生冻疮的人群。

2. 膏方制作　当归、茯苓、炒白术各 150 g，桂枝、炒白芍、陈皮各 100 g，川芎、生晒参、干姜、炙甘草各 60 g，细辛、通草、制附子（先煎）各 30 g，淫羊藿 200 g，龟甲胶 50 g，鹿角胶 100 g，阿胶 20 g，蜂蜜 100 g，饴糖 100 g。将上药（除龟甲胶、鹿角胶、阿胶、蜂蜜、饴糖外）冷水浸泡约 1 h，煎煮过滤，煎煮 3 次，和匀。然后把阿胶、龟甲胶、鹿角胶放入黄酒中浸泡，倒入煮好的药液汁煎煮浓缩，离火待用；最后将饴糖冲入浓缩药汁中，用小火煎熬至黏稠状收膏。

3. 服法　温水兑服，1 次 15 mL，早饭前、晚睡前各服用 1 次。

（三）三才固本膏

1. 适应证　适用于肺肾两虚证，表现为哮喘持续，胸憋难以平卧，痰多色白，畏寒怕冷，心悸自汗，腰膝酸软，耳鸣，面色苍白或虚浮，舌淡苔白，脉细弱。多见于长期依赖激素者。

2. 膏方制作　熟地黄、山药、核桃肉各 300 g，山茱萸 150 g，枸杞子、补骨脂、淫羊藿、紫菀、款冬花 200 g，制附片（先煎）、蛤蚧各 100 g，党参、炙黄芪、白术各 250 g，沉香 20 g，炙甘草 40 g，鹿角胶 300 g。将沉香研成细粉。余药除鹿角胶外，用冷水浸泡 2 h，入锅加水适量，煎煮 3 次，每次 1 h，榨渣取汁，合并滤汁，去沉淀物，加热浓缩成清膏。加红糖 300 g，待红糖溶化后，调入沉香粉，搅匀，再煮片刻即成。

3. 服法　每次 20 ~ 30 g，每日 2 次。

（四）松桂通脉膏

1. 适应证　适用于风寒阻滞证，表现为神疲乏力、颈肩酸痛，肢体关节、肌肉疼痛酸楚，关节屈伸不利，逢寒则加剧，得热则痛缓，局部皮色不红，触之不热，脉细紧。

2. 膏方制作　桂枝 60 g，荆芥 90 g，松节 120 g，透骨草 150 g，姜黄 90 g，丹参 120 g，没药 90 g，羌活 90 g，防风 90 g，生黄芪 120 g，威灵仙 60 g，木瓜 120 g，阿胶 100 g，鳖甲胶 100 g，鹿角胶 100 g，荆花蜜 100 g，黄酒 200 mL。上药除阿胶、鳖甲胶、鹿角胶、荆花蜜外煎煮 2 次，每次煎出 300 mL 药液；将阿胶、鳖甲胶、鹿角胶和黄酒一起加入 200 mL 水中，放入蒸锅蒸熟烊化；然后将水煎药液同烊化胶混合搅匀，上火熬煮 15 min，放温后，再加入荆花蜜和匀，待冷却后便可服用。

3. 服法　温水兑服，一次 20 mL，前 2 周早、晚饭后各 1 次，第 3 ~ 4 周，于中午饭后服用 1 次，之后隔一日的中午饭后服用 1 次，一般饭后 40 min 服用即可，连续服用 4 ~ 6 周。

第五节　不同体质的四季养生膏方

所谓体质是指人群及人群中的个体通过先天遗传和后天获得的，在生长、发育和衰老过程中形成的结构、功能、代谢上相对稳定的特征。这种特征往往决定着个体的生理反应的特殊性及其对某种致病因子的易感性和产生病变类型的倾向性。膏方作为中医学防病治病、养生防老的重要手段，应该遵循中医学辨证论治的基本原则，对于不同的体质类型应当运用不同的膏方进行调理。

一、阳虚之人的四季养生膏方

（一）阳虚之人体质

怕冷，四肢不温，脘腹冷痛，体温低于正常人，精神萎靡不振，全身乏力，面色淡白少华，口不渴，动辄易出汗，大便稀薄，小便清长，或有浮肿，腰酸，月经期少腹冷痛，性欲减退，阳痿等，舌色淡白或淡紫色，舌体胖嫩而滋润，舌边有齿痕，或伴见舌体振动，舌苔多白而润。

（二）膏方调理原则

对于阳虚体质的人群，膏方以甘温养阳为主，所谓“益火之源，以消阴翳”。选药多用甘温、咸温、辛热之品，如鹿角、巴戟天、淫羊藿、补骨脂、肉桂、干姜等。制订膏方时常配伍补气、活血之品，此外还应注意适当配合滋养阴液的药物，使“阳得阴助”，才能“生化无穷”。这类体质的人群不宜妄用苦寒清热的药物，以免戕伐人体生生之气。

（三）基本膏方

黄芪 200 g，红参 100 g，当归 150 g，阿胶 150 g，桂圆 100 g，红枣 150 g，干姜 100 g，山药 100 g，肉桂 30 g，细辛 15 g，淫羊藿 150 g，补骨脂 150 g，鹿角 60 g，白术 150 g，熟地黄 150 g，山茱萸 120 g，巴戟天 150 g，杜仲 150 g，陈皮 30 g，砂仁 30 g，炙甘草 50 g，鹿角胶 150 g，白蜜 200 g。

依法制成膏方，每天 2 次，每次 15 ~ 20 mL，温开水化服。

四季加减法：春季宜加党参 150 g、升麻 20 g、柴胡 20 g；夏季宜加西洋参 50 g、生晒参 120 g、麦冬 60 g，五味子 60 g；秋天宜加北沙参 150 g、西洋参 80 g、乌梅 60 g；冬季宜加鹿茸 20 g、高丽参 30 g、肉苁蓉 90 g、胡芦巴 120 g。

二、阴虚之人的四季养生膏方

（一）阴虚之人体质

形体消瘦，颧面潮红，眩晕，心烦，手足心热，或经常出现低热，目干涩，视物不清，口干，便秘，经常出现口腔溃疡，睡眠不佳，多梦或盗汗，或有干咳无痰、耳鸣、腰酸等症状，舌色红或红绛，常伴有红点或芒刺，舌体干燥，有裂纹，或见舌体瘦薄而干，容易患溃疡，或出现舌体震颤，舌苔薄，少苔，有时出现剥苔，甚则舌苔剥光为镜面舌。

（二）膏方调理原则

对于阴虚体质的人群，膏方以甘寒养阴为主，所谓“壮水之主，以制阳光”。选用的药物大多甘寒质润，能补阴、滋液、润燥，常用药物有生地黄、沙参、淮山药、麦冬、天冬等。代表方剂为六味地黄丸。对于阴虚兼有内热者，宜配伍清虚热药如知母、鳖甲；对于阴虚阳亢者，宜配伍镇潜之品如珍珠母、石决明。

（三）基本膏方

生地黄 200 g，枸杞子 150 g，白芍 120 g，山萸肉 150 g，淮山药 150 g，牡丹皮 100 g，泽泻 60 g，云苓 120 g，女贞子 150 g，旱莲草 150 g，麦冬 150 g，陈皮 45 g，枳壳 60 g，佛手 60 g，石决明 200 g，牡蛎 300 g，菊花 50 g，天麻 50 g，钩藤 50 g，白蒺藜 50 g，龟甲胶 150 g，鳖甲胶 100 g，麦芽糖 300 g。

依法制成膏方，每天 2 次，每次 15 ~ 20 mL，温开水化服。

四季加减法：春季加桑叶 50 g、葛根 100 g、太子参 100 g；夏季加西洋参 90 g、薏苡仁 150 g、莲子 150 g、荷叶 60 g、五味子 30 g；秋季加西洋参 60 g、北沙参 150 g、天冬 120 g、百合 150 g、乌梅 50 g；冬季加熟地黄 150 g、黄精 150 g、生晒参 40 g、西洋参 80 g、沙苑子 120 g、肉苁蓉 70 g、知母 50 g、黄柏 50 g。

三、气虚之人的四季养生膏方

（一）气虚之人体质

面色少华，全身乏力，容易疲劳，动辄气短，汗出，语音低微，头昏目眩，容易感冒，食欲减退，食后腹部坠胀，多见软便，腹泻。尚可出现低血压、内脏下垂、白细胞减少等。各种病证在劳累后加重，休息后可改善。舌色淡红或淡白，舌体胖嫩，多见舌边有齿痕，舌体萎弱，运动无力，或舌面出现裂纹，舌苔薄白，或者少苔，亦可出现剥苔。

（二）膏方调理原则

对于气虚体质的人群，膏方以补益元气为主。常用甘温或甘平性味的药物以补益脏腑之气，如人参、党参、太子参、黄芪、白术、茯苓、大枣、甘草、灵芝等。代表方剂为四君子汤。中气下陷者，加用升提清阳之品如升麻、柴胡、葛根等；气虚表卫者，加用益气固表之品如煅牡蛎、麻黄根、浮小麦等；气虚便溏者，加用健脾止泻之品如葛根、木香、砂仁等。膏方之中也每每加用一些行气之品如陈皮、木香，或根据“补脾不如运脾”之理而应用苍术，使补而不滞。这一体质类型不宜用苦寒、滋腻之品。

(三)基本膏方

党参 250 g,黄芪 300 g,炒苍术 100 g,白术 120 g,炙甘草 30 g,白芍 100 g,五味子 50 g,陈皮 60 g,枳壳 60 g,当归 80 g,茯苓 100 g,熟地黄 120 g,砂仁 30 g,广木香 100 g,莲子 300 g,大枣 300 g,阿胶 100 g,鹿角胶 100 g,冰糖 200 g,蜂蜜 200 g。

依法制成膏方,每天 2 次,每次 15 ~20 mL,温开水化服。

四季加减法:春天加生晒参 150 g、淮山药 150 g、升麻 40 g、柴胡 60 g;夏季加生晒参 150 g、西洋参 80 g、扁豆 150 g、桂圆肉 150 g、薏苡仁 150 g、淮山药 150 g;秋季加太子参 150 g、麦冬 120 g、五味子 100 g、北沙参 100 g、玉竹 150 g、百合 150 g;冬季加高丽参 80 g、鹿茸片 80 g、核桃仁 150 g、熟地黄 150 g、巴戟天 150 g。

四、血虚之人的四季养生膏方

(一)血虚之人体质

头昏目眩,睡眠不佳,多梦,心悸,面色淡白,口唇、爪甲亦少血色,目干涩无神,容易疲劳,视力减退,四肢麻木或痉挛,皮肤干燥性瘙痒,头发稀黄无泽,大便干燥难解,女子月经量少、色淡,周期推迟,舌色淡白,舌体瘦薄,舌面可见裂纹,舌体萎软,舌苔薄白或苔少,或剥苔。

(二)膏方调理原则

对于血虚体质的人群,膏方以补养阴血为主。常选用当归、白芍、熟地黄、制首乌、阿胶、桂圆肉等药性甘温或甘平、质地滋润的药物。代表方剂为四物汤。以心血不足之失眠、心悸为主者,加用酸枣仁、柏子仁、合欢皮、夜交藤;两目干涩无神,四肢麻木或痉挛,以肝血不足为主要表现的,重用白芍,加用木瓜。血虚中常兼血滞,所以四物汤中本有川芎一味,制订膏方时在应用大量补血药物情况下也应考虑酌加行血药。因气为血帅,一味地补血,疗效未必好,往往于补血中益气可获捷效,如古方当归补血汤,所以膏方中也可重用黄芪益气以助补血之功。

(三)基本膏方

黄芪 300 g,党参 300 g,当归 150 g,川芎 80 g,白芍 120 g,鸡血藤 150 g,白术 120 g,制首乌 150 g,熟地 120 g,砂仁 30 g,广木香 100 g,核桃肉 150 g,大枣 200 g,黄精 200 g,莲子 200 g,桂圆 150 g,鹿角胶 150 g,阿胶 150 g,冰糖 300 g,蜂蜜 300 g。

依法制成膏方,每天 2 次,每次 15 ~20 mL,温开水化服。

四季加减法:春季加太子参 200 g、淮山药 200 g、麦芽 150 g、葛根 120 g、柴胡 30 g;夏季加西洋参 120 g、麦冬 100 g、扁豆 150 g、茯苓 150 g、五味子 30 g、夜交藤 120 g;秋季加西洋参 120 g、沙参 150 g、百合 150 g、石斛 90 g、枸杞子 150 g、黄精 150 g;冬季加紫河车 100 g、红参 90 g、枸杞子 150 g、锁阳 150 g、补骨脂 90 g、鹿茸片 90 g。

五、阳盛之人的四季养生膏方

(一)阳盛之人体质

身体强壮,声高气粗,好动,平素喜凉怕热,神旺气粗,口渴喜冷饮,尿黄便结,病则易发高热,脉洪数有力,舌红,苔薄黄。

(二)膏方调理原则

对阳盛体质的人群,膏方以清热为主。常选用生地黄、牡丹皮、知母、栀子、夏枯草等寒凉药物同时配伍麦冬、天冬等滋阴的药物。代表方剂为白虎汤。以心火亢盛所致失眠、心悸为主者,加用黄连、夜交藤;火邪灼伤阴者,加水牛角、白芍、龟甲、鳖甲等。

(三)基本膏方

生地黄 200 g,山茱萸 100 g,山药 100 g,益母草 100 g,牡丹皮 100 g,茯苓 100 g,泽泻 100 g,炒知母 100 g,盐黄柏 100 g,沙苑子 120 g,夏枯草 150 g,菊花 100 g,栀子 100 g,鱼腥草 120 g,玄参 100 g,枳壳 60 g,陈皮 30 g,茅根 150 g,龟甲胶 100 g,阿胶 100 g,羚羊角粉(代)10 g,蜂蜜 100 g。

依法制成膏方,每天 2 次,每次 15 ~ 20 mL,温开水化服。

四季加减法:春季加柴胡 90 g、葛根 150 g、升麻 50 g、白芍 120 g、黄芩 120 g、甘草 30 g;夏季加西洋参 90 g、淡竹叶 120 g、莲子心 80 g、茯苓 150 g、绿豆 150 g、连翘 150 g;秋季加北沙参 150 g、天冬 150 g、百合 150 g、玉竹 150 g、天花粉 150 g、桑叶 120 g;冬季加女贞子 150 g、旱莲草 150 g、黄精 150 g、黑豆 180 g、天冬 150 g、龟甲 180 g、鳖甲 180 g。

六、痰湿之人的四季养生膏方

(一)痰湿之人体质

痰湿体质的人肥胖、沉重,面色无光,容易犯困,喉头有痰湿,嗜食肥甘,懒动、嗜睡,身重如裹,口中黏腻或便溏,脉濡而滑,舌体胖,苔滑腻等。

(二)膏方调理原则

痰湿之生,与肺脾肾三脏关系最为密切,故痰湿体质之人群膏方调养重点在于化痰理气,同时调补肺脾肾三脏。若因肺失宣降,津失输布,液聚生痰者,当宣肺化痰,方选二陈汤;若因脾不健运,湿聚成痰者,当健脾化痰,方选六君子汤或香砂六君子汤;若肾虚不能制水,水泛为痰者,当温阳化痰,方选金匮肾气丸。

(三)基本膏方

北黄芪 300 g,苍术 100 g,白术 100 g,山楂 100 g,薏苡仁 200 g,土茯苓 300 g,海藻 100 g,法半夏 120 g,陈皮 80 g,茯苓 150 g,白芥子 90 g,炒莱菔子 150 g,荷叶 150 g,广木

香 80 g,砂仁 50 g,黄精 150 g,布渣叶 150 g,茵陈 150 g,鸡内金 90 g,阿胶 150 g,木糖醇 200 g。

依法制成膏方,每天 2 次,每次 15 ~20 mL,温开水化服。

四季加减法:春季加葛根 150 g、柴胡 60 g、枳壳 90 g、郁金 120 g、麦芽 150 g、防风 30 g;夏季加茅根 150 g、西瓜皮 150 g、绿豆 150 g、扁豆 150 g、莲子 150 g、藿香叶 30 g、佩兰 30 g;秋季加南沙参 150 g、明党参 150 g、玉竹 150 g、百合 150 g、桑白皮 150 g、地骨皮 120 g、白芍 120 g;冬季加制首乌 150 g、核桃仁 150 g、羊藿叶 120 g、鹿角片 60 g、肉苁蓉 120 g。

七、血瘀之人的四季养生膏方

(一)血瘀之人体质

头发容易脱落,胸、腹、背、腰、四肢等部位有固定的疼痛,时时发作;妇女常有痛经、闭经现象;面色晦暗,色素沉着,容易出现瘀斑、口唇黯淡;舌黯或有瘀点,舌下络脉紫黯或增粗,脉涩。

(二)膏方调理原则

血瘀体质的膏方调养以活血化瘀为主,气为血之帅,气行则血行,膏方中常配伍行气药。达到行气活血、疏通气血、以通为补的目的。常用活血化瘀药有当归、桃仁、三七、川芎、红花、丹参、赤芍等,同时配伍理气药如柴胡、香附、郁金、薤白、枳壳、银杏叶等。

(三)基本膏方

地黄 200 g,桃仁 100 g,红花 100 g,丹参 200 g,川芎 150 g,当归 150 g,五加皮 100 g,续断 150 g,茺蔚子 150 g,柴胡 90 g,香附 90 g,枳壳 90 g,鸡血藤 200 g,郁金 150 g,延胡索 120 g,牡丹皮 120 g,赤芍 150 g,三七 50 g,阿胶 150 g,冰糖 200 g。

依法制成膏方,每天 2 次,每次 15 ~20 mL,温开水化服。

四季加减法:春季加升麻 30 g、葛根 150 g、桑枝 120 g、荆芥 30 g、桑椹 150 g、佛手 90 g;夏季加水牛角 200 g、莲子 30 g、鬼箭羽 80 g、丝瓜络 150 g;秋季加百合 150 g、乌梅 80 g、茜草根 120 g、枸杞子 150 g;冬季加鹿角片 100 g、黄精 150 g、枸杞子 150 g、骨碎补 150 g、海马 50 g。

八、肝郁之人的四季养生膏方

(一)肝郁之人体质

肝郁之人体质神情忧郁,情感脆弱,烦闷不乐,多愁善感,焦躁不安,经常无缘无故地叹气,易心慌、失眠,容易受到惊吓,遇事容易感到害怕,胁肋部或乳房容易胀痛,舌淡红,苔薄白,脉弦。

(二)膏方调理原则

肝郁体质之人,气郁在先,郁滞为本,故膏方调养以疏通气机为基本原则。

中医学理论认为肝主疏泄,肝气具有升发、向上、向外、流通的作用,反映了肝主升、主动的生理特性。肝郁体质之人是肝气郁结,即肝的升发之气不足,会出现心情苦闷、抑郁寡欢、多愁善感、常喜叹息,甚则闷闷欲哭的现象。另一方面肝气郁而化火,肝气升腾太过,会出现急躁易怒、失眠多梦、头目胀痛、面红目赤,甚至狂躁妄言的现象。

(三)基本膏方

柴胡 150 g,枳壳 100 g,当归 100 g,赤芍、白芍各 150 g,白术 120 g,茯苓 150 g,生姜 100 g,薄荷 50 g,炙甘草 30 g,郁金 150 g,佛手 120 g,玫瑰花 60 g,八月札 120 g,夜交藤 120 g,合欢皮 150 g,青皮 60 g,陈皮 60 g,百合 150 g,阿胶 150 g,鳖甲胶 150 g,蜂蜜 300 g。

依法制成膏方,每天 2 次,每次 15 ~20 mL,温开水化服。

四季加减法:春季加葛根 150 g、麦芽 150 g、绿萼梅 40 g、淮山药 150 g、升麻 30 g;夏季加莲子 150 g、麦冬 120 g、五味子 60 g、珍珠母 180 g、茯神 120 g;秋季加北沙参 150 g、乌梅 80 g、玉竹 150 g、香橼皮 60 g、黄精 150 g;冬季加熟地黄 150 g、制首乌 150 g、稆豆衣 90 g、枸杞子 120 g、沙苑子 150 g、女贞子 150 g、旱莲草 120 g。

九、阴阳平和之人的四季养生膏方

(一)阴阳平和之人体质

阴阳平和质是功能较协调的体质。具有这种体质的人,其身体强壮,胖瘦适度,或虽胖而不臃滞,虽瘦而有精神;其面色与肤色虽有五色之偏,但都明润含蓄,目光有神,性格随和、开朗,食量适中,二便调畅,自身调节和对外环境适应能力强。

(二)膏方调理原则

平和质人群的膏方调养目的是增强体质,进一步巩固阴阳之平衡。因此,其处方法则以平衡阴阳为主,不宜过补也不宜过攻。因为该类人群阴阳平和,一般情况下不需要另用特殊药物纠正阴阳之偏正胜衰,如果过用药物补益反而容易破坏阴阳平衡。

(三)基本膏方

百合 300 g,太子参 300 g,当归 150 g,生地黄 200 g,淫羊藿 120 g,川芎 90 g,知母、黄柏各 150 g,桑寄生 250 g,紫丹参 200 g,茯苓 300 g,生白芍 300 g,覆盆子 200 g,菟丝子 250 g,枸杞子 250 g,续断 250 g,薏苡仁 200 g,炒白术 200 g,胡桃 200 g,阿胶 250 g,蜂蜜 250 g。

依法制成膏方,每天口服 2 次,每次 15 ~20 mL,温开水化服。

四季加减法：春季宜加北黄芪 300 g、升麻 30 g、柴胡 90 g、枳壳 90 g、石斛 150 g、淮山药 150 g；夏季宜加西洋参 120 g、麦冬 150 g、五味子 30 g、莲子 150 g、竹叶 90 g、荷叶 120 g；秋季宜加北沙参 150 g、麦冬 150 g、玉竹 180 g、黄精 200 g、桑椹 150 g；冬季宜加熟地黄 200 g、黄精 200 g、巴戟天 150 g、肉苁蓉 150 g、女贞子 180 g。

第四章　亚健康与特殊人群的膏方调治

第一节　亚健康状态膏方

亚健康是一个新的医学概念。20 世纪 70 年代末，医学界根据疾病谱的改变，将过去单纯的生物医学模式，发展为生物-心理-社会医学模式。1977 年，世界卫生组织（WHO）将健康的概念确定为“不仅仅是没有疾病和身体虚弱，而是身体、心理和社会适应的完满状态”。20 世纪 80 年代以来，我国医学界对健康与疾病也展开了一系列的研究，其结果表明，当今社会有一个庞大的人群，身体有种种不适，如情绪低落、心情烦躁、忧郁焦虑、胸闷心悸、失眠健忘、精神不振、疲乏无力、腰背酸痛、易感疾病等，而去医院检查又未发现器质性病变，这种状态称为“亚健康状态”。

亚健康是介于“第一态”健康与“第二态”疾病之间的潜病状态。调研发现造成亚健康的原因是多方面的，如过度疲劳造成精力、体力透支，不良生活方式，紧张、焦虑等各种心理问题，人体自然衰老，心脑血管及其他慢性病的前期、恢复期和手术后康复期出现的种种不适，人体生物周期中的低潮时期等。

亚健康状态多表现为反复感冒、记忆力衰退、早衰、视疲劳、肥胖症、眩晕、头痛、须发早白等。

亚健康状态根据中医体质可划分为：①虚证，包括气虚质、血虚质、阳虚质、阴虚质、气阴两虚质、气血两虚质、阴阳两虚质等；②实证，包括气郁质、痰湿质、血瘀质、特禀质等。

根据我们平时多见的亚健康状态表现形式和亚健康的体质划分，进行膏方调养和生活调养不失为一种防病治病的好方法。

一、反复感冒

反复感冒在中医学中归属于“体虚感冒”的范畴，多因素体正气亏虚，或大病、久病后正气未复，肺卫不固，外邪入侵所致。可辨证为正气亏虚型。

（一）辨证膏方

【主症】多有倦怠无力、气短懒言、面色暗白，唇甲色淡、心悸头晕等。

【组成】党参、炒白术、茯苓、阿胶各 150 g，桂枝、防风、荆芥、前胡、薄荷（后下）各 100 g，甘草 50 g，桔梗 60 g，炙黄芪、蜂蜜各 300 g，黄酒 200 mL。上药除阿胶外，余药加水煎煮 3 次，滤汁去渣，合并滤液，加热浓缩为清膏，再将阿胶加适量黄酒浸泡后隔水炖烊，冲入清膏和匀，最后加蜂蜜收膏即可。适用于脾肺气虚容易感冒的人。

【服法】每次服 10 ~ 15 g，每日 2 次，开水调服。

（二）家庭自制膏方

芪术膏　黄芪、炒白术各 30 g，防风 15 g，加水煎煮取汁，后加入粳米 100 g 熬煮成膏状即可。每日清晨或早、晚服用。

（三）调养要点

（1）适当参加一些体育锻炼，增强体质。

（2）避免受风，尤其要避免汗出后受风。

（3）忌烟、酒及辛辣等刺激性食物，饮食宜清淡、有营养。

（4）保持室内空气新鲜，经常开窗换气。

二、视疲劳

视疲劳是指过度用眼导致的视力下降。中医学认为，视疲劳大多是过度用眼致使精血耗伤，目无所养。可辨证为肾虚血瘀、肝肾亏虚、气虚血弱、心肝火旺四型。

（一）辨证膏方

1. 肾虚血瘀型

【主症】眼睛刺痛、怕光、见光流泪，常觉眼眶、眉棱骨等部位疼痛，腰膝酸软，头晕耳鸣，面色灰暗，舌头颜色发紫，隐约可见瘀斑。

【组成】石斛、枸杞子各 100 g，山药、茯苓、当归、川芎、赤芍各 200 g，熟地黄、郁金各 150 g，决明子、蜂蜜各 300 g，甘草 60 g。上药加水煎煮 3 次，滤汁去渣，合并滤液，加热浓缩为清膏，再加蜂蜜收膏即成。

【服法】每次服 10 ~ 15 g，每日 2 次，开水调服。

2. 肝肾亏虚型

【主症】眼睛干涩且有酸痛感，腰膝酸软，耳鸣，头晕健忘，失眠多梦，全身燥热，舌头颜色发红，舌苔少。

【组成】石斛、枸杞子各 100 g，菟丝子、白蒺藜、山药、茯苓、当归各 200 g，熟地黄、山茱萸、女贞子、鹿角胶各 150 g，决明子、蜂蜜各 300 g，黄酒 300 mL。上药除鹿角胶外，余药加水煎煮 3 次，滤汁去渣，合并滤液，加热浓缩为清膏，再将鹿角胶加适量黄酒浸泡后隔水炖烊，冲入清膏和匀，最后加蜂蜜收膏即成。

【服法】每次服 10 ~ 15 g，每日 2 次，开水调服。

3. 气虚血弱型

【主症】眼睛昏花，喜闭眼。头晕气短，神困乏力，食欲减退，小腹发胀，大便溏稀，舌头颜色为淡红色。

【组成】石斛、枸杞子各 100 g，熟地黄、党参、女贞子各 150 g，生黄芪、山药、茯苓、当归、川芎、炒白芍、菟丝子、阿胶各 200 g，蜂蜜 300 g，黄酒 300 mL。上药除阿胶、蜂蜜、黄酒外，余药加水煎煮 3 次，滤汁去渣，合并滤液，加热浓缩为清膏，再将阿胶加适量黄酒浸泡后隔水炖烊，冲入清膏和匀，最后加蜂蜜收膏即成。

【服法】每次服 10～15 g，每日 2 次，开水调服。

4. 心肝火旺型

【主症】眼睛发红、疼痛、怕光，眼屎增多，流眼泪，头晕胀痛，耳鸣，口苦，喉干，情绪急躁易怒，睡眠差，易做噩梦，小便黄，大便干结，舌头颜色发红，舌苔呈黄色。

【组成】石斛、枸杞子、黄芩、车前子（包煎）、升麻各 100 g，菊花、桑叶、熟地黄、女贞子各 150 g，茯苓、当归、知母、白芍、菟丝子各 200 g，珍珠粉（冲服）50 g，决明子、蜂蜜各 300 g。上药除珍珠粉、蜂蜜外，余药加水煎煮 3 次，滤汁去渣，合并滤液，加热浓缩为清膏，冲入珍珠粉，再加蜂蜜收膏即成。

【服法】每次服 10～15 g，每日 2 次，开水调服。

（二）家庭自制膏方

1. 佛手粥　大米 200 g，佛手、山楂肉各 10 g，加水适量煮粥，有理气活血之效。每日清晨或早、晚分服。

2. 二子猪肝汤　猪肝（切片）200 g，女贞子、枸杞子各 15 g，放至砂锅加水煮熟，饮汤吃猪肝，有补益肝肾之功效。每日清晨或早、晚分服。

3. 莲藕大枣鸡蛋羹　鸡蛋 3 个，去壳打匀，加 2 倍量清水，放入莲藕 10 g、大枣 5 枚，入蒸笼蒸至成型，能健脾养血。每日清晨或早、晚分服。

4. 桑竹粥　大米 120 g，桑叶 15 g，淡竹叶 6 g，加水煮粥，能清肝泻火。每日清晨或早、晚分服。

5. 当归石决明菊花膏　当归 20 g，石决明、菊花各 30 g。上药加水煎煮，取浓汁兑入蜂蜜 100 g 搅匀即可，清晨或早、晚分服。有养血活血、平肝明目之功效。

（三）调养要点

（1）生活要有规律，休息及睡眠要充分。

（2）改善工作环境，照明光线应明暗适中，直接照明与间接照明相结合，使工作物周围的亮度不过分低于工作物亮度。不要在光线昏暗的环境中看书，不要长时间用电脑。

（3）干燥季节或使用空调时，室内要保持一定的湿度。

（4）注意用眼卫生。坐姿要端正，视物要保持适当距离。

(5)适当加强体育锻炼和饮食调养,饮食清淡而且富有营养,不要吃辛辣油腻之品。多吃富含维生素 A 和 B 族维生素的食物,如胡萝卜、韭菜、菠菜、番茄、豆腐、牛奶、鸡蛋、动物肝脏、瘦肉等。

(6)定期体检,尽早发现相关疾病并及时治疗。

三、脱发

正常人平均每天脱发 50 根左右,属正常新陈代谢,每天脱落的头发与新生发的数量大致相同,头发不会变稀。如果脱发数量超过 50 根,且头发比以前明显变稀即为病理性脱发;如果平时脱发不多,但头发生长非常缓慢,头发渐稀,这也属于病理性脱发。

脱发,又称为“柱发癣”“虫蛀脱发”“鬼舐头”“油风”等,中医学认为其病机多为虚实夹杂或本虚标实,多以肝肾亏虚为本,血瘀、血热、湿热为标。

(一)辨证膏方

1. 脾胃湿热型

【主症】平素嗜食肥甘,头发油湿,鳞屑油腻,头皮发痒,毛发脱落。

【组成】黄柏、茯苓、猪苓、泽泻、芦根、炒薏苡仁各 200 g,苍术、黄芩、佩兰、藿香、丹参、白花蛇舌草、蒲公英、陈皮、车前子(包煎)、白蒺藜各 100 g,蜂蜜 300 g。上药除蜂蜜外,加水煎煮 3 次,滤汁去渣,合并滤液,加热浓缩为清膏,再加蜂蜜收膏即成。

【服法】每次服 10 ~ 15 g,每日 2 次,开水调服。

2. 血虚风燥型

【主症】头发干燥,稀疏脱落,鳞屑迭起,头皮发痒。

【组成】生地黄、熟地黄、阿胶、黑芝麻各 200 g,当归、牡丹皮、赤芍、丹参、白蒺藜、炒白术、侧柏叶各 100 g,白芍 250 g,生黄芪、茯苓、防风、桑椹、枸杞子各 150 g,甘草 30 g,蜂蜜 300 g。上药除阿胶、黑芝麻外,加水煎煮 3 次,滤汁去渣,合并滤液,加热浓缩为清膏,再将阿胶加适量黄酒浸泡后隔水炖烊,冲入清膏和匀,加黑芝麻微炒香研碎,加蜂蜜收膏即成。

【服法】每次服 10 ~ 15 g,每日 2 次,开水调服。

(二)家庭自制膏方

1. 薏米冬瓜泽泻膏　薏苡仁、冬瓜、泽泻各 100 g,加水煎煮成粥膏状,加适量白糖搅匀即可。每日清晨或早、晚分服。适用于脾胃湿热型脂溢性脱发。

2. 桑椹枸杞粥　桑椹、枸杞子各 15 g,大米 50 g,加水以常法煮粥,加适量红糖搅匀即可。每日清晨或早、晚分服。适用于血虚风燥型脂溢性脱发。

(三)调养要点

(1)调整好心情。

（2）合理摄取营养素，多食富含植物蛋白的食物，如燕麦、玉米、核桃和豆制品等。

（3）在头发处于湿润状态时，头发更加脆弱，不能用力梳，避免头发染、烫、卷。尽量少使用电脑，避免长时间游泳，避免吸烟，注意通风，避免暴晒，避免吃辛辣食物。

四、长期疲劳

长期疲劳是指以原因不明的慢性、虚弱性疲劳为主要特征，持续存在 1 个月及以上，因疲劳致使生活质量明显下降，且经休息或加强营养后不能缓解的状态。

（一）辨证膏方

1. 肝郁脾虚型

【主症】神疲乏力，四肢倦怠，不耐劳作，头部及周身窜痛不适，抑郁寡欢，悲伤欲哭，或急躁易怒，情绪不宁，注意力不能集中，记忆力减退，胸胁满闷，喜出长气，头晕，低热，睡眠不实，纳食不香，腹部胀满，大便溏软或干稀不调，月经不调，舌胖苔白，脉弦缓无力等。

【组成】当归、白芍、茯苓、太子参各 100 g，山药、炒白术各 200 g，柴胡、枳壳、郁金、佛手、青皮、陈皮各 60 g，玫瑰花 50 g，炙甘草 50 g，蜂蜜 300 g。上药加水煎煮 3 次，滤汁取渣，合并滤液，加热浓缩成清膏，再加蜂蜜收膏即可。

【服法】每次服 10 ~ 15 g，每日 2 次，开水调服。

2. 心脾两虚型

【主症】精神疲倦，四肢无力，劳则加重，神情忧郁，不耐思虑，思维混乱，注意力不能集中，心悸健忘，胸闷气短，多梦易醒，食欲减退，头晕头痛，身痛肢麻，面色不华，舌质淡，脉细弱等。

【组成】炙黄芪、党参、炒白术、茯苓、熟地黄、阿胶、赤芍、当归、大枣、龙眼肉、白扁豆、炒山药、莲子肉、女贞子、墨旱莲、桑椹、核桃肉、炒枣仁、柏子仁、川牛膝各 100 g，薏苡仁 150 g，枸杞子 80 g，川芎、炙远志、合欢皮各 50 g，首乌藤 200 g，陈皮、佛手各 90 g，谷麦芽、炙甘草各 60 g，蜂蜜、冰糖各 300 g，黄酒 150 mL。将以上药除阿胶外粉碎后用清水浸泡一昼夜，武火煎煮 3 次过滤，去渣取汁，文火将药汁慢慢煎熬浓缩。另准备阿胶用黄酒浸泡炖烊，加冰糖或蜂蜜，趁热一同冲入药汁中收膏，待冷却后收藏，可按时服用。

【服法】每次服 10 ~ 15 g，每日 2 次，开水调服。

3. 中气不足型

【主症】神疲乏力，气短懒言，自汗，食后困倦多寐，头晕健忘，身热，劳累后发生或加重，食少便溏，舌淡苔薄白，脉细弱等。

【组成】人参 120 g，黄芪、炒白术各 240 g，茯苓、当归、阿胶各 180 g，升麻、柴胡、陈皮各 80 g，炙甘草 60 g，蜂蜜 300 g，黄酒 200 mL。上药除阿胶、蜂蜜、黄酒外，余药加水煎煮 3 次，滤汁去渣，合并滤液，加热浓缩为清膏，再将阿胶加适量黄酒浸泡后隔水炖烊，冲入

清膏和匀，最后加蜂蜜收膏即成。

【服法】每次服 10 ~ 15 g，每日 2 次，开水调服。

4. 脾肾阳虚型

【主症】精神萎靡，面色苍白，肢软无力，腰膝冷痛，困倦嗜睡，懒言易汗，畏寒肢冷，腹胀，食少便溏，或遗精阳痿，性欲减退，舌质淡胖有齿痕，苔白，脉沉迟无力等。

【组成】肉苁蓉 250 g，炙黄芪、党参、淫羊藿、菟丝子、炒山药各 150 g，锁阳、熟附片（先煎）、川牛膝、黄柏、牡丹皮各 100 g，炒白术、茯苓、仙茅、巴戟天、炒当归、枸杞子、山茱萸、鹿角胶、熟地黄各 120 g，干姜、炙甘草各 60 g，砂仁（后下）20 g，蜂蜜 300 g，黄酒 400 mL。将以上药除鹿角胶、蜂蜜、黄酒外，熟附片先煎 30 min，入余药，煎煮 3 次，滤汁去渣，合并滤液，加热浓缩为清膏，再将鹿角胶加适量黄酒浸泡后隔水炖烊，冲入清膏和匀，最后加蜂蜜收膏即成。

【服法】每次服 10 ~ 15 g，每日 2 次，开水调服。

5. 肝肾阴虚型

【主症】形体虚弱，神疲无力，腰膝足跟酸痛，潮热盗汗，头晕头痛，耳鸣眼涩，心烦易怒，失眠健忘，口干咽痛，淋巴结肿痛，午后颧红，大便干结，遗精早泄，月经不调，舌红，少苔或无苔，脉弦细数。

【组成】熟地黄、怀山药、山茱萸、陈皮、佛手、茯苓、首乌藤、石菖蒲各 100 g，龟甲胶、麦冬、怀牛膝、杜仲、北沙参、女贞子、墨旱莲、石斛、黄精、炒白芍、当归、桑椹、骨碎补、狗脊、金樱子、芡实、阿胶各 150 g，五味子、菊花、泽泻、知母各 90 g，合欢花 60 g，冰糖 300 g，黄酒 400 mL。将以上药除阿胶、龟甲胶以外粉碎后用清水浸泡一昼夜，武火上连煎三汁，然后过滤，去渣取汁，文火将药汁慢慢煎熬浓缩，另用阿胶、龟甲胶加黄酒浸泡炖烊，加冰糖趁热一同冲入药汁之中收膏，待冷却后收藏，可按时服用。

【服法】每次服 10 ~ 15 g，每日 2 次，开水调服。

（二）家庭自制膏方

1. 山药薏米茯苓膏　山药 60 g，薏苡仁 150 g，茯苓 60 g。先将茯苓、薏苡仁煎汁至 300 mL，去渣，山药研粉，加入茯苓、薏苡仁中搅拌加热成膏，每日 1 剂，分 2 次服用。具有补中益气、健脾安神的作用。适用于脾虚气弱，心神不宁者。

2. 龙眼冰糖膏　龙眼肉 30 g，冰糖 200 g。将龙眼肉洗净，置于锅内，加水煎煮成汁后加入冰糖熬炖成膏，每日 1 剂，分 2 次服用。具有滋阴养血的作用。适用于长期疲劳，少津乏力者。

3. 梅花合欢膏　白梅花 10 g，合欢花 15 g，炒白术 20 g，粳米 100 g。先将白术煎煮，去渣取汁，再加入粳米煎煮为粥膏状，再加入白梅花、合欢花同煮 5 min 即可。每日清晨服用或早、晚分服，适用于气郁体质人群。

(三)调养要点

(1)适当进行户外活动,如每日晨跑 20 min 或慢走 30 min,多参加团体活动。

(2)保持情绪平稳,少动怒、激动,多欣赏轻音乐。

(3)可泡温房浴 30 min 或按摩 15 min,以消除躯体肌肉酸痛。

(4)饮食定时定量,全面均衡,多吃碱性食物和富含维生素 C、B 族维生素的食物,如苹果、海带、新鲜蔬菜等,中和体内酸性环境,达到消除疲劳的效果。

(5)戒烟限酒,每天摄入酒精量少于 25 g。

(6)睡眠调理。①养成良好的睡眠习惯。睡前不宜吃得过饱,不要吃刺激性或兴奋性食物;按时作息,并注意睡眠姿势、环境;睡眠规律要与四季对应。②保证充足的睡眠时间,老年人宜保持每日 5 h 睡眠,年轻人保持每日 7 h 左右睡眠。

五、畏寒

畏寒是指人体在无外在寒冷刺激、病毒性感染等情况下,比正常人更畏惧寒冷,或伴手足发凉,但多加衣被或近火取暖能缓解;部分还出现伴口唇色紫、呼吸减慢、血压偏低表现,且需排除各种疾病(如贫血、低血压、甲状腺功能减退、内分泌失调等)导致的畏寒,上述情况经常发生,尤以冬季明显。

(一)辨证膏方

1. 肾阳虚型

【主症】畏寒肢冷,腰酸腿软,性功能减退,耳鸣,面色淡白,苔白,脉沉弱。

【组成】炙黄芪、党参、龟甲、鹿角胶各 150 g,熟附子(先煎)、肉桂(后下)、五味子、吴茱萸各 60 g,仙茅、淫羊藿、锁阳、肉苁蓉、巴戟天、补骨脂、桑寄生、怀牛膝、狗脊、菟丝子、韭菜子、续断、桑螵蛸、当归、白术、茯苓、神曲、川芎各 100 g,陈皮、桂枝各 90 g,冰糖 300 g,黄酒 300 mL。将以上药除鹿角胶外,粉碎后用清水浸泡一昼夜,熟附子先煎 30 min,再将其他药在武火上连煎三汁,然后过滤,去渣取汁,文火将药汁慢慢煎熬浓缩,另用鹿角胶加黄酒浸泡炖烊,加冰糖趁热一同冲入药汁之中收膏,待冷却后收藏,可按时服用。

【服法】每次服 10 ~ 15 g,每日 2 次,开水调服。

2. 脾阳虚型

【主症】四肢不温,大便稀溏,小便不利,舌淡胖,苔白滑,脉沉迟无力。

【组成】党参 150 g,炒白术、茯苓各 100 g,菟丝子、肉苁蓉各 120 g,熟附子(先煎)、桂枝、干姜、吴茱萸各 60 g,炙甘草 50 g,蜂蜜 300 g。将以上药粉碎后用清水浸泡一昼夜,熟附子先煎 30 min,入余药,在武火上连煎三汁,然后过滤,去渣取汁,文火将药汁慢慢煎熬浓缩,加热浓缩成清膏,再加蜂蜜收膏即可。

【服法】每次服 10 ~ 15 g，每日 2 次，开水调服。

（二）家庭自制膏方

1. 山药菟丝子膏　山药 50 g，菟丝子 20 g，粳米 100 g。先将菟丝子加水煎煮，滤汁去渣，滤液中加山药、粳米再煎煮成膏状即可。每日清晨或早、晚分服。适用于因脾肾阳虚而引起的畏寒。

2. 肉桂生姜羊肉膏　羊肉、粳米各 100 g，肉桂 15 g，生姜 5 片，加水煎煮成膏状即可，每日清晨或早、晚分服，适用于命门火衰、肾阳不足所致的畏寒。

（三）调养要点

（1）确定或检查引起畏寒的身体原因，并予针对性处理。

（2）加强身体锻炼，如太极拳、八段锦等，平时多揉搓双手，促进血液循环，长期坚持，循序渐进，避免剧烈运动。

（3）多进食高蛋白、高热量食物，如羊肉、牛肉、鱼、蛋；少食寒冷食物，如冰淇淋、冰啤酒等；少食性寒食物，如豆腐、海带等。

（4）着装的基本原则是“上装薄而下装厚”。如果下半身能保温，上半身也不会感到太冷。应避免穿着紧身衣和紧身裤，以免妨碍血液循环。冬天应戴手套、护膝等，以加强保暖。

（5）洗浴和按摩均可以改善血液循环。每天晚上用盐水足浴，时间为 10 ~ 30 min。可在桶中倒入没过脚踝 10 cm 的温水（38 ~ 40 ℃），再放入半杯粗盐，搅拌均匀。5 min 后再加入温水没过膝下的足三里穴，再过 10 min 后将水位提高到膝盖部位。最后用温水将残留盐分洗净。

（6）食用性偏温补的食物，如羊肉，对调理畏寒有着良好的作用。

六、自汗

自汗是指不因劳累、炎热、衣着过暖、服用发汗药等因素而在清醒时汗出，动则益甚的汗出异常症状，又称自汗出。

（一）辨证膏方

1. 肺卫不固型

【主症】汗出恶风，稍劳汗出尤甚，或表现为半身或某一局部出汗，易于感冒，体倦乏力，周身酸痛，面色苍白少华，苔薄白，脉细弱。

【组成】山药 200 g，西洋参粉（冲服）60 g，炒白术 150 g，炙黄芪、太子参、灵芝、大枣肉、百合、薏苡仁各 120 g，五味子 60 g，炙甘草 50 g，饴糖 300 g。上药除西洋参粉、饴糖外，加水煎煮 3 次，滤汁去渣，合并滤液，加热浓缩成清膏，加入西洋参粉，再加饴糖收膏即成。

【服法】每次服 10 ~ 15 g,每日 2 次,开水调服。

2. 心血不足型

【主症】自汗,心悸少寐,神疲气短,面色不华,舌质淡,脉细。

【组成】薏苡仁 150 g,枸杞子 80 g,阿胶、炙黄芪、党参、炒白术、茯苓、熟地黄、赤芍药、当归、大枣、龙眼肉、白扁豆、炒山药、莲子肉、女贞子、墨旱莲、桑椹、核桃肉、炒枣仁、柏子仁、川牛膝各 100 g,川芎、炙远志、合欢皮各 50 g,首乌藤 200 g,陈皮、佛手各 90 g,谷麦芽、炙甘草各 60 g,蜂蜜、冰糖各 300 g,黄酒 150 mL。将以上药除阿胶、蜂蜜、冰糖外,粉碎后用清水浸泡一昼夜,武火煎煮 3 次过滤,去渣取汁,文火将药汁慢慢煎熬浓缩。另准备阿胶用黄酒浸泡炖烊,加冰糖或蜂蜜,趁热一同冲入药汁中收膏,待冷却后收藏,可按时服用。

【服法】每次服 10 ~ 15 g,每日 2 次,开水调服。

3. 阴虚火旺型

【主症】夜间清醒时自汗。五心烦热,或兼午后潮热,两颧色红,口渴,舌红,少苔,脉细。

【组成】生地黄、熟地黄、怀山药、山茱萸、陈皮、茯苓、首乌藤、石菖蒲各 100 g,龟甲胶、麦冬、菟丝子、怀牛膝、杜仲、北沙参、石斛、黄精、炒白芍、当归、桑椹、金樱子、芡实、阿胶各 150 g,五味子、菊花、泽泻、知母各 90 g,牡丹皮 80 g,黄柏 120 g,冰糖 300 g,黄酒 400 mL。将以上药除阿胶、龟甲胶、冰糖、黄酒外,粉碎后用清水浸泡一昼夜,武火上连煎三汁,然后过滤,去渣取汁,文火将药汁慢慢煎熬浓缩,另用阿胶、龟甲胶加黄酒浸泡炖烊,加冰糖趁热一同冲入药汁之中收膏,待冷却后收藏,可按时服用。

【服法】每次服 10 ~ 15 g,每日 2 次,开水调服。

4. 邪热郁蒸型

【主症】蒸出汗液易使衣服黄染,汗黄、汗黏;面赤烘热,烦躁,口苦,小便色黄,舌苔薄,脉弦数。

【组成】黄柏、茯苓、猪苓、泽泻、芦根、炒薏苡仁各 200 g,苍术、黄芩、佩兰、藿香、丹参、蒲公英、陈皮、车前子(包煎)、白蒺藜各 100 g,蜂蜜 300 g。上药除蜂蜜外加水煎煮 3 次,滤汁去渣,合并滤液加热浓缩为清膏,再加蜂蜜收膏即成。

【服法】每次服 10 ~ 15 g,每日 2 次,开水调服。

(二)家庭自制膏方

1. 益卫固表膏　黄芪 30 g,白术 30 g,乌梅 20 g,当归 15 g,粳米 100 g,冰糖适量。将黄芪、白术、当归、乌梅放入砂锅中加水煎开,再用小火慢煎成浓汁,取汁入粳米,煎煮成粥膏,加冰糖搅匀即可。每日早、晚服用,适用于肺脾气虚、卫表不顾而自汗的人群。

2. 百合桑叶膏　百合 45 g,霜桑叶 30 g,当归 15 g,冰糖 100 g。将百合、桑叶、当归加

水煎煮成膏状，加冰糖搅匀即可。每日服 2～3 次，开水冲服。适用于因阴血不足而引起自汗的人群。

（三）调养要点

中医学认为，“汗为心液”，若自汗长期不止，心阴耗伤十分严重，应积极调理，特别注意自我养护。以下几点尤需注意。

（1）加强体育锻炼，养成有规律的生活习惯，注意劳逸结合。

（2）节制房事，避免房劳过度，损耗肾精。

（3）多饮水，保持体内的正常液体量。

（4）在条件允许时，适当调节一下居住环境的温度与湿度，温度多宜在 24 ℃左右，湿度宜在 50% 左右。阴虚血热者的居住环境应稍偏凉一些。

（5）多食一些育阴清热的新鲜蔬菜等，如淡水鱼、甲鱼、乌龟、猪肝、白木耳、菠菜、白菜等；不宜吃辛辣的食品，尽量少饮或不饮酒。或运用食疗，不仅能防治盗汗，且可益气滋阴而健身。

七、眼干涩

眼干涩是指眼睛缺乏精血滋养而导致双目干燥、涩痛、视物模糊的一组临床常见症状，可伴有畏光、口干等表现，但并非指各种疾病引起的两目干涩，本症以女性多见。眼干涩的主要中医病机为气血津液不足。

（一）辨证膏方

1. 阴血不足型

【主症】双目干涩、畏光、少泪或无泪，头晕，乏力，易疲劳，心烦，失眠多梦，口干，大便干，月经量少，舌红，少苔，脉细或细数。

【组成】枸杞子 150 g，决明子 100 g，白菊花 60 g，生地黄 150 g，山药 100 g，山茱萸 100 g，玄参 100 g，麦冬 150 g，黄精 150 g，茯苓 100 g，牡丹皮 100 g，泽泻 100 g，龟甲胶 100 g，阿胶 100 g，蜂蜜 300 g。上药除阿胶、龟甲胶、蜂蜜外，用清水浸泡一昼夜，武火煎煮 3 次过滤，去渣取汁，文火将药汁慢慢煎熬浓缩。另准备阿胶、龟甲胶用黄酒浸泡炖烊，趁热一同冲入药汁和匀，再加入蜂蜜收膏，待冷却后收藏即可。

【服法】每次服 10～15 g，每日 2 次，开水调服。

2. 脾胃虚弱型

【主症】双目干涩，畏光，少泪或无泪，面色皖白，头晕，活动后气短，乏力，易感冒，腹胀，纳差，便溏，舌淡，苔薄白，脉沉细无力。

【组成】党参 150 g，炒白术、炒山药、白芍、当归、茯苓、阿胶各 200 g，炒薏苡仁 240 g，香附、陈皮、炙甘草各60 g，砂仁（后下）20 g，蜂蜜300 g，黄酒200 mL。上药除阿胶、蜂蜜、黄酒外，余药加水煎煮3次，滤汁去渣，合并滤液，加热浓缩为清膏，再将阿胶加适量黄酒浸泡后隔水炖烊，冲入清膏和匀，最后加蜂蜜收膏即成。

【服法】每次服10～15 g，每日2次，开水调服。

3. 湿热壅滞型

【主症】双目干涩，眼前模糊，眼屎多，口黏口苦，口干不欲饮，腹胀乏力，小便黄，大便不爽，形体胖，喜饮酒，舌红，苔黄腻，脉滑数。

【组成】黄柏、茯苓、猪苓、泽泻、芦根、炒薏苡仁各200 g，苍术、黄芩、佩兰、藿香、丹参、蒲公英、陈皮、车前子（包煎）、白蒺藜各100 g，蜂蜜300 g。上药加水煎煮3次，滤汁去渣，合并滤液加热浓缩为清膏，再加蜂蜜收膏即成。

【服法】每次服10～15 g，每日2次，开水调服。

4. 气滞血瘀型

【主症】双目干涩，畏光，少泪，常伴头痛，面色黯，经前腹痛，月经量少，色黯，有血块。舌紫黯有瘀点或瘀斑，脉涩。

【组成】桃仁、当归、青皮、香附、延胡索、赤芍、五灵脂、神曲各100 g，红花、炒川芎、柴胡、制大黄各60 g，炒枳壳、白芍、炒谷芽各150 g，蜂蜜300 g。上药加水煎煮3次，滤汁去渣，合并滤液加热浓缩为清膏，再加蜂蜜收膏即成。

【服法】每次服10～15 g，每日2次，开水调服。

（二）家庭自制膏方

1. 归芪杞子膏　黄芪300 g，当归150 g，枸杞子150 g，粳米适量。将黄芪、当归、枸杞子、粳米煎煮成膏状后服用，清晨或早、晚分服。适用于阴血不足而引起目干涩的人群。

2. 杞菊粳米膏　菊花末30 g，枸杞子120 g，粳米100 g。先用枸杞子、粳米煮粥成膏状，调入菊花末稍煮一二沸即可，每日清晨或早、晚分服。适用于肝火上扰而引起目干涩的人群。

3. 冬瓜赤豆膏　冬瓜、赤小豆各200 g，蜂蜜100 g。将赤小豆、冬瓜加水煎煮至糊状，再加入蜂蜜煮成膏状即可。用于湿热导致双目干涩疼痛者。

（三）调养要点

（1）确定或检查引起眼干涩的身体原因，并予针对性处理。

（2）培养良好的生活习惯。按时作息，避免熬夜，保持规律的运动，勤做眼保健操，避免长时间观看电视。

（3）改善学习环境。将灯光调节到适宜的亮度，避免光线太强或太弱。

（4）电焊、气焊操作人员应注意戴好防护眼镜，一般人员尽量避开直视电焊、气焊弧光。

(5)眼部湿敷、蒸汽浴。

(6)均衡饮食,多吃各种水果、蔬菜及动物的肝脏、鱼、乳类、鸡蛋。多喝水对减轻眼睛干涩有益,尤其是用眼较多,如长时间看电脑屏幕者。忌辛燥之食品。

第二节　特殊人群膏方

一、中老年人群膏方调治

中年时期本是人体功能最盛时期,但随着社会压力的增加,现在许多中年人也提前步入老年期。所以中年期的调养与老年期的保养都需重视起来,及时防老抗衰,平稳地度过中老年阶段。

中医讲,中老年人的主要生理特征是“脏腑由盛转衰,形气渐虚”。中老年时期人体由盛转衰是一个正常的生理过程。《黄帝内经》说:“六十岁,心气始衰,苦忧悲,血气懈惰,故好卧。七十岁,脾气虚,皮肤枯。八十岁,肺气衰,魄离,故言善误。九十岁,肾气焦,四脏经脉空虚。百岁,五脏皆虚,神气皆去,形骸独居而终矣。”明确指出了人体各个衰老阶段,人的衰老过程是气血渐亏与功能渐退相辅相成的。

人到中老年,脏腑功能减退,精气逐渐衰减,精衰则气弱,机体抗病能力下降,容易受外邪影响而发病。老年人脾胃虚弱,纳谷及运化功能减退,气血生化乏源,则出现须发早白、皮肤松弛等;年高则肾精不足,中医讲肾主骨、生髓,而“脑为髓之海”,故肾精亏则会记忆力减退、腰膝酸软、牙齿松动。此外,五脏在生理上相互滋生、相互制约,在病理状态下也相互影响。因此,临床上多出现两脏合病的病理表现,肾为先天之本,脾为后天之本,在生理上,先天和后天相互配合,肾精为脾运化的水谷之精所涵养,脾的运化又有赖于肾阳的温煦。在病理上,脾肾之间相互影响而出现脾肾阳虚,临床上可表现为脘腹冷痛、五更泄泻、性欲减退等。

由于中老年人主要为脏腑亏虚,故在保养原则上必须遵循“虚则补之”的原则。所以,补脾益胃、滋肾填精是抗衰延年的重要保证。但也必须注意到其形气渐虚的同时,多痰、多瘀、多风的虚实夹杂情况存在,所以中老年人脾胃虚,但不宜重补。

(一)记忆力衰退

记忆力衰退是人脑对客观世界反应能力的下降。传统观念上记忆力衰退只出现于老年人,但随着社会压力增大,生活习惯改变,使得一部分年轻人也出现了记忆力衰退。中医学认为记忆力衰退多为思虑过度、耗伤精血、脑窍失养所致,或因为长期饮酒、抑郁、紧张致使脾虚生痰扰乱脑窍。

1. 辨证膏方

(1)精血亏虚型

【主症】记忆力衰退,伴有明显的头晕耳鸣、失眠多梦、腰酸腿软,舌淡,脉沉。

【组成】龙眼肉 50 g,熟地黄、怀山药、枸杞子、黄精、丹参、茯苓、龟甲胶各 150 g,山茱萸、杜仲、陈皮、鹿角胶各 100 g,桑椹 250 g,生白芍 200 g,川芎 30 g,蜂蜜 300 g,黄酒 300 mL。上药除鹿角胶、龟甲胶外,余药加水煎煮 3 次,滤汁去渣,合并滤液,加热浓缩为清膏,再将鹿角胶、龟甲胶加适量黄酒浸泡后隔水炖烊,冲入清膏和匀,最后加蜂蜜收膏即成。

如有明显失眠多梦,加炒酸枣仁、炙远志各 100 g,石菖蒲 150 g;如有形寒肢冷、小便清长者,加补骨脂、益智仁各 100 g,淫羊藿 150 g。

【服法】每次服 10~15 g,每日 2 次,开水调服。

(2)脾虚痰阻型

【主症】记忆力衰退,伴有精神抑郁、烦躁不安、头晕头重、胸闷困倦,或多眠,或失眠,舌淡胖,苔白厚,脉濡缓。

【组成】党参 150 g,炒白术、制半夏、天麻、枳实、泽泻、生山楂、神曲各 100 g,胆南星、陈皮各 60 g,茯苓 200 g,川芎 30 g,蜂蜜 300 g。上药加水煎煮 3 次,滤汁去渣,合并滤液,加热浓缩为清膏,再加蜂蜜收膏即成。

如有明显困倦、嗜睡,加石菖蒲 150 g、郁金 90 g、炙远志 60 g;如有烦躁不安、情绪不畅,加柴胡、合欢花各 60 g,香附、白蒺藜各 100 g;如有胸闷恶心,加竹茹、旋覆花(包煎)各 100 g。

【服法】每次服 10~15 g,每日 2 次,开水调服。

2. 家庭自制膏方

(1)黄芪鸡汁汤:黄芪 30 g,母鸡肉 200 g,枸杞子、核桃肉、生姜各 10 g,粳米 100 g。将黄芪、生姜、枸杞子布包,母鸡肉切碎、核桃肉研碎与粳米加水同煮成膏状,取出药包,每日清晨或早、晚分服。适用于元气亏虚、精血不足型记忆力衰退。

(2)薏米冬瓜膏:炒薏苡仁、冬瓜各 100 g。加水煎煮成粥膏状,加适量白糖搅匀即可,清晨或早、晚分服。适用于脾虚痰阻型记忆力衰退。

3. 调养要点

(1)在保证充足的睡眠同时,要适当参加一些体育锻炼和文娱活动,做到劳逸结合,身心健康。

(2)保持精神愉快,心情舒畅,摆脱不必要的事情对大脑功能的影响。

(3)忌烟酒,少食脂肪,宜吃鸡蛋、瘦肉、牛奶以保证营养。

(二)早衰

早衰是指各种原因使中年人过早地出现生理上衰老、体质上衰退和心理上衰弱的现

象，又称“早衰综合征”。早衰多因先、后天不足或久病耗伤精血，致使肾精气亏虚。中医学辨证多为虚证，大致分型为阴虚火旺兼血虚、肾阳虚、肾虚肝郁、肾阴阳俱虚等。

1. 辨证膏方

（1）阴虚火旺兼血虚型

【主症】头晕耳鸣，腰膝酸软，烘热汗出，潮热面红，五心烦热，或足后跟痛，尿赤便干，舌红或有裂纹，苔少，脉细数或弦数。

【组成】黄柏、淫羊藿、仙茅各 90 g，知母、生地黄、熟地黄、女贞子、山茱萸、龟甲胶、炒当归、炒白芍、怀牛膝各 120 g，巴戟天 60 g，肉苁蓉、菟丝子各 150 g，蜂蜜 300 g，黄酒 300 mL。上药除龟甲胶、蜂蜜外，余药加水煎煮 3 次，滤汁去渣，合并滤液，加热浓缩为清膏，再将龟甲胶加适量黄酒浸泡后隔水炖烊，冲入清膏和匀，最后加蜂蜜收膏即成。

【服法】每次服 10～15 g，每日 2 次，开水调服。

（2）肾阳虚型

【主症】头晕耳鸣，腰脊冷痛，精神不振，形寒肢冷，性欲淡漠，绝经提前，尿频或夜尿，或五更泄泻，或面浮肢肿，面色晦暗，舌质淡红，苔薄白，脉沉细或沉迟而弱，尺脉尤甚。

【组成】肉苁蓉 250 g，炙黄芪、党参、淫羊藿、菟丝子、覆盆子、炒山药各 150 g，锁阳、熟淡附片、蛇床子、茺蔚子各 100 g，仙茅、巴戟天、炒当归、枸杞子、山茱萸、鹿角胶、熟地黄各 120 g，砂仁（后下）20 g，蜂蜜 300 g，黄酒 400 mL。上药除鹿角胶外，熟淡附片先煎 30 min，入余药，煎煮 3 次，滤汁去渣，合并滤液，加热浓缩为清膏，再将鹿角胶加适量黄酒浸泡后隔水炖烊，冲入清膏和匀，最后加蜂蜜收膏即成。

脾阳虚而纳少腹胀、四肢倦怠者，加炒白术、茯苓各 120 g，干姜、炙甘草各 60 g，以温补脾肾。

【服法】每次服 10～15 g，每日 2 次，开水调服。

（3）肾虚肝郁型

【主症】腰膝酸软，头晕耳鸣，闷闷不乐，胸闷叹息，多愁易怒，失眠多梦，胁腹胀痛，性功能减退，或子宫、卵巢偏小，带下甚少。舌黯红，苔薄白或薄黄，脉细弦或沉弦。

【组成】柴胡 60 g，熟地黄、鹿角胶、淫羊藿、续断、八月札、枸杞子各 120 g，怀山药、菟丝子、黄精各 150 g，当归、白芍、制香附各 90 g，玫瑰花 50 g，茺蔚子 100 g，蜂蜜 300 g，黄酒 200 mL。上药除鹿角胶外，余药加水煎煮 3 次，滤汁去渣，合并滤液，加热浓缩为清膏，再将鹿角胶加适量黄酒浸泡后隔水炖烊，冲入清膏和匀，最后加蜂蜜收膏即成。

若胸胁乳房胀痛明显，加郁金、橘叶各 100 g，以增加疏肝理气止痛之功；若性欲冷淡，加蛇床子 100 g、阳起石（先煎）300 g，以温肾壮阳；若寐劣心烦，加炒枣仁 180 g、柏子仁 120 g、丹参 250 g，以养血宁心安神。

【服法】每次服 10～15 g，每日 2 次，开水调服。

(4)肾阴阳俱虚型

【主症】须发早白，头晕耳鸣，牙齿松动脱落，心悸失眠健忘，精神萎靡，食欲减退，腰酸腿软，行走无力，畏寒肢冷、浮肿便溏，时而烘热汗出，性欲冷淡，阳痿，舌淡或红，苔薄，脉细弱或细弦。

【组成】熟地黄、怀山药、黄精、麦冬、茯苓各150 g，山茱萸、龟甲胶(烊冲)、鹿角胶(烊冲)、黄柏、知母、茺蔚子各100 g，仙茅、淫羊藿、巴戟天、当归、菟丝子、枸杞子、女贞子、墨旱莲各120 g，炒白芍200 g，蜂蜜300 g，黄酒300 mL。上药除鹿角胶、龟甲胶、蜂蜜、黄酒外，余药加水煎煮3次，滤汁去渣，合并滤液，加热浓缩为清膏，再将鹿角胶、龟甲胶加适量黄酒浸泡后隔水炖烊，冲入清膏和匀，最后加蜂蜜收膏即成。

若食欲减退，加党参150 g，炒白术、炒山楂各100 g，鸡内金60 g；若心神不宁、失眠健忘，加石菖蒲、柏子仁各150 g，炒酸枣仁、炙远志各100 g；头晕眼花、时而耳鸣，加天麻100 g、石菖蒲150 g、磁石300 g；若性欲冷淡、小便清长，加补骨脂100 g，益智仁、淫羊藿各150 g；若极易疲劳，加人参50 g。

【服法】每次服10～15 g，每日2次，开水调服。

2. 家庭自制膏方

(1)人参山药枸杞膏：人参15 g，山药、枸杞子各20 g，粳米100 g。将山药、枸杞子、人参研碎与粳米加水同煎煮成粥膏状，清晨或早、晚服用。每日口服1～2次，每次10～15 mL。适用于肾气亏虚型早衰。

(2)养颜益身膏：西洋参15 g，枸杞子、墨旱莲各20 g，核桃仁30 g，大枣3枚，玫瑰花10 g，冰糖或蜂蜜等。上药加水煎煮3次，滤汁去渣，合并滤液，加热浓缩为清膏，加入蜂蜜适量，炼成膏。每日服1～2次，每次10～15 mL，开水冲服。适用于气阴亏虚型早衰。

(3)黄精鸡膏：黄精50 g，老公鸡1只，冰糖100 g。先将老公鸡宰杀去毛、去内脏及脂肪，切小块放于锅内，加水10 L烧煮开，改为文火炖至5 h左右时，将黄精加入，继续炖时，不时有泡沫及油脂浮起，随时除去。待汤汁炖剩至约1 L时，过滤2～3遍最后成为透明样的液体。再将此液汁放入锅内煮熬1～2 h至液汁剩0.5 L时，加入冰糖至完全溶化即停火，将汤汁盛入容器，放置3～4 h，汤汁就凝冻起来而形成透明的固体鸡膏，将鸡膏切块即可。每日3次，每次嚼食1块。适用于气虚型早衰。

3. 调养要点

(1)饮食方面做到定时、定量，切忌暴饮暴食、酗酒嗜烟。

(2)坚持参加适合自身体力条件的运动，如打太极拳、散步等。

(3)改变吸烟、嗜酒、久坐、熬夜等不良生活方式。

(4)保持良好的夫妻关系，适度性生活对健康是有益的。

(5)积极治疗冠心病、糖尿病等慢性疾病。

(三)须发早白

须发早白是指非生理性、无遗传因素的年轻人出现的白发丛生、发质枯燥。现代医学认为,须发早白是毛囊中黑色素数量减少或缺乏所致,与精神过度紧张、内分泌障碍、慢性疾病消耗或饮食缺乏微量元素有关。中医学认为,须发早白多属精血亏虚使毛发失于濡养,或肝郁化火便毛根失养受伤所致。

1. 辨证膏方

(1)精血亏耗型

【主症】多发生在 40 岁以上,从鬓角开始继而花白至银发,常伴有头昏眼花、失眠健忘、腰酸腿软等。

【组成】茯苓、菟丝子、怀牛膝、黑芝麻、核桃肉各 150 g,补骨脂 60 g,川芎 20 g,桑椹、枸杞子、阿胶各 200 g,黄精、女贞子、蜂蜜各 300 g,黄酒 300 mL。上药除黑芝麻、核桃肉、阿胶、黄酒、蜂蜜外,余药加水煎煮 3 次,滤汁去渣,合并滤液,加热浓缩为清膏,再将阿胶加适量黄酒浸泡后隔水炖烊,黑芝麻炒干至微香、核桃肉研碎后,冲入清膏和匀,最后加蜂蜜收膏即成。

【服法】每次服 10 ~ 15 g,每日 2 次,开水调服。

(2)肝郁化火型

【主症】多以青壮年为主,头发由焦黄变白,多从头顶或前额开始,逐渐蔓延扩大,伴有精神抑郁、烦躁易怒、头部烘热等。

【组成】丹参 200 g,当归、柴胡、远志各 60 g,合欢皮、牡丹皮、茯苓各 150 g,炒栀子、郁金各 90 g,黄精 500 g,甘草 30 g,生地黄、地骨皮、女贞子、墨旱莲、蜂蜜各 300 g。上药加水煎煮 3 次,滤汁去渣,合并滤液,加热浓缩为清膏,再加蜂蜜收膏即成。

【服法】每次服 10 ~ 15 g,每日 2 次,开水调服。

2. 家庭自制膏方

(1)黑芝麻核桃膏:黑芝麻、核桃各 50 g,上锅清炒后研碎,再加入蜂蜜 150 g 收膏即可。每日清晨或早、晚分服,适用于精血亏耗型须发早白。

(2)合欢丹皮郁金膏:合欢皮、牡丹皮、郁金各 30 g,加水煎煮取浓汁 200 mL,加蜂蜜 100 g 收膏即可,每日清晨或早、晚分服,适用于肝郁化火型须发早白。

3. 调养要点

(1)注意充分休息,保持心情舒畅,克服悲观失望的消极情绪。

(2)本病见效大多缓慢,治疗处方确定后,不要随便改方。

(3)多食富含 B 族维生素的食品,如猪肝、牛肝等。

(四)牙齿松动

牙齿松动,是指自觉牙齿松动,外力拨弄牙齿不见动摇或仅见轻微动摇,咀嚼食物时感觉软弱无力或疼痛的一种症状。或可伴有遇酸甜、冷热刺激的不适感，不包括各种疾病（如牙周炎、牙神经损伤等）所致的牙齿松动。在亚健康状态，多见于老年人及有肾虚倾向的人群。中医认为，“齿者，骨之余，髓之所养，故齿属肾”“龈为胃之络”，所以牙齿松动主要在于肾、胃两脏腑。

1. 辨证膏方

（1）肾阳虚型

【主症】牙齿松软，畏寒肢冷，头晕目眩，面色白，舌淡胖，苔白，脉沉弱。

【组成】制附子（先煎）100 g，肉桂 30 g，熟地黄 120 g，山茱萸 120 g，山药 150 g，泽泻 100 g，茯苓 150 g，牡丹皮 100 g，枸杞子 150 g，杜仲 120 g，锁阳 100 g，车前子（包煎）100 g，五味子 120 g，狗脊 100 g，陈皮 100 g，怀牛膝 120 g，鹿角胶 150 g，龟甲胶 100 g，冰糖 250 g。上药除鹿角胶、龟甲胶、冰糖外浓煎 3 次，取汁去渣，取鹿角胶、龟甲胶、冰糖烊化收膏。

【服法】每日早、晚各服 1 食匙，开水冲服。

（2）肾阴虚型

【主症】牙齿松软，眩晕耳鸣，形体消瘦，潮热盗汗，咽干颧红，五心烦热，舌红少津，脉细数。

【组成】熟地黄 120 g，怀山药 150 g，枸杞子 150 g，炙甘草 80 g，茯苓 150 g，山茱萸 150 g，川牛膝 100 g，菟丝子 150 g，黄柏 80 g，陈皮 100 g，枸杞子 200 g，车前子（包煎）100 g，炒白术 150 g，炒麦芽 300 g，龟甲胶 200 g，阿胶 150 g，冰糖 250 g。上药除龟甲胶、阿胶、冰糖外浓煎 3 次，取汁去渣，取龟甲胶、阿胶、冰糖烊化收膏。

【服法】每日早、晚各服 1 食匙，开水冲服。

（3）胃火上炎型

【主症】牙齿松软，口臭，胃脘灼痛，渴喜冷饮，大便秘结，小便短黄，舌红苔黄，脉滑数。

【组成】炒栀子 50 g，连翘 100 g，牡丹皮 150 g，黄芩 120 g，生石膏（先煎）300 g，黄连 50 g，升麻 50 g，白芍 100 g，桔梗 100 g，藿香 100 g，淡竹叶 100 g，陈皮 100 g，生麦芽 250 g，茯苓 200 g，赤芍 120 g，生甘草 80 g，冰糖 250 g。上药石膏先煎，然后同其他药浓煎 3 次，取汁去渣，加冰糖浓缩收膏。

【服法】每日早、晚各服 1 食匙，开水冲服。

2. 家庭自制膏方

（1）百合枣龟膏：百合 15 g，大枣 20 枚，龟肉 100 g，精盐少许。将百合、大枣洗净，大枣去核，龟肉洗净，除去内脏及爪等。百合、大枣、龟肉一并放入锅内加适量清水，置火上煮炖。大火烧开，改小火慢炖，至龟肉熟透，加少许精盐调味，浓缩收膏。每日分早、晚分服。

(2)肉苁蓉粥:肉苁蓉 15 g,羊肉 500 g,粳米 50 g,葱 10 g,姜 10 g。将肉苁蓉加水 100 mL,煮烂去渣。羊肉切片入砂锅内,加水 500 mL。先煮沸再加粳米,煮至米开汤稠后,加入葱姜,再煮片刻停火,焖 5 min,即可食用,每日早、晚服食。

3. 调养要点

(1)确定或检查引起牙齿松软的具体原因,排除口腔疾病,并予以针对性处理。

(2)培养良好的生活习惯,少吃零食,夜间睡前不要进食。

(3)提高机体的抵抗力,增加营养,增强体质。

(4)如自觉牙齿松软,时间不长者,可每次细嚼 2 个核桃仁,吃的时间越长越有效果。

(5)掌握科学的护牙方法,早、晚刷牙勤漱口。

(6)饮食调养:饮食定时定量,全面均衡营养。

(五)性欲减退

性欲减退,又称性欲冷淡、性欲低下,是指缺乏性欲,性欲不同程度的抑制。男女均可出现性欲减退。常表现为对性刺激不感兴趣,缺少应有的性冲动,或虽有性欲,但每次都不能进入持久的高潮期或不能激起性欲高潮,从而得不到性欲的满足所表现的一种病症状态。性欲减退除部分是心理问题、器质性疾病和炎症所引起的之外,其余皆属亚健康状态。中医学认为,肾主生殖,故性欲减退多为肾阳不足或肾精亏虚,但临床上也有因肝郁气滞所造成者。

1. 辨证膏方

(1)心脾两虚型

【主症】心悸怔忡,失眠健忘,面色萎黄,食少倦怠,腹胀便溏,气短神怯,牙齿松动,舌质淡嫩。苔白,脉细弱。

【组成】党参 150 g,炙黄芪 200 g,炒白术 150 g,茯神 200 g,当归 100 g,龙眼肉 120 g,木香 60 g,酸枣仁 300 g,丹参 200 g,陈皮 100 g,生龙骨(先煎)200 g,肉桂 30 g,肉苁蓉 80 g,生姜 120 g,大枣 40 枚,阿胶 150 g,龟甲胶 200 g。上药除后两味浓煎 3 次,取汁去渣,取阿胶、龟甲胶烊化收膏。

【服法】每日早、晚各服 1 食匙,开水冲服。

(2)肾阳虚型

【主症】精神萎靡,面色皖白,怕冷,四肢不温,头晕,心慌,食欲不佳,腰酸背痛,大便溏薄,甚至泄泻呈不消化食物,小便清长,夜尿频多,男子有阳痿、遗精,女子月经不调,舌苔白腻,舌质淡红,舌体胖大,舌边有齿痕,脉象沉迟无力。

【组成】炙黄芪、党参、阳起石、龟甲、鹿角胶各 150 g,熟附子、肉桂(后下)、五味子、吴茱萸各 60 g,仙茅、淫羊藿、锁阳、肉苁蓉、巴戟天、补骨脂、桑寄生、怀牛膝、杜仲、狗脊、核桃肉、覆盆子、菟丝子、蛇床子、韭菜子、续断、桑螵蛸、制香附、当归、女贞子、枸杞子、谷麦芽、神曲、川芎、金樱子、芡实各 100 g,陈皮、桂枝各 90 g,冰糖 300 g,黄酒 300 mL。将以上药除鹿角胶外，粉碎后用清水浸泡一昼夜，其中附子一味略有毒性，可在武火上先煎20 min，然后与其他药在武火上连煎三汁，再过滤，去渣取汁，文火将药汁慢慢煎熬浓缩，另用鹿角胶加黄酒浸泡炖烊，冰糖趁热一同冲入药汁之中收膏，待冷却后收藏，可按时服用。

【服法】每次服 10 ~ 15 g，每日 2 次，开水调服。

(3)肾精亏虚型

【主症】腰膝酸软，语音低微，神疲嗜睡，咽干，目涩，牙齿松动，性欲低下，舌体胖，边有齿痕，苔白腻而润，脉弦重按无力。

【组成】生地黄、熟地黄、茯苓、山药、狗脊各 150 g，山茱萸、怀牛膝、枸杞子、覆盆子、锁阳、杜仲、续断、补骨脂各 120 g，菟丝子 240 g，五味子 30 g，陈皮 100 g，生龙骨(先煎)300 g，西洋参 100 g，龟甲胶 150 g，鹿角胶 100 g。上药除后三味浓煎 3 次，取汁去渣，西洋参煎取浓汁冲入调匀，取鹿角胶、龟甲胶、冰糖烊化收膏。

【服法】每日早、晚各服 1 食匙，开水冲服。

(4)肝郁气滞型

【主症】对周围事物兴趣低下，倦怠喜卧，情志抑郁，善忘多疑易怒，胸胁憋胀疼痛，纳呆腹胀，性欲低下，舌淡苔薄白，脉细弦。

【组成】人参、香橼皮、佛手各 50 g，炙黄芪、当归、茯苓、丹参、淫羊藿、山药、合欢皮、绿豆皮、核桃肉、覆盆子各 120 g，白芍、生地黄、熟地黄、巴戟肉、郁金、金银花、杜仲、银耳各 90 g，川芎、山茱萸、焦白术、生甘草各 60 g，黄精 150 g，阿胶 100 g，鹿角胶 60 g，冰糖 250 g，陈酒 250 g。上药除阿胶、鹿角胶、冰糖、陈酒外浓煎 3 次，取汁去渣，人参另煎取浓汁冲入调匀，取鹿角胶、阿胶，用陈酒浸泡，与冰糖烊化收膏。

【服法】每日早、晚各服 1 食匙，开水冲服。

2. 调养要点

(1)检查有无影响性功能的疾病，尽早发现，积极治疗。

(2)注意起居调摄，劳逸结合，加强锻炼，增强体质。

(3)选用有助阳作用的食物，如鹿肉、麻雀、泥鳅、对虾、韭菜等。

(4)少吃肥甘厚腻食物，戒烟，忌酗酒。

二、儿童膏方调治

中医学认为，儿童的生理特点为“稚阴稚阳”“纯阳之体”，意思是说儿童的机体既有发育未成熟、比较柔弱的一面，又有生机蓬勃、生长发育比较迅速的一面。所以处在生长发育阶段的儿童在生理、病理、免疫力等方面与成年人有明显的差别。

中医学主张“虚则补之，实则泻之，损则益之，寒则温之，热则清之”，这些治疗原则、治疗手段同样适用于儿童的疾病防治。所以我们认为膏方同样适用于儿童。

儿童的五脏六腑比较娇嫩柔弱，免疫功能不足，抵抗力较差，对某些疾病具有易感性，不仅容易发病，而且传变迅速，但儿童脏腑之气清灵，患病后易于康复。因此，儿童服用膏方在用药、用量和服法上应与成年人有所区别。儿童有“脾常不足”的特点，平素起居、饮食稍有不慎容易引起腹胀腹泻、恶心呕吐、食欲减退等脾胃病症状。所以儿童服用膏滋方尤其应该顾及脾胃，用药平和，以调补为重点。临床实践证实，一些儿童疾病，如小儿遗尿、小儿呼吸道感染、小儿营养不良（疳积）、小儿慢性支气管炎、小儿支气管哮喘等疾病，通过膏滋方调理后疗效良好。而且膏滋方口感宜人，易于为患儿接受。

（一）小儿慢性支气管炎

本病属中医学咳嗽中的“久咳”“内伤咳嗽”“痰饮”范畴。辨证选用膏滋方对治疗小儿慢性支气管炎效果良好。

1. 辨证膏方

（1）肺热咳嗽型

【主症】咳嗽频繁发作，呼吸气粗，或见呛咳不止，痰吐黄稠，咳出不爽，咽红口干，多伴有发热面红，烦躁不安，舌质红，苔黄或黄腻，脉滑数，指纹青紫。

【组成】金银花 120 g，炒黄芩、桑白皮、炙百部、枇杷叶、杏仁、瓜蒌皮、桔梗、前胡、麦冬各 100 g，雪梨（去核）片、冰糖各 200 g，浙贝母、炙甘草各 20 g，芦根 150 g，橘红 60 g。上药加水煎煮 3 次，滤汁去渣，合并滤液，加热浓缩成清膏，再加冰糖收膏即成。

【服法】每次服 10～15 g，每日 2 次，开水调服。

（2）阴虚燥咳型

【主症】久咳不愈，干咳无痰，或痰少质黏难出，或有声嘶咯血，面色潮红，手足心热，口渴唇干，鼻眼干燥，舌红少津，舌苔少或花剥，脉细数，指纹紫滞。

【组成】南沙参、北沙参、冰糖各 200 g，天冬、麦冬、杏仁、炙枇杷、桑叶、炙百部、炙白前、炙款冬花、瓜蒌皮各 100 g，百合、雪梨（去核）各 150 g，炒黄芩 60 g，川贝母粉、炙甘草各 20 g。上药除川贝母粉外，加水煎煮 3 次，滤汁去渣，合并滤液，加热浓缩成清膏，加入川贝母粉，再加冰糖收膏即成。

【服法】每次服 10～15 g，每日 2 次，开水调服。

（3）气虚久咳型

【主症】久咳不愈，咳声无力，痰液色白质清稀，面色苍白，神疲懒言，自汗恶风，食欲减退，动则微喘，易患感冒，舌质淡嫩，苔薄白，脉细，指纹淡。

【组成】西洋参粉 150 g，太子参、炙黄芪、山药、黄精、刺五加、薏苡仁、龙眼肉、百合、白术、杏仁、炙百部、前胡各 100 g，桔梗、防风、陈皮各 60 g，炙甘草 20 g，冰糖 200 g。上药加水煎煮 3 次，滤汁去渣，合并滤液，加热浓缩成清膏，再加冰糖收膏即成。

【服法】每次服 10～15 g，每日 2 次，开水调服。

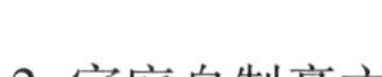

2. 家庭自制膏方

(1)山药萸肉膏:淮山药500 g,山茱萸400 g,粳米1 000 g。将淮山药、山茱萸煎取浓汁与粳米同煮成膏状,每日服1～2次,有补肾益精之功效。适用于肾虚型支气管炎病人食用。

(2)四仁鸡子膏:白果仁、甜杏仁各100 g,核桃仁、花生仁各200 g,共研末。每日清晨取20 g,鸡蛋1个,煮成膏状1小碗服用,连服半年。一般从初秋开始,一直服到次年春暖花开时。此方有扶正固本、补肾润肺、纳气平喘之功效。

(3)百合杏仁膏:鲜百合30个,杏仁150 g,加水熬成膏状,再加蜂蜜100 g,每日服2～3次,开水冲服。适用于慢性干咳。

(二)小儿支气管哮喘

本病属于中医学“哮喘”范畴。在哮喘发作期,治疗以攻邪为主,以治其标,应当辨别寒热而给予不同的膏滋方。缓解期以正虚为主,膏滋方应扶正固本。

1. 辨证膏方

(1)寒痰伏肺(冷哮)型

【主症】初起恶寒发热,无汗,咳嗽喉痒,呼吸急促,喉中痰鸣如水鸡声,痰白并稀薄多泡沫,或痰凝量少而咳吐不易,面色苍白或青灰,口不渴,或喜热饮,舌质淡,苔薄白,脉浮紧。

【组成】炙麻黄、干姜、炒莱菔子、大枣、白芥子、葶苈子、生姜、鹿角胶各60 g,杏仁150 g,苏子、茯苓、炙百部各100 g,炙甘草30 g,饴糖200 g。上药除鹿角胶、饴糖外,其余药加水煎煮3次,滤汁去渣,合并滤液,加热浓缩成清膏,加入鹿角胶,再加饴糖收膏即成。

【服法】每次服10～15 g,每日2次,开水调服。

(2)痰热伏肺(热哮)型

【主症】咳喘气粗,喉间哮鸣,面红,呼吸延长,张口抬肩,不能平卧,痰色黄而胶凝,咳痰不爽,烦躁不安,或有发热,头痛,有汗,口渴,便秘,舌质红,苔薄黄或黄腻,脉滑数。

【组成】鱼腥草150 g,金银花、杏仁、桑白皮、炙枇杷叶、瓜蒌皮、茯苓、制半夏各100 g,炒黄芩、知母、射干、炙麻黄各60 g,浙贝母粉、川贝母粉、炙甘草各20 g,冰糖200 g。上药除浙贝母粉、川贝母粉外,其余药加水煎煮3次,滤汁去渣,合并滤液,加热浓缩成清膏,加入浙贝母粉、川贝母粉,再加冰糖收膏即成。

【服法】每次服10～15 g,每日2次,开水调服。

(3)肺脾气虚型

【主症】哮喘发作已平,进入缓解期,咳嗽痰稀,面色苍白,自汗易于感冒,呼吸气短,语言无力,鼻塞,喷嚏,乏力便溏,四肢浮肿,舌淡有齿印,苔白或腻,脉濡缓或浮滑。

【组成】山药150 g,西洋参粉20 g,炙黄芪、太子参、灵芝、银杏肉、大枣肉、百合、薏苡

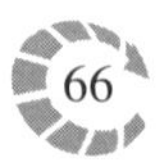

仁、杏仁各100 g,五味子、炙麻黄、苏子各60 g,炙甘草30 g,饴糖200 g。上药除西洋参粉加水煎煮3次,滤汁去渣,合并滤液,加热浓缩成清膏,加入西洋参粉,再加饴糖收膏即成。

【服法】每次服10~15 g,每日2次,开水调服。

(4)肺肾两虚型

【主症】哮喘发作渐平,进入缓解期,咳嗽,气急,动则加剧,心慌头晕,腰膝酸软,耳鸣,下肢清冷,舌淡,脉弱无力。

【组成】冬虫夏草粉10 g,五味子60 g,西洋参粉15 g,党参、炙黄芪、核桃仁、银杏肉、肉苁蓉、补骨脂、杏仁各100 g,紫河车粉、苏子各50 g,炙甘草20 g,饴糖200 g。上药加水煎煮3次,滤汁去渣,合并滤液,加热浓缩成清膏,加入紫河车粉、冬虫夏草粉和西洋参粉,再加饴糖收膏。

【服法】每次服10~15 g,每日2次,开水调服。

2. 家庭自制膏方　银耳香菇膏:取银耳100 g泡发洗净,加水适量,用文火熬煮成黏稠的羹状。取100 g香菇,切细,加水适量,煎汁,滤去渣。把香菇煎汁混入银耳羹中,加冰糖30 g,再加热后,即煮成银耳香菇膏约500 mL,每日服用50 mL。适用于哮喘肺阴不足,干咳无痰,口干,鼻燥的患者。

(三)小儿营养不良

本病属于中医学“疳积”范畴,是由于脾胃虚损,运化失健,脏腑失养,气阴耗伤而导致的全身虚羸消瘦的一种疾病。临床可见形体消瘦、气血不荣、精神萎靡、腹部胀大、青筋暴露、病势缠绵难愈,是严重影响小儿生长发育的一种慢性疾病,多发于1~5岁小儿。

1. 辨证膏方

(1)脾虚夹滞型

【主症】面黄肌瘦,神烦气急,手足心热,食少腹胀,大便干或偏溏,秽臭难闻,舌苔黄腻,脉沉细而滑。宜选用健脾助运、消食导滞的治法。

【组成】砂仁(后下)、西洋参粉各20 g,山药、莲子、炒白术、茯苓、白扁豆、焦山楂、焦神曲、炒谷芽、炒麦芽各100 g,鸡内金、枳实各50 g,陈皮、荷叶、炒莱菔子各60 g,炙甘草15 g,冰糖200 g。上药除西洋参粉加水煎煮3次,滤汁去渣,合并滤液,加热浓缩成清膏,加入西洋参粉,再加冰糖收膏即成。

【服法】每次服10~15 g,每日2次,开水调服。

(2)脾气虚弱型

【主症】面黄少华,形体消瘦,肌肉松弛,毛发枯黄,精神不振,懒言少动,食欲减退或厌食,大便量多夹不消化食物,舌质淡,苔白腻,脉象细而无力。

【组成】西洋参粉、炙甘草各20 g,炙黄芪、党参、黄精、炒白术、大枣各100 g,山药、白扁豆、莲子肉、薏苡仁、龙眼肉、芡实各150 g,砂仁(后下)、冰糖各200 g。上药除西洋参粉加水煎煮3次，滤汁去渣，合并滤液，加热浓缩成清膏，加入西洋参粉，再加冰糖收膏即成。

【服法】每次服10～15 g，每日2次，开水调服。

（3）气血两虚型

【主症】面色苍白，形体羸弱，发黄干枯，精神萎靡，哭声无力，睡眠露睛，不思饮食，或腹凹如舟，大便溏，或大便干结，或有低热，舌质淡，舌苔薄白，脉象细弱，指纹淡。

【组成】炙黄芪、阿胶各150 g，党参、当归、熟地黄、黄精、大枣肉、荔枝肉、龙眼肉、薏苡仁各100 g，西洋参粉、炙甘草各20 g，蜂蜜200 g。上药除阿胶、西洋参粉外，其余药物加水煎煮3次，滤汁去渣，合并滤液，加热浓缩成清膏，再将阿胶加适量黄酒浸泡后隔水炖烊，冲入清膏和匀，加入西洋参粉，最后再加蜂蜜收膏即成。

【服法】每次服10～15 g，每日2次，开水调服。

2. 家庭自制膏方

（1）莲子膏：莲子30 g，大米100 g。按常法煮粥成膏，每天食用，连服1个月。适用于脾胃虚弱型患儿。

（2）怀山药粳米膏：怀山药、粳米各100 g。一起加水煮粥成膏，每天食用，分3次服。适用于脾胃虚弱型患儿。

（3）薏苡仁粳米膏：炮姜6 g，白术15 g，花椒、大蒜各少许，粳米、薏苡仁各30 g。前4味先煮20 min，再下粳米、薏苡仁煮粥成膏状，每日分3次服食，连服1～2周。适用于脾胃虚寒型患儿。

（四）小儿遗尿

遗尿多由体质羸弱，肾和膀胱虚寒，不能制约小便所致，或病后肺脾气虚引起。极少数则因从小没养成良好的排尿习惯，任其自遗的结果。膏滋方应以补肾、健脾、益肺为主。

1. 辨证膏方

（1）肾气不固型

【主症】睡中遗尿，醒后方知，发作频繁，甚至一夜数次，或日间也有小便不能控制，小便清长，面色苍白，神疲乏力，腰腿酸软，甚则畏寒肢冷，舌质淡，苔薄白，脉沉迟无力。

【组成】熟地黄、山药、炙黄芪各150 g，山茱萸60 g，炒白术、党参、桑螵蛸、覆盆子、益智仁、补骨脂、菟丝子、鹿角胶、金樱子、核桃仁、炙甘草各100 g，饴糖300 g，黄酒300 mL。上药除鹿角胶、饴糖、黄酒外，其余药物加水煎煮3次，滤汁去渣，合并滤液，加热浓缩成清膏，再将鹿角胶加适量黄酒浸泡后隔水炖烊，冲入清膏和匀，加入20 g西洋参粉，最后再加饴糖收膏即成。

【服法】每次服10～15 g，每日2次，开水调服。

(2)肺脾气虚型

【主症】睡中遗尿,小便频数,尿量不多,面色苍白少华,神疲乏力,自汗或盗汗,形体消瘦,食少便溏,舌质淡,苔薄白,脉缓弱。

【组成】西洋参粉 20 g,山药、炙黄芪、浮小麦各 150 g,党参、刺五加、益智仁、莲子、大枣肉、茯苓、炒白术、桑螵蛸、鹿角胶各 100 g,五味子 60 g,炙甘草 30 g,饴糖 300 g,黄酒 300 mL。上药除鹿角胶、西洋参粉、饴糖、黄酒外,其余药物加水煎煮 3 次,滤汁去渣,合并滤液,加热浓缩成清膏,再将鹿角胶加适量黄酒浸泡后隔水炖烊,冲入清膏和匀,加入西洋参粉,最后再加饴糖 300 g,收膏。

【服法】每次服 10 ~ 15 g,每日 2 次,开水调服。

(3)肝胆火旺型

【主症】睡中遗尿,或日间小便也不能自制,尿黄量少味臊,尿时急迫,性情急躁,或有夜间磨牙,面赤唇红,手足心热,口渴饮水,甚者目睛红赤,舌质红,苔薄黄,脉弦数。

【组成】夏枯草 150 g,蒲公英、龟甲胶、大枣肉各 100 g,菊花、竹叶各 60 g,黄芩、补骨脂粉、生甘草各 30 g,赤小豆、绿豆各 200 g,陈皮 50 g,玉米须、冰糖各 300 g,黄酒 200 mL。上药除龟甲胶、补骨脂粉、冰糖、黄酒外,其余药物加水煎煮 3 次,滤汁去渣,合并滤液,加热浓缩成清膏,再将龟甲胶加适量黄酒浸泡后隔水炖,冲入清膏和匀,加入补骨脂粉,最后再加冰糖收膏即可。

【服法】每次服 10 ~ 15 g,每日 2 次,开水调服。

2. 家庭自制膏方

(1)羊肾枸杞膏:枸杞子 250 g,羊肾两对洗净除筋膜去臊切碎,大米 500 g,加水适量,以小火煨烂煮粥成膏状,分顿食用。

(2)鸡蛋枸杞膏:鸡蛋 10 个,枸杞子 300 g,加清水适量煮熟成膏状。适用于肾阴虚者。每日 2 次,连服数日。

第五章　慢性肺病的膏方调治

第一节　慢性支气管炎

一、慢性支气管炎的概念及临床表现

慢性支气管炎(chronic bronchitis),简称慢支,是临床上以咳嗽、咳痰为主要症状的气管、支气管黏膜及周围组织的慢性非特异性炎症。该病危害性极大但又经常被忽视,尤以老年人多见。

慢性支气管炎的病程长,病情迁延,可反复急性发作。其症状包括慢性咳嗽、咳痰或伴喘息。咳嗽的特点为长期、反复且逐渐加重,以晨间咳嗽为主。咳痰的特点为晨起痰多,多为白色黏液或泡沫样痰。

长期的咳嗽、咳痰、喘息等症状,可影响患者的身心健康、生活工作,导致患者生活质量下降。慢性支气管炎如果没有得到及时的治疗和控制,病情进一步发展,可导致慢性阻塞性肺疾病(COPD)、肺源性心脏病,严重者甚至会出现呼吸衰竭、心力衰竭等严重并发症,危及生命。

二、中医病因病机

依据临床表现,将慢性支气管炎归属于中医"咳嗽"范畴。中医典籍中关于咳嗽的论述最早见于《黄帝内经·素问》:"五气所病:心为噫,肺为咳,肝为语……"提出咳嗽与肺相关。中医认为,有声无痰为咳,有痰无声为嗽,因痰与声常并见,故名"咳嗽"。

咳嗽的主要病机为邪犯于肺,肺气上逆。其病位在肺,与肝、脾相关,日久则及肾。肺在五行中属金,为阳中之阴,主气,司呼吸,外合皮毛,内为五脏之华盖,开窍于鼻。肺为"娇脏",因其不耐寒热燥湿诸邪之侵,则易受内外之邪侵袭而致宣肃失司。若有邪气犯肺时,肺为了祛除病邪外达,以致肺气上逆,冲激声门而发为咳嗽。所以咳嗽是内外病邪犯肺,肺祛邪外达的一种病理反应。

诚如《医学心悟》所说:"肺体属金,譬如钟然;钟非叩不鸣,风寒暑湿燥火,六淫之邪自外击之则鸣。劳欲情志,饮食炙博之火,自内攻之,则亦鸣。"

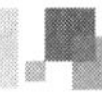

引起咳嗽的病因包括外感和内伤两大方面。外感咳嗽为感受风、寒、暑、湿、燥、火，六淫或烟尘、异味、毒气犯肺，以致肺气不利，上逆发为咳嗽。内伤咳嗽的主要原因包括痰与火，痰包括寒痰、热痰，火包括实火、虚火。具体诱因有以下几条。

(1)饮食不节：脾为生痰之源，肺为贮痰之器。脾主运化，为后天之本，气血生化之源。若饮食不节，暴饮暴食，饥饱无度，嗜食甜腥辛辣油腻之物，或嗜酒无度，以致脾胃气虚，脾失健运，胃失和降，水湿不化，变生痰湿，痰湿日久，又可蕴而生热。痰湿、痰热犯肺，肺失清肃，则可发为咳嗽、咳痰。

(2)情志不遂：肝失条达，气机不畅，日久气郁化火，肝火上炎刑金，金气不利，则可上逆发为咳嗽、咳黄痰。

(3)外感邪气：若素体有痰湿蕴肺，又逢外感邪气，阳气内郁，痰湿可化热，变生为痰热，扰及于肺，发为咳嗽、咳黄痰，甚至喘促。

外感和内伤可相互影响，互为因果。外感咳嗽，若失治误治，迁延日久，损伤肺气，可变为内伤咳嗽。内伤咳嗽日久者，肺气虚弱，卫外功能下降，则更易感受外邪，发生感冒、咳嗽。

此外，内伤久咳者也可因外邪的引动而加重，如冬季气温较低，则咳嗽易发、加重。肾为先天之本，主纳气，为一身之元阴、元阳，久病及肾，肾气耗损，肾不纳气，则可发为喘证。

三、中医辨证分型及膏方调治

1. 脾虚湿盛型

【主症】多见于痰盛体质者，症见咳嗽反复发作，痰多，色白或灰，于晨起或食后痰多，纳差，食后脘腹胀满，胸闷，时欲呕吐，乏力懒言，易疲倦，大便溏泄。舌淡或边有齿痕，苔白腻或滑，脉滑。

【治法】燥湿化痰，理气止咳。

【膏方】健脾化痰止咳膏。

【组成】陈皮250 g，白术200 g，茯苓200 g，党参150 g，山药250 g，苍术100 g，厚朴100 g，紫菀200 g，苏梗150 g，白芍150 g，桂枝100 g，菟丝子150 g，苦杏仁100 g，桑白皮100 g，炙甘草200 g，姜半夏60 g，蜜百部100 g，白扁豆100 g，桔梗100 g，海螵蛸200 g，焦三仙各100 g。

【制法】上药共以水煎透，去渣再熬浓汁，加冰糖200 g、琼脂100 g收膏，冷藏备用。

【服法】早饭后半小时服用10 g，晚饭后半小时服用15 g，以温开水送服。

2. 痰热壅肺型

【主症】咳嗽、咳痰，痰质黏或黄，伴喘息、胸痛，咳时加重，或伴面红、口干、小便黄、大便干或秘结。舌质红，舌苔薄、黄腻，脉滑数。

【治法】清热肃肺,豁痰止咳。

【膏方】清肺止咳膏。

【组成】黄芩 100 g,瓜蒌 200 g,法半夏 60 g,麦冬 150 g,栀子 90 g,浙贝母 150 g,苦杏仁 150 g,桔梗 150 g,竹茹 150 g,百合 150 g,紫菀 100 g,白芍 100 g,赤芍 100 g,陈皮 150 g,茯苓 150 g,五味子 90 g,款冬花 150 g,黄连 90 g,薏苡仁 100 g,芦根 100 g,生石膏 150 g,白术 150 g,桑白皮 100 g。

【制法】上药共以水煎透,去渣再熬浓汁,加龟甲胶 100 g、蜂蜜 200 g 收膏,冷藏备用。

【服法】早、晚饭后半小时服用 15 g,以温开水送服。

3. 肝火犯肺型

【主症】咳嗽,咳少量痰,痰白或黄,质黏难咳,口苦咽干,伴胁肋部不适,纳差,食后腹胀,甚至反酸,多有情绪不佳,容易发火、生气,症状与情绪相关,烦躁,或焦虑,可伴有失眠,大便干。舌红或舌边红,苔薄黄少津,脉弦数。

【治法】清肺泻肝,理气止咳。

【膏方】清肝止咳膏。

【组成】黄芩 150 g,川楝子 100 g,枇杷叶 150 g,天花粉 150 g,桔梗 150 g,栀子 60 g,生地黄 200 g,竹茹 100 g,枳壳 150 g,厚朴 90 g,木蝴蝶 100 g,玄参 150 g,川芎 90 g,百合 150 g,陈皮 150 g,麦冬 200 g,郁金 150 g,菊花 100 g,蒲公英 90 g,生甘草 100 g,僵蚕 150 g,薄荷 90 g,茯苓 100 g。

【制法】上药共以水煎透,去渣再熬浓汁,加冰糖 200 g、蜂蜜 200 g、龟甲胶 100 g、阿胶 100 g、黄酒 500 mL 收膏,冷藏备用。

【服法】早、晚饭后半小时服用 15 g,以温开水送服。

4. 肺阴亏虚型

【主症】多见于老年人或久病者,症见久咳,干咳,咳声短促无力,少痰或无痰,或痰中可见血丝,口干咽燥,或午后潮热,盗汗,消瘦、疲乏,大便干或便秘。舌红,少苔,脉细数。

【治法】滋阴润肺,化痰止咳。

【膏方】润肺止咳膏。

【组成】百合 150 g,生地黄 200 g,麦冬 200 g,天花粉 150 g,生甘草 100 g,黄芩 90 g,芦根 100 g,玉竹 100 g,白芍 150 g,赤芍 150 g,当归 150 g,党参 150 g,桔梗 100 g,天冬 100 g,酸枣仁 90 g,陈皮 100 g,牡丹皮 100 g,前胡 100 g,牛膝 200 g,川芎 120 g,枇杷叶 150 g,玄参 150 g,北沙参 100 g,生黄芪 200 g,五味子 100 g。

【制法】上药共以水煎透,去渣再熬浓汁,加蜂蜜 200 g、阿胶 100 g、鳖甲胶 100 g、黄酒 500 mL 收膏,冷藏备用。

【服法】早饭后半小时服用 10 g,晚饭后半小时服用 15 g,以温开水送服。

第二节 支气管哮喘

一、支气管哮喘的概念及临床表现

支气管哮喘(bronchial asthma)简称哮喘,是一种由多种细胞(如嗜酸性粒细胞、肥大细胞、T 淋巴细胞、中性粒细胞、气道上皮细胞等)和细胞组分参与的以慢性气道炎症和气道高反应性为特征的异质性疾病。

本病主要特征为广泛而多变的可逆性呼气气流受限,导致反复发作的喘息、气促、胸闷和(或)咳嗽等症状,以及随着病情延长出现的一系列气道改变,即气道重构。多在夜间或清晨发作、加剧,多数患者可自行缓解或经治疗缓解。全球约有 3 亿哮喘患者,我国约有 3 000 万哮喘患者。我国成人哮喘患病率约为 1.24%,哮喘病死率在(1.6~36.7)/10 万,我国目前已经成为全球哮喘病死率最高的国家之一。

支气管哮喘典型的症状为伴有哮鸣音的发作性的呼气性呼吸困难,可伴随胸闷、气短、咳嗽、鼻痒、咽痒等症,夜间及晨间多发,常于接触变应原、感受冷空气、运动后发生。症状可在数分钟内发生,持续数小时至数天,可经平喘药物治疗后缓解或可自行缓解,某些患者可于缓解后再次发作。

临床有部分患者表现为发作性的咳嗽、胸闷,不伴有典型的喘息症状,称为咳嗽变异性哮喘(cough variant asthma,CVA)。某些患者以发作性胸闷为主要临床表现,不伴有喘息、咳嗽等症状,称为胸闷变异性哮喘(chest tightness variant asthma,CTVA)。某些青少年患者常于运动时诱发胸闷、咳嗽及呼吸困难等症状,称为运动性哮喘。

支气管哮喘临床上常见的并发症包括呼吸道和肺部感染,水和电解质紊乱,气胸和纵隔肺气肿,呼吸衰竭,严重的心律失常,慢性阻塞性肺疾病,黏液栓阻塞和肺不张,支气管扩张,肺源性心脏病,间质性肺炎,儿童的发育不良和胸廓畸形等。

二、中医病因病机

依据临床症状,将支气管哮喘归属于中医“哮病”“哮证”范畴,作为一种发作性的痰鸣气喘疾病,属于痰饮病中的“伏饮”证,其表现为发作时的呼吸气促、困难,伴哮鸣声,甚则喘息不能平卧。中医典籍中关于哮证病机、症状的描述最早见于《黄帝内经·素问》:“阴争于内,阳扰于外,魄汗未藏,四逆而起,起则熏肺,使人喘鸣。”宋代王执中首次提出“哮喘”病名。朱丹溪在《丹溪心法》中提出“凡久喘之证,未发宜扶正气为主,已发用攻邪为主”的治疗原则。

哮病的发病机制为宿痰伏肺,因气候、饮食、情志、劳累等诱因,以致“伏痰”遇感引触,痰随气升,气因痰阻,相互搏结,壅塞气道,气道狭窄,通畅不利,肺气宣降失常，引动停积之痰，而致痰鸣如吼，气息喘促。病位在肺，与脾、肾相关，病理因素以痰为主。

《证治汇补·痰证》云："脾为生痰之源，肺为贮痰之器。"因饮食失节、劳逸失度等因导致脾气受损，运化失常，水谷精微不得及时输布，积湿生痰，上贮于肺。《医方集解》云："肺为水之上源，肾为水之下源。"肺主津液之输布，肾主津液之排泄，若肾元不足，无法气化津液，则上源水湿凝聚，痰饮伏于肺内，遇感引触。

肺主一身之气，主宣发、肃降，一旦出现邪气犯肺或他脏犯肺，导致肺的宣发、肃降功能失常，以致肺气不降，气机上逆，则出现喘息、咳嗽等症状。所以肺、脾、肾三脏的不足是本病发生的重要病理基础。

哮病发生的诱因有许多，而风与寒则是最常见的，"风为百病之长"，其他邪气皆依附于风邪侵犯人体，如风寒、风热等。肺为华盖，属上焦，风为阳邪，其性开泄，易上袭于肺，引动伏痰，邪气相互搏结，壅塞气道，发为哮证。《景岳全书·喘促》中的"喘有宿根，遇寒即发，或遇劳即发者，亦名哮喘"，指出寒邪是诱发哮喘重要的因素之一，同时饮食、劳倦、七情也是哮喘发作的重要诱因。

若哮喘未经及时治疗，长期反复发作，可损耗肺气，亦伤及脾、肾之气。若肺气虚弱，卫外不固，防御功能减弱，则更易受到外邪的侵袭而导致哮喘发作；肺主治节，助心行血，肺气亏虚，则心血运行不畅，日久可变为心力衰竭。脾气亏虚，运化无能，则更易生痰浊，且脾胃气虚可致气血生化无力，日久可见疲乏、虚弱、气短、心悸等气血亏虚之证。久病入肾，若肾气亏虚、肾精损耗，肾不纳气，可发为虚喘；肾虚命门之火不能上济于心，则心阳亦同时受累，可见水湿泛溢之心力衰竭证，甚至发生喘脱危候。

三、中医辨证分型及膏方调治

1. 肺脾气虚型

【主症】气短声低，喉中时有轻度哮鸣，痰多质稀，色白，怕风，自汗出，活动后加重，易感冒，倦怠无力，纳少，食后腹胀，便溏。舌淡，苔白，脉细弱。

【治法】健脾益气，培土生金。

【膏方】六君加减平喘膏。

【组成】党参 150 g，白术 150 g，茯苓 100 g，炙黄芪 100 g，陈皮 150 g，山药 150 g，五味子 90 g，桂枝 100 g，白芍 150 g，茯神 100 g，天冬 100 g，熟地黄 100 g，杏仁 90 g，桔梗 100 g，炙甘草 150 g，姜半夏 60 g，百合 100 g，胆南星 100 g，防风 150 g，牛膝 100 g。

【制法】上药共以水煎透，去渣再熬浓汁，加鹿角胶 200 g、阿胶 200 g、黄酒 500 mL 收膏，冷藏备用。

【服法】早饭后半小时服用 10 g，晚饭后半小时服用 15 g，以温开水送服。

2. 肺肾两虚型

【主症】多见于年龄大、病程长者，症见短气息促，咳痰质黏起沫，脑转耳鸣，腰酸腿软，心悸，乏力，动则为甚，畏寒肢冷，面色苍白。舌苔淡白，质胖，脉沉细。

【治法】补肺益肾，化痰止哮。

【膏方】补肺益肾止哮膏。

【组成】生地黄 150 g，熟地黄 150 g，天冬 150 g，人参 100 g，黄芪 100 g，陈皮 150 g，姜半夏 60 g，茯苓 100 g，白术 100 g，山药 250 g，紫河车 100 g，淫羊藿 100 g，五味子 100 g，苍术 100 g，山萸肉 100 g，胆南星 90 g，肉苁蓉 100 g，川芎 90 g，当归 150 g，肉桂 60 g，女贞子 100 g，菟丝子 100 g。

【制法】上药共以水煎透，去渣再熬浓汁，加龟甲胶 100 g、鹿角胶 100 g、炼蜜 200 g、黄酒 500 mL 收膏，冷藏备用。

【服法】早饭后半小时服用 15 g，晚饭后半小时服用 10 g，以温开水送服。

第三节　支气管扩张症

一、支气管扩张症的概念及临床表现

支气管扩张症（简称支扩）是指由支气管及其周围肺组织的慢性炎症所导致的支气管壁肌肉和弹性组织破坏，管腔形成不可逆性扩张、变形。除少数先天性支气管扩张外，支气管扩张症大多继发于鼻旁窦、支气管、肺部的慢性感染，以及支气管阻塞等因素。我国 40 岁及 40 岁以上的人群中，经医生诊断的支气管扩张症总体患病率约为 1.2%，并随着人口老龄化患病率呈上升趋势。支气管扩张症与中医“肺络张”相类似，根据其临床特点，可归属中医学“咳嗽”“咯血”“肺痈”等范畴。

支气管扩张症的临床表现主要为慢性咳嗽、咯大量脓痰和（或）反复咯血。呼吸困难和喘息也是常见伴随症状，提示有广泛的支气管扩张。

患者继发感染时，可出现咳嗽加剧，咯痰量增多，痰液多呈黏液性、黏液脓性或脓性，收集后分层示上层为泡沫，中间为浑浊黏液，下层为脓性成分，最下层为坏死组织。

50%～70% 的支气管扩张症病例可发生咯血，大出血常为小动脉被侵蚀或增生的血管被破坏所致。部分患者以反复咯血为唯一症状，称为干性支气管扩症。

早期或干性支气管扩张症可无异常肺部体征，当病变加重或继发感染，即气道内分泌物较多时，体检可闻及下胸部、背部固定而持久的局限性粗湿啰音，有时可闻及哮鸣音。病变严重尤其是伴有慢性缺氧、肺源性心脏病和右心衰竭的患者可出现杵状指及右心衰竭体征。

根据反复咯脓痰、咯血病史和既往有诱发支气管扩张的呼吸道感染病史，结合肺部 CT 显示支气管扩张的异常影像学改变即可确诊。

二、中医病因病机

支气管扩张症的病位在肺，涉及脾胃、肾、心等多个脏腑。病因主要包括内外因两个方面：外因多指外感六邪（风、寒、暑、湿、燥、热）与烟毒侵袭肺脏，肺气上逆生痰作咳，或咳伤肺络，使血外溢于气道；内因多指饮食不当，七情内伤，肺体亏虚，久病及肾等。内外因互为因果可致病情反复，病久伤及正气，正气亏虚，卫外不利，机体更易感受外邪，邪气阻滞，使得痰热更盛，进一步灼伤肺络，损耗正气，从而形成恶性循环，导致支扩迁延难愈。

支气管扩张症乃本虚标实之病，病机以肺虚为本，痰、热、瘀等实邪为标。患者多因六邪发病，肺本为娇脏，易受侵袭，肺气虚弱，致使肺气卫外及通调水道功能受损，体内水湿聚而成痰；脾喜燥恶湿，痰湿不去，耗伤脾阳，脾无以运化水湿，又助长痰湿。痰湿邪气壅滞三焦水道，久之郁而化热，耗伤津液，热盛损伤肺络、迫血妄行，引发咯血；痰热使得痰湿黏稠，愈发阻滞气机，气机不畅则水湿内停而再生痰湿、痰热，如此往复。

本病早期主要表现为外邪侵袭，痰热壅肺，热盛伤络，症见咳嗽胸闷，咽痛咯痰，痰黄黏稠和（或）伴有血丝，甚者可咯鲜血，便秘溲赤等。若久病迁延，肺脾虚损逐步加重，终将累及肾，有以下三种发展，亦可并见。①肺为气之主，肾为气之根，肺气不足，伤及肾气，导致下气虚衰，气失摄纳，症见咳嗽喘促，动则尤甚或汗出肢冷等；②肺为水之上源，肾为主水之脏，肺失宣肃，不能行水，久伤肾阳，气化失司，关门不利，加剧水湿停聚，水泛为肿，甚者可凌心射肺，症见气短咳嗽，喘不得卧，肢肿等；③肺属金，肾属水，正所谓金水相生。肺肾阴液关系密切，肺阴受伤，久必下及肾阴，同时肾阴亏虚，致阴虚火旺，上灼肺阴，又使肺失清润，最终肺肾阴虚，症见干咳、音哑、潮热盗汗、两颧发赤、腰膝酸软等。

支气管扩张症有咯血症状者，出血日久易致瘀血内生，瘀血为离经之血，不仅无法濡养人体，更阻碍新血的生成，正所谓“瘀血不去，新血不生”，病久可表现为气虚血瘀，症状上可咯吐少许黯淡血液，舌下瘀斑显露、增粗，脉细涩等。

通过长期临床观察，发现门诊中，患者通常患病已久，同时在本病病程中，痰、瘀等病理产物常稽留难去，郁而发热，故而多表现为阴虚内热的病理基础下，夹有邪实的特点。辨证时注重患者肺、脾、肾等脏腑虚损程度，同时辨察兼有的实邪性质，祛邪清热兼顾扶正养阴，以对临床治疗进行有效的指导。

三、中医辨证分型及膏方调治

（一）膏方临证经验

支气管扩张症是临床上常见的慢性呼吸道疾病，具有病程长、反复发作、难以治愈的特点。中医膏方主要适用于久病体虚和伴有慢性疾病而影响气血生化或导致脏腑功能失调者的治疗。多年的临床实践已充分证明，对于长期反复发作的支气管扩张症及伴有

咯血的患者，采用膏方治疗尤为适宜。

支气管扩张症患者膏方的处方原则在于治本为主，兼顾其标，以“急则治标，缓则治本”的原则分期论治，确定病机、病位及虚损的程度后进行滋补。患者多病久精亏，故应酌情加入补肺健脾益肾填精之品；同时兼顾痰、热、瘀等标邪，施以化痰排痰、养阴清热、止血祛瘀之法。对于支气管扩张症咯血患者，主要采取降气止血法，因气有余便是火，气降则火降，火降则气不上升，血不随气上行，故不再外溢，同时注重活血止血，止血不留瘀，减少咯血反复。另本病多有阴虚内热的特点，因此对于升阳温燥伤阴药物，应慎用或不用为宜。

本病初始，多因外邪或正气已虚而诱发咳嗽、咯痰，可有咽痒咽痛、气短而喘，亦常见鼻塞、打喷嚏，此时应以疏风止咳、理气化痰、补肺固表为主，咯血者兼凉血止血为急。膏方中多以蝉衣、僵蚕、薄荷疏风开窍，利咽解痉；炙紫菀、款冬花、炙苏子止咳下气又润肺；前胡、杏仁化痰降气止咳；射干、金荞麦、冬瓜子、象贝母清热化痰；生地黄、芦根清热生津以防伤阴，桔梗可祛痰排脓，以利肺气，肺气通顺常故咳自止。咽痒咽痛者多以板蓝根、胖大海、木蝴蝶清热利咽；鼻塞鼻炎者可加辛夷、藁本、白芷、鹅不食草；痰多而黏者，可酌加皂角刺、败酱草、鱼腥草、海蛤壳、海浮石等以助祛痰；咳剧难止者可酌加生白果、五味子、乌梅敛肺止咳；气促喘甚者可酌加胡颓子叶、平地木、炙麻黄宣肺平喘。补肺固表多以玉屏风散为基础方，加生黄芪、蛤蚧补肺气，合用南北沙参、麦冬、玄参、天花粉、石斛滋肺阴，橘红、橘络、丝瓜络通肺络，以助肺重司卫外、通调水道之职。

对于咯血者，除使用清热降气药物以止血外，中医亦有法云“烧灰诸黑药，皆能止血”，降气药联合炭药共同止血，乃咯血者的标本同治之法，同时咯血者易生瘀，正所谓“止血不留瘀血”，两者合用兼有化瘀之功。膏方中也常用花蕊石、藕节炭，本身既可收敛止血又可化瘀，虚热盛者多用黄芩炭、炒知柏、山栀炭，与方中地黄并用，寓知柏地黄丸之意，行滋阴降火止血之效。

《黄帝内经》言“五脏六腑皆令人咳，非独肺也”，五脏六腑是紧密相关的整体，互相联系，互为影响，本病患者中后期多表现为肺脾气虚与肺肾两虚。肺脾气虚者多因脾运化无力，气机阻滞，故见纳呆、腹胀、嗳气反酸、便烂、乏力等，应在补肺的基础上施以健脾和胃、调畅气机、运脾化湿之法。膏方中可以参苓白术散为基础方，同时加炒苍术、厚朴，二者合用，燥湿运脾，行气和胃，使湿去脾健；湿浊郁久而化热，使得胃中不和，加入柴胡、黄芩、黄连，解郁清热，通畅中焦，多嗳气反酸者可加旋覆花、煅瓦楞子。肺肾两虚者多以肺肾阴虚常见，肺肾津枯，虚火上扰，心神失养，故见腰膝酸软、心烦、潮热、盗汗、口干、口疳、寐艰多梦等，此时应重养阴清热，养心安神，补益肾精。膏方可以知柏地黄丸、养阴清肺汤为底方，加入川石斛滋阴清热，地骨皮、浮小麦除热止汗，灯心草、莲子心、百合入心经养阴安神，合欢皮安神解郁，制女贞子、墨旱莲滋阴降火、补益精血，枸杞子、菟丝子更乃平补阴阳之妙药，尤擅补肾固精。汗多者可配煅牡蛎，以牡蛎散方止汗，多梦者可加贝齿、珍珠母平肝安神。然正如《临证指南医案》所云“草木药饵，总属无情，不能治精亏之惫”，可知血肉有情之品尤擅补益肾精，膏方中加入蛤蚧，不仅补益肺体，更补精滋髓，加入龟甲滋阴潜阳、益肾健骨，最后以西洋参、阿胶冲入收膏，冰糖、黄酒调味，煎熬良久才得成膏。

（二）辨证分型施膏

1. 肺卫不固型

【主症】咳嗽，干咳或痰少、痰黏难咯，有或无咯血或痰中带血，神疲乏力，动则加重，易感冒，易口干、咽干，舌淡白，脉细。

【治法】补肺固表，化痰止咳。

【膏方】补肺固表止咳膏。

【组成】炙黄芪 150 g，生黄芪 150 g，炒白术 150 g，炒防风 90 g，净蝉衣 45 g，白僵蚕 90 g，薄荷 150 g（后下），炙枇杷叶 90 g，炙紫菀 90 g，炙冬花 90 g，炙苏子 90 g，黄荆子 90 g，前胡 90 g，苦杏仁 90 g，射干 150 g，金荞麦 300 g，冬瓜子 90 g，象贝母 90 g，桔梗 90 g，板蓝根 150 g，胖大海 60 g，木蝴蝶 90 g，南沙参 150 g，北沙参 150 g，芦根 150 g，生地黄 150 g，麦冬 150 g，玄参 150 g，天花粉 150 g，川石斛 150 g，橘红 60 g，橘络 30 g，丝瓜络 60 g，生晒参 100 g，西洋参 100 g，陈阿胶 150 g（烊），龟甲胶 200 g（烊），蛤蚧 2 对，冰糖 100 g（烊冲），黄酒 200 g，饴糖 300 g（烊冲）。

2. 肺脾气虚型

【主症】咳嗽，咯痰，痰色白，有或无咯血或痰中带血，易感冒，周身沉重，食少，纳呆，腹胀，舌淡白，舌体胖大，苔白腻，脉沉细。

【治法】补肺健脾，止咳化湿。

【膏方】补肺健脾和胃膏。

【组成】炙黄芪 150 g，炒白术 150 g，砂仁 45 g，炒怀山药 300 g，茯苓 300 g，莲子肉 300 g，炒扁豆 300 g，炒苍术 150 g，薏苡仁 100 g，厚朴 60 g，柴胡 90 g，黄芩 90 g，黄连 60 g，肥知母 150 g，木香 90 g，胡颓子叶 90 g，炙苏子 90 g，川贝母粉 30 g，象贝母 90 g，天冬 150 g，南沙参 150 g，北沙参 150 g，芦根 150 g，川石斛 150 g，橘红 60 g，橘络 30 g，丝瓜络 60 g，西洋参 100 g，陈阿胶 150 g（烊），龟甲胶 200 g（烊），蛤蚧 2 对，冰糖 100 g（烊冲），黄酒 200 g，饴糖 300 g（烊冲）。

3. 肺肾两虚型

【主症】咳嗽，伴干咳或少痰，痰白黏或黄白，胸闷气喘，有或无咯血或痰中带血，口干甚至口渴，汗出，舌体瘦小，舌质淡或红，舌苔薄少或花剥，脉沉细或细数。

【治法】补肺益肾，滋阴止咳。

【膏方】补肺益肾滋阴膏。

【组成】炙黄芪 150 g，生黄芪 150 g，熟地黄 90 g，生地黄 150 g，五味子 30 g，南沙参

150 g，北沙参 150 g，芦根 150 g，川石斛 150 g，麦冬 150 g，玄参 150 g，地骨皮 150 g，淮小麦 300 g，灯心草 30 g，莲子心 45 g，百合 90 g，合欢皮 150 g，珍珠母 300 g，生山栀 90 g，灵芝草 150 g，女贞子 90 g，旱莲草 90 g，杜仲 300 g，菟丝子 90 g，桑椹 90 g，淫羊藿 90 g，枸杞子 90 g，玄参 150 g，仙鹤草 450 g，橘红 60 g，橘络 30 g，丝瓜络 60 g，西洋参 100 g，陈阿胶 150 g（烊），龟甲胶 200 g（烊），蛤蚧 2 对，冰糖 100 g（烊冲），黄酒 200 g，饴糖 300 g（烊冲）。

第四节　间质性肺疾病

一、间质性肺疾病的概念及临床表现

间质性肺疾病（interstitial lung disease，ILD），又称为弥漫性实质性肺疾病（diffuse parenchymal lung disease，DPLD），是一组病变主要累及肺泡和肺泡周围的肺间质，导致肺泡-毛细血管功能单位丧失的弥漫性肺疾病。由于某些原因，正常肺组织被瘢痕组织取代，瘢痕的形成使肺间质增厚，肺的弥散功能减低，氧气就很难从肺泡转运到血液中，造成血氧降低，机体氧供不足。

临床上主要表现为持续性的干咳却无痰，少有咯血，进行性加重的呼吸困难，活动后的气喘，限制性的通气功能障碍，可伴有发热、乏力、消瘦、盗汗、皮疹、肌肉关节疼痛、口干、眼干等症状，部分患者可见杵状指。疾病进展可逐渐发展为肺纤维化、蜂窝肺、肺心病、肺动脉高压，最终导致呼吸衰竭或心力衰竭。

ILD 包含两百多种肺部的急性或慢性疾病，根据病因、临床特点和病理特点，目前国际上将 ILD 分为以下四大类。

（1）已知原因的 ILD：如药物诱发性（胺碘酮、甲氨蝶呤等）、职业或环境有害物质诱发性（硅、石棉、尘埃等）、结缔组织病（干燥综合征、类风湿关节炎、系统性硬皮病等）、血管炎相关（坏死性肉芽肿血管炎、变应性肉芽肿血管炎等）。

（2）特发性间质性肺炎：[临床-影像-病理诊断/相应影像和（或）组织病理形态学类型]特发性肺纤维化（IPF）/普通型间质性肺炎（UIP）；特发性非特异性间质性肺炎（iNSIP）/非特异性间质性肺炎（NSIP）；呼吸性细支气管炎伴间质性肺疾病（RB-ILD）/呼吸性细支气管炎（RB）；脱屑性间质性肺炎（DIP）/DIP；隐源性机化性肺炎（COP）/机化性肺炎（OP）；急性间质性肺炎（AIP）/弥漫性肺泡损伤（DAD）；特发性淋巴细胞间质性肺炎（iLIP）/LIP；特发性胸膜肺实质弹力纤维增生症（iPPFE）/PPFE。

（3）肉芽肿性 ILD：如结节病、外源性过敏性肺泡炎、韦格纳（Wegener）肉芽肿病等。

（4）其他罕见的 ILD：如肺泡蛋白质沉积症、肺出血-肾炎综合征、肺淋巴管平滑肌瘤病、朗格汉斯细胞组织细胞增多症、慢性嗜酸性粒细胞性肺炎、特发性肺含铁血黄素沉着症等。

二、中医病因病机

在中医传统著述中，没有与肺纤维化完全相对应的病名，依据临床表现，将ILD归属于中医“肺痿”“肺痹”“肺胀”范畴。其基本病机为肺脏虚损、津气大伤，病理性质包括肺燥阴伤、肺气虚冷，病位在肺，与脾、胃、肾相关。病性属本虚标实，肺脾肾气阴虚为本，外邪、痰浊、瘀血和热毒为标，虚实夹杂，贯穿疾病始终。清代尤在泾在《金匮要略心典·肺痿肺痈咳嗽上气病脉证治》中提到：“盖肺为娇脏，热则气烁，故不用而痿；冷则气沮，故亦不用而痿也。”

若素体阴虚燥热，或热病伤阴，或慢病日久伤阴，或药物损伤肺阴，或感受燥热之邪耗伤肺阴，以致肺燥阴竭，肺失濡养，日渐枯萎，导致虚热肺痿，肺失宣降则可见咳喘气促之症。又可因素体阳气不足，肺气虚冷，不能温摄津液，或内伤久咳、久喘耗伤阳气，或虚热日久、阴伤及阳，气不化津，肺虚有寒，失于濡养，致虚寒肺痿，可伴咳唾涎沫、小便频数、遗尿、失禁等症。虚热肺痿日久不愈，阴损及阳，可转化为虚寒之证。同样，虚寒之证日久，寒郁化热，或阳损及阴，又可转化为虚热之证。脾虚气弱，生化无力，津液布散无能，或胃阴耗伤，津不上呈，可致土不生金，肺燥津枯，肺叶萎废。久病及肾，肾阴不能滋养肺阴，也可致肺燥阴虚，发为肺痿。

中医认为肺的纤维化与血瘀、痰浊相关。津与血同源而异类，皆由水谷精微所化生，其注入脉中则为血，渗于脉外、布于组织间隙中则为津，两者皆与气运相关。气可布津摄津，亦可行血统血，津血在人体内正常布散、流通，皆赖气之推动与统摄；气病则津血运行失常，如气滞可使津液凝聚成痰，亦可使血流不畅生瘀。

肺阴亏虚日久，耗伤肾阴，津液枯涩，可致肺肾两虚。肺气不足，津液失布，脾气虚损，肺脾气虚，肺脉失养，肺叶萎弱，临床可见乏力气短、喘息、干咳、咳吐痰涎、盗汗、纳呆、消瘦等症状。肺主宣发肃降，布散津液，久病体虚，反复感邪，劳倦内伤，肺气虚损，渐生痰浊，子盗母气，脾脏因之虚损，水湿运化失职，水湿聚而生痰，肺气虚则水道不通，肾气不能化气行水，则可见水湿上溢之症。

三、中医辨证分型及膏方调治

1. 痰瘀闭阻型

【主症】气短喘甚，胸脘痞闷或隐痛，咳痰黏腻稠厚，难咳，唇甲发绀，或杵状指，面色晦暗。舌质紫暗，有瘀点或瘀斑，苔厚腻，脉沉弦或滑。

【治法】化痰平喘，祛瘀通络。

【膏方】逐瘀化纤膏。

【组成】桃仁 100 g，红花 100 g，当归 150 g，桔梗 100 g，枇杷叶 100 g，党参 150 g，杏仁 90 g，川芎 100 g，白芍 90 g，赤芍 100 g，茯苓 150 g，陈皮 150 g，枳壳 100 g，生甘草 150 g，紫苏

子 100 g，苍术 100 g，香附 150 g，白术 100 g，路路通 100 g，生黄芪 150 g，鸡内金 100 g。

【制法】上药共以水煎透，去渣再熬浓汁，加冰糖 100 g、蜂蜜 200 g、琼脂 100 g 收膏，冷藏备用。

【服法】早、晚饭后半小时服用 10 g，以温开水送服。

2. 肺脾两虚型

【主症】咳喘乏力，短气不足以息，咳唾涎沫，质清稀量多，口不渴，倦怠乏力，纳呆食少或腹胀泄泻。舌淡，苔白或白腻，脉虚。

【治法】补肺健脾。

【膏方】补肺益脾平喘膏。

【组成】黄芪 250 g，人参 150 g，白术 150 g，杏仁 90 g，桔梗 100 g，白芍 90 g，五味子 90 g，山药 250 g，茯苓 150 g，半夏 60 g，陈皮 150 g，炙甘草 100 g，山萸肉 90 g，百合 90 g，麦冬 100 g，生地黄 100 g，防风 100 g，干姜 60 g，川贝母 90 g，川芎 150 g，红花 100 g。

【制法】上药共以水煎透，去渣再熬浓汁，加鹿角胶 100 g、蜂蜜 200 g、阿胶 100 g、黄酒 500 mL 收膏，冷藏备用。

【服法】早、晚饭后半小时服用 15 g，以温开水送服。

3. 肺肾两虚型

【主症】动则喘甚，频咳难续，痰少，质黏难咳，或夹血丝，面红烦躁，口咽干燥，腰膝酸软，五心烦热。舌红少津，脉细数。

【治法】补肺滋肾。

【膏方】补肺益肾化纤膏。

【组成】黄芪 300 g，党参 150 g，白术 100 g，熟地黄 100 g，生地黄 100 g，山萸肉 90 g，炒山药 150 g，茯苓 150 g，牡丹皮 120 g，泽泻 60 g，五味子 60 g，杏仁 90 g，当归 150 g，丹参 100 g，紫河车 90 g，牛膝 100 g，半夏 60 g，天冬 100 g，百合 100 g，枸杞子 100 g，女贞子 150 g，车前子 150 g，桑椹 150 g，菟丝子 150 g，焦三仙各 100 g。

【制法】上药共以水煎透，去渣再熬浓汁，加龟甲胶 200 g、蜂蜜 100 g、阿胶 100 g、黄酒 500 mL 收膏，冷藏备用。

【服法】早、晚饭后半小时服用 15 g，以温开水送服。

第五节　肺结节

一、肺结节的概念及临床表现

肺结节是指影像学表现为直径≤3 cm 的局灶性、类圆形、密度增高的实性或亚实性肺部阴影。在普通人群中孤立性肺结节患病率为 2%～24%，随着高分辨率薄层 CT 的普及和人们健康意识的提高，近年来肺结节的检出率存在升高趋势。中医文献没有“肺结节”的记载，根据其临床表现和影像学特征等，现在多将其归属于“咳嗽”“肺积”等范畴。

肺癌已成为我国目前发病率及死亡率最高的恶性肿瘤，我国约75%的肺癌患者诊断时已到了晚期。肺结节作为肺癌的独立高危因素，若能早期诊断及明确其良恶性，对肺癌的治疗及预后非常重要。

肺结节患者早期常无典型的临床表现，部分患者可出现咳嗽、咳痰等症状，多依靠肺部影像学检查发现。肺结节按照结节的性质可分为良性与恶性；按照结节的密度可分为实性结节、混合性结节和磨玻璃结节；按照结节的数量可分为单发肺结节和多发性肺结节；按照结节的直径，不超过3 cm且周围被含气肺组织包绕的软组织影称为肺部结节，0.5～1.0 cm的称为小结节，0.5 cm以下的称为微小结节。肺部小结节并不等于早期肺癌，肺内很多疾病都会形成结节，良性的包括炎性假瘤、错构瘤、结核球、真菌感染、硬化性肺细胞瘤等，恶性的则可能是原发性肺癌或肺内转移癌。极少部分良性病变日久也可能转化为恶性。有研究表明，直径1 cm以下的肺小结节癌变率为6%～28%，而直径1～2 cm的肺结节癌变率可高达33%～60%。《肺结节诊治中国专家共识》指出，对于直径>8 mm的实性或混杂性结节，以及直径>10 mm的纯磨玻璃结节，主要干预措施是评估手术风险及患癌概率；对于直径≤8 mm的结节（纯磨玻璃结节直径≤10 mm），主要是定期随访监测。

二、中医病因病机

肺结节为有形积块，属于中医学“肺积”范畴。通过长期的临床，认为肺结节的病因不外乎内外两端，外因主要与外感六淫、烟雾粉尘等有关，内因主要与正气不足、七情气郁等有关。病机属本虚标实，虚者责之肺脾气虚，实者责之气滞、痰凝、血瘀。

本虚是肺结节形成的重要内在因素，《诸病源候论・积聚诸病》言：“积聚者，由阴阳不和，腑脏虚弱，受于风邪，搏于腑脏之气所为也。”《灵枢・百病始生》言：“壮人无积，虚则有之。”均强调了体质虚弱之人容易出现积病。肺虚不能布散津液，脾虚不能运化水谷，则津液停聚化为痰浊；肺主气，朝百脉，主治节，肺气不足，气行不畅，日久气滞、痰凝、血瘀于局部，伤及肺络，进一步凝结形成结节；正气虚弱，复感外邪，痰瘀搏结，久而成积，阻于肺络。标实是肺结节形成的直接原因，气郁为肺结节发病的先导。肺主气，以肃降为顺；肝主疏，以升发为调；脾胃居中焦，是气机调节的枢纽，任一环节功能失调，均会导致痰、瘀结聚形成积块。如朱丹溪言：“自气成积，自积成痰，痰夹瘀血，遂成窠囊。”《临证指南医案》指出：“初为气结在经，久则血伤入络……日渐瘀痹，而延癥瘕。”《杂病源流犀烛》载：“邪积胸中，阻塞气道，气不得通，为痰……为血，皆邪正相搏，邪既胜，正不得制之，遂结成形而有块。”《丹溪心法》中提到“凡人身上中下有结块者，多属痰。”可见气滞、痰凝、血瘀是肺结节形成的直接原因。

三、中医辨证分型及膏方调治

（一）膏方临证经验

早期肺小结节目前没有有效的西医治疗方法。对于没有症状的肺结节患者，从中医辨证着手治疗，可以根据患者体质、一般情况、舌脉等情况，临床常分为肺脾气虚证、肺气阴两虚证、痰瘀互结证等，从补肺健脾入手，同时兼顾气滞、痰凝、血瘀等标实，施以理气、化痰、祛瘀、散结等治法。

病初，肺结节以肺气虚为主，故治疗的重点在于补益肺气，脾为肺之母，也可通过培土以达生金之目的，故临床补肺与补脾常同时进行，方可选六君子汤、补中益气汤、补肺汤等，临床常用补气的中药有黄芪、党参、白术、山药、灵芝等，气充则津血通畅。气郁为肺结节发病的先导，治疗上当调气为先，气行则瘀滞自除，予柴胡、郁金、合欢花、桔梗、玫瑰花、野蔷薇花等疏肝解郁、理气化滞之品。

气虚、气郁日久导致痰、瘀等病理产物积聚，故在补气、行气时，注意化痰，祛瘀。化痰多以二陈汤为基础，根据患者病情合以润肺化痰、燥湿化痰、清热化痰等药物，且化痰多与理气药合用，以加强燥湿化痰之功，常用的理气药有陈皮、木香、厚朴等。根据患者的病程及舌脉，对于体内有瘀的患者应酌情施以活血化瘀的药物，如桃仁、红花、牡丹皮、丹参等，若瘀阻日久，更可加入三棱、莪术等活血力强的药物，或地龙等虫类药。肺为娇脏，喜润恶燥，理气、化痰或是祛瘀药物，常易辛燥伤津、损伤阴液，临证可加入南北沙参、芦根、麦冬、石斛、女贞子、墨旱莲等滋阴之品，兼有热象者，可加入黄芩、地骨皮、知母、黄柏等。

受叶天士“大凡络虚，通补最宜”学术的影响，拟散结通络方，以通补入络，补其虚，通其利，一方面祛除实邪，一方面利用滋补药物的运化，达到络和则病安的效果。药物组成有黄芪、灵芝、南沙参、橘红、橘络、丝瓜络、半夏、浙贝母、牡丹皮、丹参、景天三七等，方中合理配伍补气、滋阴、活血、化痰、通络药物，使其补而不滞，散实邪而不伤正。

（二）辨证分型施膏

1. 气虚瘀结型

【主症】胸闷气短，轻咳，疲倦无力，少气懒言，面色晦暗，舌质暗，苔薄，脉细涩。

【治法】补肺益气，祛瘀散结。

【膏方】补肺祛瘀膏。

【组成】生黄芪 150 g，炙黄芪 150 g，南沙参 150 g，牡丹皮 90 g，丹参 90 g，景天三七 150 g，莪术 90 g，石见穿 150 g，半枝莲 150 g，石上柏 150 g，薏苡仁 150 g，灵芝 150 g，化橘红 60 g，橘络 30 g，板蓝根 150 g，象贝母 90 g，金荞麦 300 g，炙百部 90 g，薄荷 120 g，煅瓦

楞子 300 g,龙葵 90 g,白螺蛳壳 300 g,橘叶 90 g,紫贝齿 300 g,龟板胶 150 g(烊),冰糖 100 g,西洋参 150 g,黄酒 200 g,陈阿胶 150 g(烊),饴糖 300 g。

2. 气郁痰阻型

【主症】咳嗽咳痰,痰质黏稠,胸闷恶心,腹胀,情志不舒,胸闷喜叹气,胁肋疼痛,头目晕眩,舌淡,苔白腻,脉弦滑。

【治法】调气解郁,化痰散结。

【膏方】理气化痰膏。

【组成】生黄芪 150 g,炙黄芪 150 g,南沙参 150 g,炙枇杷叶 90 g,金荞麦 300 g,生白果 90 g,鹅管石 100 g,皂角刺 60 g,陈皮 60 g,海浮石 100 g,炙紫菀 90 g,冬瓜子 300 g,象贝母 90 g,黄荆子 90 g,炒苍术 150 g,石上柏 150 g,前胡 90 g,苦杏仁 90 g,代赭石 300 g,旋覆花 90 g,路路通 90 g,白僵蚕 90 g,茯苓 150 g,薏苡仁 200 g,橘红 60 g,姜半夏 150 g,柴胡 90 g,黄芩 90 g,石见穿 150 g,蛇舌草 150 g,半枝莲 150 g,墨旱莲 90 g,女贞子 90 g,黄酒 200 g,陈阿胶 150 g(烊),蜂蜜 50 g,龟板胶 100 g(烊),明胶 50 g(烊),鳖甲胶 100 g(烊)。

第六节　慢性阻塞性肺疾病

一、慢性阻塞性肺疾病的概念及临床表现

慢性阻塞性肺疾病(简称慢阻肺)是一种以持续气流受限为特征的疾病,与肺部对有害颗粒物或气体的异常炎症反应有关,可累及肺,也可引起全身的不良效应。我国 20 岁以上慢阻肺患病率为 8.6%,40 岁以上慢阻肺患病率为 13.7%。由于患病人数多,致残率高,死亡率高,预后差,社会经济负担重,本病已成为一个重要的公共卫生问题。近年来临床实践表明,中医药在改善患者的临床症状、肺功能指标,延缓病情进展方面疗效显著。慢阻肺根据临床特点及病理改变可归属于中医学“咳嗽”“喘证”“肺胀”等范畴。

慢阻肺发病是个体易感因素和环境因素共同作用的结果。个体因素包括遗传、年龄增长、肺部生长发育不良、支气管哮喘、气道高反应、低体重指数等;环境因素包括吸烟、燃料烟雾、空气污染、职业粉尘、感染等。本病病机尚未完全阐明,主要与有害颗粒及气体引起气道氧化应激、炎症反应及蛋白酶/抗蛋白酶失衡有关。该病起病隐匿,呈进行性发展,慢性咳嗽、咳痰、呼吸困难是主要症状,重症及急性加重患者出现明显胸闷和喘息。本病常合并其他疾病,如缺血性心脏病、心力衰竭、高血压等心血管疾病,以及骨质疏松、焦虑抑郁、肺癌、胃食管反流病等。肺功能检查,吸入支气管舒张剂后 $FEV_1/FVC<70\%$ 是气流受限的客观指标。早期 X 射线胸片可无明显异常,随疾病进展表现为肺气肿征象。利用高分辨率 CT 计算肺气肿指数、气道壁厚度、功能性小气道病变等指标,有助于慢阻肺的早期诊断和表型评估。药物治疗以吸入性支气管舒张剂、吸入性糖皮质激素单用或

联合应用为主。戒烟、呼吸康复治疗、家庭氧疗、无创通气、内科介入、外科治疗等非药物干预是稳定期慢阻肺治疗的重要组成部分。

二、中医病因病机

慢阻肺可归属于中医学“咳嗽”“喘证”“肺胀”等范畴。本病多因外邪侵袭,肺卫不固,脾肺先虚,导致病情反复发作,迁延不愈;脾虚健运无力,则湿邪内生,聚而成痰,阻遏气道,痰气交阻,肺失宣肃,致喘息气促、咳嗽咯痰阵作。痰邪可有寒化热化之分,如内有停饮,又复感风寒,则可成为外寒内饮证;脾胃虚寒,痰饮不化,则可表现为寒痰证。感受风热或痰郁化热,可表现为痰热证。热可进一步化火化燥,出现严重的喘息,气息粗涌,甚则张口抬肩,痰液黏凝,咯吐不易,喉中如锯。此时,虽肺脾之气已损,但病机尚以邪实为主。

若久病迁延,脾肺虚损逐步加重,则进入以肾虚为主的阶段。肺为气之主,肾为气之根,肺脾虚损,运化失司、精微不化,累及肾元,致肾精渐虚,肾气衰惫,肺不主气,肾不纳气,气喘日益加重,呼吸短促难以为继,动则尤甚;病情进一步发展为肾阳虚衰,出现畏寒,腰膝酸冷,且肾主水,阳虚不能化气行水,则水邪泛溢,轻者下肢浮肿,严重者水气凌心,出现喘咳心悸,甚则喘不得卧,更重者阳虚至极,出现肢冷、汗出、脉微弱等元阳欲脱危象。

肺与心脉相通,肺气辅佐心脏运行血脉,肺虚治节失职,则血行涩滞,循环不利,血瘀肺脉,肺气更加壅塞,造成气虚血滞,血滞气郁,由肺及心的恶性后果,临床可见心悸、发绀、水肿、舌质暗紫等症。

本病在急性发作期偏于邪实,稳定期则偏于本虚,中医门诊就诊患者多处于稳定期,病机以虚为主,夹有邪实。虚损的程度可因病程长短、体质虚弱及顾护调摄之不同而各有差异。辨证时应注意辨明病位、病性及虚损的程度;还应辨察兼有实邪的性质,以对临床治疗进行有效的指导。

三、中医辨证分型及膏方调治

(一)膏方临证经验

慢阻肺患者膏方的处方原则在于治本为主,兼顾其标,调畅气机,因人制宜。主要治法为补肺益肾健脾、化痰祛瘀平喘。

病程初期,尚以肺脾气虚为主,治当以补肺脾之气为先,可兼顾脾肾之阳,以求未病先防。补脾肺之气常用四君子汤、玉屏风散为基础方,切合慢阻肺患者肺虚表卫不固、脾虚运化失常的病机,常合而用之。补气药物除了党参、黄芪、白术等,膏方还可加入药力更胜之白参、(野)山参、西洋参、红参等。其中白参作用较平缓,山参则药力雄峻,野山参则更胜一筹,西洋参兼顾气阴,红参则可温阳补气,可根据患者的虚损之深浅、阴阳之偏胜可分别选用。此外,怀山药、灵芝、扁豆、大枣、甘草等也是补气处方中的常用药物,且效用较为平缓,皆可随证使用。

病程中后期,以脏腑亏损为主,而无论虚损程度如何,均存在精亏的病理本质,故处方中应加入补肾填精之品。代表方药有六味地黄丸、大补元煎、左归丸、右归丸、河车大造丸等。常用药物为熟地黄、山茱萸、何首乌、黄精、当归、枸杞子、狗脊、紫河车等。龟甲、鹿茸、紫河车等血肉有情之品,填精之力尤胜。此外,膏方中阿胶、龟甲胶、鳖甲胶、鹿角胶等亦有填精之功效。

虚证患者偏阳虚者以脾肾阳虚为主,可用保元汤、金匮肾气丸、拯阳理劳汤。常用淫羊藿、巴戟天、补骨脂、菟丝子、仙茅、肉苁蓉、肉桂、附子、鹿角片、干姜等。肾阳虚者难以固摄,此时尤其应重视其摄纳功能,可选用参蛤散、人参蛤蚧散等方,常用紫河车粉、蛤蚧、怀山药、五味子等药物,也可选用龙骨、牡蛎、龟甲、鳖甲、磁石等重镇药物以助摄纳。偏阴虚者以肺肾阴虚为主,轻者多以肺阴虚为主,可以沙参麦冬汤、百合固金汤化裁,常用药物为南沙参、北沙参、天冬、麦冬、玉竹、百合、石斛。重者多以肾阴虚为主,可以拯阴理劳汤为基础加减,常用药物为生地黄、女贞子、桑椹、墨旱莲、玄参等。兼有热象应加知母、黄柏、桑白皮、地骨皮等。

标实者以痰和瘀为主,因此化痰逐瘀是膏方祛邪治疗中的重要法则。痰湿不可分,故化痰以燥湿化痰为基本治则,二陈汤作为基础方,量多色白偏痰湿者可加苍术、白术、藿香、蔻仁、防风、厚朴等加强燥湿的力度。痰多色偏黄或黄白相间者,酌加黄芩、黄连、紫花地丁、板蓝根等。痰色黄质黏者则为热渐化火,需用栀子、紫草、白花蛇舌草、半枝莲等清热解毒药,清热类药物在此还可起到反佐作用,以防温药之过燥。还可用润肺化痰之品如款冬花、紫菀、枇杷叶、百部等;也可加用皂角刺破结消散之品,以溃顽痰。兼大便偏干者可选用三子养亲汤、宣白承气汤、桃仁、杏仁、瓜蒌仁等,在滑肠逐痰之余,还可起到降泻肺气的作用,一举两得。

化瘀法在临床上常用到蒲黄、桃仁、红花、牛膝、田三七等药,因慢阻肺患者常伴有胸闷,可酌选丹参、川芎、郁金、薤白等宽胸理气。瘀血严重者可用牡丹皮、赤芍,或三棱、莪术以破瘀,甚者可考虑使用蜈蚣、全蝎等虫类化瘀药,其性善走窜,无处不到,可去络中伏邪而疏利肺络,祛除邪实,止咳平喘之余,还有化瘀通络之功,其效甚验。桂枝和大黄亦有通络化瘀之作用,其与桃仁配伍之桃核承气汤是《伤寒论》中最重要的化瘀组合之一,可根据寒温之偏重及其他兼夹证候使用。在活血化瘀药、祛痰药中佐以少量行气药,还可疏理气机,利于滋补药物的运化,防止滋腻碍胃,随证可配用柴胡、枳实、枳壳、香附、薄荷、青皮、槟榔、香橼皮等药味。

标实证另有兼见肢肿者,应在前述温脾肾阳气的基础上再加用泻肺逐水的方药,如苓桂术甘汤、五苓散、真武汤、葶苈大枣泻肺汤等。古语有云:肺伤致咳,脾伤久咳,肾伤咳甚,肺病日久,病及心脉,心营不畅,心神难安,故不应只拘泥于肺肾两脏的调

治，还应注重温中健脾，燥湿化痰，调养心神，故方中添用砂仁、山药、瓜蒌、麦冬、远志、茯神等药。

（二）辨证分型施膏

1. 肺脾气虚型

【主症】咳嗽，喘息，气短，动则尤甚，纳呆食少，腹胀，神疲乏力，平素易感冒，舌体胖大、边有齿痕，舌淡苔白，脉细弱。

【治法】补肺健脾，止咳化痰。

【膏方】补肺健脾止咳膏。

【组成】炙黄芪150 g，南沙参150 g，五味子30 g，炒白术150 g，炒防风90 g，炒怀山药300 g，金荞麦300 g，炙紫菀90 g，黄荆子90 g，炙枇杷叶90 g，生白果90 g，胡颓子叶90 g，炙苏子90 g（包煎），白僵蚕90 g，平地木90 g，乌梅60 g，广地龙60 g，净蝉衣45 g，冬瓜子90 g，川贝母粉30 g，橘红60 g，炙甘草60 g，芦根150 g，橘络30 g，北秫米300 g，木蝴蝶90 g，四季青60 g，桔梗60 g，灵芝草150 g，生晒参100 g，西洋参100 g，阿胶200 g（烊），饴糖300 g。

2. 肺肾两虚型

【主症】胸满短气，声低气怯，呼吸浅短难续，甚则张口抬肩，倚息不能平卧，咳嗽，痰白如沫，咯吐不利，心慌，形寒汗出，舌淡，苔白润，脉沉细无力。

【治法】扶正益肾，补肺平喘。

【膏方】扶正益肾平喘膏。

【组成】炙黄芪150 g，淫羊藿150 g，补骨脂150 g，怀牛膝100 g，菟丝子150 g，枸杞子100 g，女贞子150 g，续断100 g，紫河车60 g，炒杜仲100 g，南沙参150 g，炒白术150 g，熟地90 g，怀山药300 g，山茱萸60 g，炒防风90 g，射干90 g，炙紫菀90 g，炙冬花90 g，炙百部90 g，净蝉衣45 g，乌梅60 g，苦杏仁90 g，生白果60 g，白僵蚕90 g，橘红60 g，桔梗90 g，橘络30 g，丝瓜络60 g，丹皮参各90 g，炙苏子90 g（包煎），景天三七150 g，桑椹子90 g，桑寄生90 g，蛤蚧2对，生晒参100 g，西洋参100 g，阿胶300 g（烊），饴糖300 g。

第六章　慢性肝病的膏方调治

第一节　慢性肝炎

一、慢性肝炎的概念及临床表现

慢性肝炎是指急性肝炎病程超过6个月，或者由于发病日期不明确而具有慢性肝炎的症状、体征或化验结果改变者。患者经常有厌油腻、肝区疼痛不适、时常乏力等症状。除此之外，患者还可出现面色黧黑或发暗、手掌大小鱼际呈红色（肝掌）、蜘蛛痣、肝大质硬、脾大等典型特征，根据病情特点可分为轻、中、重三种。轻度慢性肝炎预后一般较好，重度慢性肝炎有较大概率发展成肝硬化或者肝癌，预后较差。目前大多数慢性肝炎都是由病毒感染引起，由于病初无明显症状或症状较轻，常常被忽略，而到症状表现明显时往往已经转变为慢性。而其他类型引起的慢性肝炎多与饮食或药物有关，如果平时注意，则不会引起本病。

二、常见病因

引起慢性肝炎的原因很多，归根结底都有不同程度的肝组织坏死和炎症反应。其常见原因有下面几点。

1.感染肝炎病毒　主要为慢性乙型病毒性肝炎（简称乙肝）和慢性丙型病毒性肝炎（简称丙肝）。病毒性肝炎有甲、乙、丙、丁、戊五种类型。一般来讲，甲、丁、戊三型都为急性起病，少数丁型病毒性肝炎有与乙肝重叠的慢性进行性丁型病毒性肝炎，其余乙肝、丙肝都较易发展为慢性肝炎。目前我国慢性肝炎主要由慢性乙肝和慢性丙肝发展而来，其中慢性乙肝数量较多。慢性乙肝病毒感染的自然病程可分为免疫耐受期、免疫清除期、低复制期、再活跃期。

（1）免疫耐受期：血清表面抗原和e抗原呈阳性，血清病毒DNA水平高，肝功能正常，肝组织无明显变化或轻微改变，可持续数十年。

（2）免疫清除期：血清DNA水平>2 000 IU/mL，转氨酶升高，肝纤维化可快速进展，部分还可发展为肝硬化和肝衰竭，可持续数月或数年。

(3)低复制期:血清 e 抗原阴性,e 抗体阳性,DNA 水平低或检测不到,肝功能正常,肝无炎症表现或轻度炎症,呈乙肝携带状态。

(4)再活跃期:DNA 再次复制>2 000 IU/mL,转氨酶持续或反复异常,肝炎再次发作,病情经常反复。丙肝感染后一般无明显症状表现,即使出现也很少表现为重型肝炎,一般几周以后转氨酶会逐渐降低,转为慢性。目前丙型肝炎已经可以治愈。

2. 免疫异常　表现为自身免疫性肝炎,主要由于机体对自身抗原不耐受而激起对自身细胞的攻击从而引起炎症坏死,其具体发病原因目前尚无定论,但是多数认为与遗传有一定关系。

3. 长期饮酒　表现为慢性酒精性肝病,与乙醇代谢过程中产生的氧自由基、乙醛、内毒素等的毒性作用有关。当长期大量饮酒后,肝对于乙醇的耐受性及代谢发生障碍,从而引起疾病的发生。

4. 服用肝毒性药物　经常私自服用一些具有肝毒性的药物,如土霉素、红霉素等抗生素,或对乙酰氨基酚、秋水仙碱等解热镇痛药物或激素类药物等,都有可能引发肝炎性反应。所以如果需要长期服用某类药物,建议详细咨询医生,以免引起不必要的麻烦。

三、中医病因病机

慢性肝炎,中医根据症状不同归于“胁痛”“黄疸”等范畴。中医学认为本病为湿热疫毒之邪感染,伏于体内,当正气不足时发病,与饮食、外感寒热、情志变化、过度劳累等诱发因素有关。《金匮要略》有说:“见肝之病,知肝传脾。”因此肝病极易传变到脾,日久则更会累及肝肾,迁延难愈。因此本病病位在肝,与脾肾有关,病性属于本虚标实,虚实夹杂。由于慢性病多持续较长时间,因此在治疗时应注意扶正与祛邪兼顾,防止扶正而助邪,祛邪又伤正。其主要病因病机总结如下。

(1)外感湿热疫毒之邪:外感湿热,气机失和,肝瘀不泄,日久正气又有不足,无力驱邪外出,以致病邪稽留不去,脉络阻滞,血行不畅。又有肝盛而乘脾,以致脾虚湿滞,肝郁脾虚之证。

(2)劳欲久病:病久耗伤,劳欲过度,继而耗伤阴血,血不养肝,肝阴不足,继而累及于肾,导致肝肾阴虚。《景岳全书》指出:“凡房劳过度,肾虚羸弱之人,多有胸胁间隐隐作痛,此肝肾精虚。”

(3)先天不足:素体脾阳不足,不能温化湿气,导致体内湿邪无有出路,蓄积体内,引起本病的发病基础,又再因感寒而从寒化,则发为本病。

(4)情志不遂:若情志抑郁不畅,忧思日久,均可使肝失调达,疏泄功能不利,气机闭阻于脉络,发为肝郁胁痛,甚则积聚等病。

四、中医辨证分型及膏方调治

1. 肝郁脾虚型

【主症】右侧胁肋部位经常胀痛不适，时常情绪压抑，食欲欠佳，且食少乏力，易腹痛或腹胀，可因操劳过度或生气而加重，时常腹泻。舌色淡、边有齿痕，舌苔白，脉沉或濡。

【治法】疏肝解郁，理气健脾。

【膏方】疏肝健脾解郁膏。

【组成】柴胡 100 g，当归 200 g，赤芍 150 g，茯苓 200 g，白术 200 g，生姜 60 g，薄荷 100 g(后下)，人参 100 g，黄芩 100 g，法半夏 100 g，川楝子 60 g，枳壳 150 g，陈皮 100 g，川芎 150 g，香附 100 g，炙甘草 100 g，山药 100 g，苦参 100 g，焦山楂 100 g，神曲 100 g，炒麦芽 100 g，鸡内金 100 g。

【制法】上药共以水煎透，去渣再熬浓汁，加入阿胶 250 g、鳖甲胶 150 g、冰糖 200 g 收膏，冷藏备用。

【服法】早、晚饭后半小时服用 10 g，以温开水送服。

2. 肝肾阴虚型

【主症】胁肋疼痛隐隐，持续不解，可伴有耳鸣或眩晕，两眼经常干涩，或伴有口咽干燥，面色潮红，尤其颧骨红色隐隐，时有双手、脚心及胸口烦热，且夜间较重。舌红少苔，脉弦细而数。

【治法】补肝养肾，滋阴清热。

【膏方】滋阴养肝清热膏。

【组成】生地黄 300 g，熟地黄 300 g，沙参 100 g，枸杞子 150 g，麦冬 200 g，当归 200 g，山萸肉 100 g，茯苓 200 g，茯神 200 g，川楝子 60 g，牡丹皮 100 g，菊花 100 g，泽泻 100 g，女贞子 150 g，川芎 100 g，白芍 200 g，炙甘草 100 g。

【制法】上药共以水煎透，去渣再熬浓汁，加入阿胶 200 g、龟甲胶 150 g、冰糖 150 g 收膏，冷藏备用。

【服法】早、晚饭后半小时服用 10 g，以温开水送服。

3. 湿热瘀阻型

【主症】胁肋时而胀闷不适，或有灼热感，口苦口黏，情绪易激易怒，时而咽干目赤、口腔异味、周身隐隐发热。舌质红，苔白腻，脉弦滑。

【治法】清利湿热，疏肝活络。

【膏方】化湿清热保肝膏。

【组成】陈皮 150 g，大腹皮 150 g，太子参 100 g，白术 150 g，茯苓 200 g，茯神 200 g，柴胡 100 g，黄芩 150 g，法半夏 100 g，川楝子 100 g，栀子 60 g，生地黄 150 g，通草 100 g，车前子 150 g，浙贝母 150 g，鸡内金 200 g，海螵蛸 200 g，焦三仙各 100 g，生甘草 100 g。

【制法】上药共以水煎透，去渣再熬浓汁，加入琼脂 100 g、蜂蜜 200 g 收膏，冷藏备用。

【服法】早饭后半小时服用 15 g，晚饭后半小时服用 10 g，以温开水送服。

第二节　肝硬化

一、肝硬化的概念及临床表现

肝硬化(hepatic cirrhosis)是由一种或者多种原因引起的，以肝组织弥漫性纤维化、假小叶和再生结节为组织学特征的慢性进行性肝病。由于人体肝有较强的代偿性，因此肝硬化患者早期可无明显的症状，晚期由于失代偿可出现肝功能损伤和门静脉高压，临床可出现上消化道出血、肝性脑病、感染、腹水，甚至发展为肝癌等。

肝硬化是一种慢性进行性疾病，如果疾病控制不好，则肝硬化速度加快，如果控制较好，则会延长生存期限。因此，早发现、早治疗就显得格外重要。那么肝硬化通常有哪些表现呢？首先，是肝功能的变化。临床上表现为消化不良或者营养不良，人逐渐消瘦，面色发黄甚至黝黑，有的人还会出现黄疸，表现为眼睛白睛变黄同时面色和小便颜色也均为黄色。较重者会出现脾大和腹水，腹部膨隆，小便短少，有的甚至会出现吐血、便血等危及生命的症状。

二、常见病因

肝硬化作为一种慢性进行性疾病，其疾病发展的基本特征是肝细胞的坏死、再生，肝纤维化和肝内血管增殖、循环紊乱。较多因素都会引起或加速这一病理过程，其常见病因总结如下。

(1)病毒性肝炎：目前我国肝硬化最主要的原因为乙肝，其次为丙肝，从感染病毒至发展为肝硬化，需要时间从数月到数十年不等，这和患者的身体状态、治疗早晚等有关。如果发现较早，治疗及时，则能够对肝硬化的进程加以控制，减缓病情进展，提高生活质量。甲肝和戊肝一般不会发展为肝硬化。

(2)饮酒：我们都知道乙醇通过肝代谢，长期大量饮酒会对肝造成损伤，同时引起肝脂肪沉积(即脂肪肝)和肝纤维化，逐渐发展为肝硬化。另外，平素营养不良的人如果再感染乙肝或者丙肝，则会增大酒精性肝硬化的患病风险。在此基础上，女性如果饮酒比男性更容易得酒精肝。

(3)各种原因引起的胆汁淤积：比如胆囊结石、胆管结石等。如果此类患者在患病后没有及时进行治疗，时间一长肝细胞就会出现炎症及胆小管反应，并逐渐坏死，形成胆汁淤积性肝硬化。

(4)遗传倾向:通常情况下,肝硬化是没有遗传性的,但是一些比较特殊的代谢疾病,如体内酶代谢障碍等引起的肝硬化是具有遗传倾向的,因此在罹患本病之后应该判断病因,以确定其是否具有遗传性。

(5)其他原因:如肝血液循环障碍,服用具有肝损伤的药物、化学药品及免疫系统的疾病等也会引起肝硬化。

三、中医病因病机

肝硬化,相当于中医学"鼓胀"或"积聚"范畴,是指因人体正气亏虚,复感外来邪气,或受情志、饮食所伤及其他疾病日久不愈等,引起人体正气亏损,五脏六腑失调,导致气滞、血瘀、痰浊停滞于体内,以腹内结块、胀满、疼痛不适为主要症状的一类病证。其主要病因病机总结如下。

(1)情志内伤:中医认为人的情志变化会引起相应脏器的改变,如忧思伤脾、大怒伤肝、大恐伤肾等。所以,人如果情志抑郁,则肝气郁滞,气滞会引起血瘀,日久则会导致肝脾气血运行不畅,引起积聚等病。反之,如果人心情舒畅,则气血运行调和,不仅不会罹患本病,反而对养生大有益处。

(2)饮食不节:如果不注意饮食,经常暴饮暴食、饮酒无度,则脾胃会最先受损,进而影响肝,使痰饮、食积等留于体内,引起气滞血瘀等证,日久引起积聚。

(3)感受外邪:中医学认为,人体之病,既有内生,又有外感。《诸病源候论》记载:"诸脏受邪,初未能为积聚,留滞不去,乃成积聚。"意思是说人体五脏在感受邪气之后,初期并不会引起积聚,但如果邪气留滞太久,未能及时祛除,则会成为积聚病产生的原因。

(4)正气不足:通常情况下,人体正气不足才会导致疾病发展,如果人体正气充盛,便能有力抗邪,气血循环顺畅,即便体内藏有邪气,但由于正气的抗争,也不会引起不适症状。

四、中医辨证分型及膏方调治

1. 食滞痰阻型

【主症】腹胀或腹痛,有时可在腹部摸到条索状的突起,按下则疼痛加重,大便秘结不通,食欲减低,腹部胀满不适。舌苔厚腻,脉弦滑。

【治法】理气化痰,通腑祛滞。

【膏方】理气化痰消积膏。

【组成】半夏 150 g,陈皮 150 g,木香 100 g,乌药 100 g,大黄 60 g,枳实 150 g,焦山楂 100 g,六神曲 100 g,炒麦芽 100 g,白术 150 g,厚朴 100 g,黄芪 300 g,人参 100 g,鸡内金 100 g,海螵蛸 200 g,苍术 150 g,延胡索 100 g,郁金 150 g,川芎 150 g,杏仁 100 g。

【制法】上药共以水煎透，去渣再熬浓汁，加入黄酒500 g、冰糖150 g收膏，冷藏备用。

【服法】早饭后半小时服用15 g，晚饭后半小时服用10 g，以温开水送服。

2. 气滞血瘀型

【主症】腹部有积块且固定不移，经常胀痛，可以因生气恼怒而加剧，情绪转好而减轻。舌红或有瘀斑、瘀点，苔白，脉弦。

【治法】理气化瘀，活血止痛。

【膏方】理气祛瘀软肝膏。

【组成】柴胡150 g，陈皮150 g，川芎120 g，香附100 g，丹参100 g，延胡索100 g，黄芪200 g，人参100 g，炙甘草200 g，当归200 g，蒲黄100 g，莪术100 g，红花100 g，桃仁100 g，枳壳150 g，大腹皮150 g，砂仁100 g，鸡内金200 g，海螵蛸300 g，山楂100 g，三七50 g。

【制法】上药共以水煎透，去渣再熬浓汁，加入阿胶150 g、鳖甲胶150 g、黄酒500 mL收膏，冷藏备用。

【服法】早饭后半小时服用15 g，晚饭后半小时服用10 g，以温开水送服。

3. 正虚瘀结型

【主症】病久体弱，身体消瘦而乏力，积块坚硬，疼痛较重，食欲差，面色萎黄，或兼有水肿、出血，舌淡色紫暗，脉弦细或弦弱。

【治法】补益气血，消积化滞。

【膏方】扶正化瘀软肝膏。

【组成】人参150 g，黄芪300 g，当归200 g，熟地黄200 g，白芍150 g，川芎100 g，茯苓150 g，白术150 g，香附150 g，巴戟天100 g，山药150 g，菟丝子100 g，茯神150 g，远志100 g，车前子150 g，女贞子150 g，陈皮100 g，厚朴100 g，莪术100 g，槟榔100 g，鸡内金150 g，炒麦芽100 g，六神曲100 g，炙甘草100 g，三七粉60 g。

【制法】上药除三七粉外，共以水煎透，去渣再熬浓汁，加入阿胶200 g、龟甲胶150 g收膏，冷藏备用。

【服法】早、晚饭后半小时取膏方10 g、三七粉1 g，以温开水同时送服。

第三节　脂肪肝

一、脂肪肝的概念及临床表现

脂肪肝(fatty liver)是以肝细胞脂肪过度贮积和脂肪变性为特征的临床病理综合征，是目前我国常见的肝病之一，可发生在不同年龄，一般40～50岁发病较多。近年来我国脂肪肝的发病率有上升的趋势，并且好发年龄段有所提前。根据患者是否有长期大量饮酒史，可以将脂肪肝分为非酒精性脂肪肝和酒精性脂肪肝两种，但无论哪种，均可检测出肝内脂肪含量升高。通常，脂肪肝经过生活习惯的改善、锻炼，以及及时的药物治疗，多数可以恢复正常。

二、常见病因

1.酒精性脂肪肝　是由长期大量饮酒造成，初期一般表现为脂肪肝，如果病情进展可发展为肝炎、肝硬化等。乙醇在肝代谢，如果长期大量饮酒，则容易造成肝的损害。如果患有脂肪肝并有如下特征，则可以诊断为酒精性肝病。①超过 5 年的饮酒史，酒精量男性≥40 g/d，女性≥20 g/d；②或者在近 2 周曾大量饮酒，且酒精量>80 g/d。酒精量计算公式：酒精量(g)= 饮酒量(mL)×乙醇含量(%)×0.8。针对酒精性脂肪肝，戒酒是最重要的治疗手段。一般来说，在戒酒 1 ~2 个月后脂肪肝就停止发展，继续戒酒则最终可恢复正常。如果是长期大量饮酒造成的肝病，在戒酒的同时还应该维持良好的营养，进行高蛋白、高热量、低脂肪的饮食，同时补充各种维生素。如果存在肝功能的变化，还需要进行药物的治疗。

2.非酒精性脂肪肝　是指排除饮酒所导致的、其他肝损伤所形成的脂肪性肝病。该病目前是我国最常见的慢性肝病之一。目前发现造成非酒精性脂肪肝的病因主要有如下几种。

(1)肥胖：一般情况下，肝内脂肪的堆积和体重指数呈正相关，即体重指数较大，脂肪肝的发生率就越高。当经过锻炼控制体重后，脂肪肝也会随之减轻或消失。

(2)糖尿病：这里特指 2 型糖尿病，由于 2 型糖尿病患者多数具有年龄较大、肥胖、进食糖类较多、血脂异常等因素，所以脂肪肝发生率较其他人群高，临床中近半数糖尿病患者都伴有脂肪肝。

(3)营养不良：一些人由于偏食、少食等原因，体内营养物质摄入不足，进而影响机体代谢，导致脂肪堆积，形成脂肪肝。

(4)其他：一些遗传因素、不当减肥方式、服用某些药物或由于其他疾病继发等因素，也可导致脂肪肝。

三、中医病因病机

脂肪肝是现代医学病名，中医文献中并无此病的记载，但是根据患者主要的临床表现可以将其归为“胁痛”“腹胀”“积证”等范畴。《难经》所说“肝之积，曰肥气”，是指肥甘厚味过多可积于肝，引发病证。同时，由于五脏互相影响，常累及脾肾，因此本病病位在肝，与脾肾密切相关。本病的病因可概括为饮食失节、劳逸失常、情志失调、劳伤久病等多个方面。

(1)饮食失节：主要表现在现代人时常不吃早饭，晚饭大酒大肉，经常熬夜、吃夜宵

等，这些不良的饮食习惯都会对肝脾造成损伤，而且晚间进食后消化的水谷精微难以消耗，蓄积在体内，久而久之会造成脾失健运，痰浊内生，发为本病。

(2)劳逸失度：过于劳累，尤其重体力劳动，会造成肝脾损伤，运化不足，久而久之就会产生病变；过于安逸，则常常造成脾肾阳气不充，运化失常，阳虚则痰浊内生，累及肝，形成本病。

(3)情志失调：现代人生活压力大，因工作、感情等因素，长期处于情绪压抑状态，或经常发怒等，造成肝气郁结，气滞痰凝，形成胁痛、腹胀等症。

(4)外伤久病：外伤或久病不愈，容易导致瘀血内停，进而肝气失调，痰湿停滞于肝，与血相互搏结，发为本病。

(5)先天失养：由于先天失养加之后天调摄失宜，长期身体虚弱，导致气血阴阳虚衰，脏腑功能失调，尤其肝脾肾运化乏源，气、血、痰、湿等留滞体内，引发病证。

四、中医辨证分型及膏方调治

1. 肝郁气滞型

【主症】时常感到胁肋部位胀痛或腹部胀满不适，可伴有胸部胀闷不适、口苦反酸，平时情绪压抑，食欲相对较差，食后腹胀，女性可有乳房胀痛，大便稀，睡眠差。舌淡红，苔白，脉弦。

【治法】疏肝理气，健脾和胃。

【膏方】理气健脾消脂膏。

【组成】柴胡 150 g，白芍 100 g，川芎 150 g，枳壳 200 g，陈皮 150 g，厚朴 200 g，香附 150 g，半夏 100 g，大腹皮 100 g，炙甘草 100 g，茯苓 150 g，茯神 150 g，薄荷 90 g(后下)，太子参 100 g，白术 150 g，白豆蔻 90 g，鸡内金 200 g，海螵蛸 200 g，焦神曲 100 g，焦麦芽 100 g，焦山楂 100 g。

【制法】上药共以水煎透，去渣再熬浓汁，加入鹿角胶 100 g、龟甲胶 150 g 收膏，冷藏备用。

【服法】早饭后半小时服用 15 g，晚饭后半小时服用 10 g，以温开水送服。

2. 肝郁脾虚型

【主症】腹部胀满不适，或胁肋部位胀痛，口苦或黏，经常喘长气，平时身体乏力，易困倦，尤其上午 9-11 时好发，或兼有消化不良症状如大便黏腻不爽或腹泻。妇女可出现白带量多。舌淡红，舌体淡胖或边有齿痕，苔白腻，脉弦滑。

【治法】补益肝肾，疏肝理气。

【膏方】疏肝健脾平脂膏。

【组成】藿香 100 g，厚朴 150 g，茯苓 200 g，佩兰 150 g，柴胡 150 g，白芍 100 g，枳壳 150 g，陈皮 150 g，薏苡仁 200 g，姜半夏 100 g，炙甘草 100 g，麸炒白术 100 g，党参 100 g，

白扁豆 100 g,车前子 150 g,木香 100 g,延胡索 100 g,焦神曲 100 g,焦山楂 100 g,焦麦芽 100 g,海螵蛸 200 g,鸡内金 200 g。

【制法】上药共以水煎透,去渣再熬浓汁,加入清酒 500 mL、冰糖 200 g 收膏,冷藏备用。

【服法】早饭后半小时服用 15 g,晚饭后半小时服用 10 g,以温开水送服。

3. 肝肾亏虚型

【主症】时常感到胁肋部疼痛,偶有头晕,视物不清,耳鸣,健忘,失眠多梦,腰膝酸软,手脚心烦热,尤其夜间较重。舌红,少苔,脉弦细或细数。

【治法】理脾化湿,疏肝解郁。

【膏方】补益肝肾消脂膏。

【组成】川楝子 100 g,赤芍 100 g,郁金 100 g,枸杞子 200 g,菊花 100 g,生地黄 200 g,山萸肉 60 g,山药 150 g,茯苓 150 g,泽泻 100 g,牡丹皮 60 g,陈皮 100 g,牛膝 100 g,百合 100 g,女贞子 100 g,桑椹 150 g,菟丝子 150 g,红曲 50 g,决明子 150 g,鸡内金 150 g,山楂 150 g。

【制法】上药共以水煎透,去渣再熬浓汁,加入清酒 500 mL、冰糖 200 g 收膏,冷藏备用。

【服法】早饭后半小时服用 10 g,晚饭后半小时服用 15 g,以温开水送服。

4. 气滞血瘀型

【主症】经常发生两胁部位刺痛,痛处固定,触碰按压可加重,有时可出现腹部胀满不适,面色暗淡无光。舌色紫暗,边有瘀斑,脉象细涩或细涩。

【治法】益气活血,健脾疏肝。

【膏方】益气活血消脂膏。

【组成】当归 150 g,川芎 100 g,桃仁 150 g,牡丹皮 100 g,赤芍 100 g,乌药 100 g,延胡索 60 g,黄芪 150 g,香附 90 g,红花 150 g,枳壳 90 g,山楂 100 g,泽泻 60 g,决明子 100 g,生甘草 150 g,益母草 100 g,莪术 100 g,酒大黄 100 g,丹参 100 g,柴胡 100 g,麦芽 100 g,鸡内金 150 g。

【制法】上药共以水煎透,去渣再熬浓汁,加入清酒 500 mL、冰糖 200 g 收膏,冷藏备用。

【服法】早、晚饭后半小时服用 15 g,以温开水送服。

第四节　自身免疫性肝病

一、自身免疫性肝病的概念及临床表现

自身免疫性肝病,临床上包括自身免疫性肝炎(autoimmune hepatitis)、原发性胆汁性

肝硬化(primary biliary cirrhosis)和原发性硬化性胆管炎(primary sclerosing cholangitis)。自身免疫性肝病的特点是在肝出现炎性损伤的时候,血液中还可以检查出和肝有关的自身抗体。人体内抗体本身的作用应该是作用于外来的细菌、病毒等,用以消灭进入人体的病菌,保证人体自身的正常生理功能,而自身抗体则会对自己的肝造成影响,把自身肝当作敌人进行攻击,从而表现出免疫相关的疾病特点。本病如果经过治疗,则20年生存率可达到80%。一些病情严重的患者,如果不经治疗,可发展为肝纤维化、肝硬化等,则5年生存率仅为10%。

二、常见病因

目前关于自身免疫性肝病产生的原因还未完全阐释清楚,因此诊断起来也比较困难,但是一些和自身免疫相关的异常结果对于诊断仍具有相当的价值。目前认为这种疾病的发生首先与遗传基因有关,其次与人体感染病毒或者药物因素有关,但是无论哪种因素,最终起病都与患者自身的免疫系统有关。

三、中医病因病机

自身免疫性肝病在中医病名中没有记载,但在病变活动时表现有乏力、腹胀、纳差、瘙痒、黄疸等症状,由此对应中医学“虚劳”“痞满”“黄疸”等。关于本病的病因,中医学可归纳为以下几部分。

(1)先天不足,脏器亏虚:由于父母体虚,或在胎养过程中母亲生病、情志过极、饮食不当等原因,造成胎儿在发育过程中脏腑发育不足,肝失调达、脾失健运,因而造成极易罹患疾病的体质。若在此基础上复感外邪,则病而难愈,日久可发生变证。

(2)调摄失宜,烦劳过度:饮食不节,饥饱失宜,或过于厚味滋腻均可造成肝脾损伤,影响水谷运化吸收,后天失养,发为本病。若烦劳过度,如房劳过度、熬夜通宵,可造成肝肾亏损,阴血不足,机体抗邪无力或亢进,发为本病。

(3)邪留日久,侵袭经络:因冒雨、涉水、特殊工作环境等因素,引起风湿邪气侵入体内。若未及时祛邪,日久侵入脏腑,引起黄疸、发热等症状。

四、中医辨证分型及膏方调治

1. 肝血不足型

【主症】面色无光泽,时有胁肋部位隐隐作痛,劳累后加重,四肢可兼有麻木或颤动,两目干涩,眩晕耳鸣,有时可有夜间盗汗,女子可见月经不调甚则闭经。舌淡,苔白,脉弦细或涩滞。

【治法】滋阴养肝,补血柔肝。

【膏方】柔肝养血膏。

【组成】熟地黄 200 g，当归 150 g，鸡血藤 100 g，白芍 200 g，何首乌 100 g，枸杞子 200 g，川芎 100 g，南沙参 100 g，菊花 100 g，决明子 150 g，陈皮 60 g，大枣 100 g，酸枣仁 100 g，石斛 100 g，天冬 150 g，麦冬 150 g，玄参 100 g，益母草 100 g，牛膝 100 g，蝉蜕 100 g，薄荷 50 g（后下）。

【制法】上药共以水煎透，去渣再熬浓汁，加入龟甲胶 200 g、鳖甲胶 200 g、阿胶 100 g、黄酒 500 mL 收膏，冷藏备用。

【服法】早、晚饭后半小时服用 10 g，以温开水送服。

2. 脾肾阳虚型

【主症】胁肋不适，面色萎黄或黧黑，食欲不佳且食后偶尔腹胀，腹部怕凉喜温，精神不振，身体乏力，经常腰背酸痛，夜间小便多，经常腹泻。舌质淡胖、边有齿痕，苔白，脉沉迟。

【治法】补气健脾，温肾助阳。

【膏方】健脾补肾养肝膏。

【组成】炮姜 100 g，人参 100 g，炒白术 200 g，木香 100 g，砂仁 100 g，黑顺片 60 g（先煎），肉桂 100 g，山萸肉 100 g，杜仲 100 g，白芍 100 g，茯苓 150 g，茯神 150 g，海螵蛸 300 g，巴戟天 100 g，菟丝子 150 g，枸杞子 150 g，川芎 100 g，红花 60 g。

【制法】上药共以水煎透，去渣再熬浓汁，加入鹿角胶 200 g、冰糖 200 g、阿胶 100 g、黄酒 500 mL 收膏，冷藏备用。

【服法】早、晚饭后半小时服用 10 g，以温开水送服。

3. 湿热内蕴型

【主症】面色和双目发黄，胁肋部胀痛不适明显，腹胀，进食肉类或油腻食物症状加重，身体疲乏无力，精神不佳，大便黏滞，排便时间长，小便颜色黄。舌质红，苔腻，脉弦滑。

【治法】行气祛湿，利胆退黄。

【膏方】行气祛湿退黄膏。

【组成】茵陈 200 g，栀子 150 g，大黄 60 g，苍术 200 g，白术 200 g，陈皮 100 g，车前子 100 g，泽泻 100 g，茯苓 200 g，厚朴 100 g，黄芪 300 g。

【制法】上药共以水煎透，去渣再熬浓汁，加入冰糖 200 g、琼脂 100 g、蜂蜜 100 g 收膏，冷藏备用。

【服法】早、晚饭后半小时服用 10 g，以温开水送服。

第五节　酒精性肝病

一、酒精性肝病的概念及临床表现

酒精性肝病，顾名思义是长期大量饮酒所致的慢性肝病。早期可表现为脂肪肝，但是随着病情的进展，可发展为肝炎或肝硬化，甚至广泛肝细胞坏死，引起肝衰竭。其主要表现有黄疸、肝区肿大或压痛、食欲减退、恶心呕吐、乏力、体重减轻等。目前我国酒精性肝病的发生率在4%~6%。

我国现有的酒精性肝病诊断标准为：有长期饮酒史，一般超过5年；折合酒精量男性≥40 g/d，女性≥20 g/d；或2周内有大量饮酒史，折合酒精量>80 g/d。

二、常见病因

酒精性肝病主要病因是饮酒，但是还有一些其他的因素影响，主要包括以下几点。

1. 饮酒　饮酒造成肝损伤有三个主要的发病机制：①肠道代谢产物。饮酒第一损伤的是胃肠黏膜，产生肠毒素，多细胞在肝内处理肠道有害物质，产生大量细胞因子，氧化应激，使细胞纤维化，作用于肝细胞，导致肝应激反应。②乙醛堆积。酒精正常代谢途径为乙醇→乙醛→乙酸→CO_2和水。乙醛脱氢酶是乙醛转化为乙酸重要的酶，但中国人大部分缺少此酶（与遗传有关）。③还原型辅酶。因为长期饮酒，乙醛脱氢酶代谢不了乙醇，烟酰胺腺嘌呤二核苷酸（NADH）、烟酰胺腺嘌呤二核苷酸磷酸（NADP）等还原型辅酶开始起作用，进而导致脂肪肝的发生。

2. 遗传因素　遗传因素也与酒精肝的发病关系密切，多数认为是由于缺少乙醛脱氢酶的缘故。

3. 性别　同样的酒精摄入量女性比男性易患酒精性肝病，这也与女性体内乙醛脱氢酶含量较低有关。乙醛脱氢酶少的人体内的大量脂肪会再次储存酒精，发生宿醉的现象。

4. 其他肝病　如乙肝或丙肝感染可提高酒精性肝病发生的危险性，并可使酒精性肝病病情加重。

5. 继发性营养不良　多与饥饿、严重挑食或其他疾病有关。

三、中医病因病机

中医并无酒精性肝病之病名，但根据其临床表现可将其归为“痞满”“胁痛”“黄疸”“鼓胀”等范畴。本病病因均与饮酒有关，不同时期疾病的主要表现不同，因此根据其轻重程度划分其病机。

(1)轻度酒精肝:属中医“痞满”“胁痛”等范畴,其病因病机为酒食不节伤及脾胃,导致脾失健运,水湿内停,湿聚成痰,痰湿阻滞中焦,气机不畅,瘀血内停,阻滞脉络,发为痞满等症。

(2)酒精性肝炎:属中医“黄疸”“胁痛”“呕吐”等范畴。其病因病机为纵酒过度,损伤脾胃,湿浊内生,郁而化热,熏蒸肝胆,胆汁不循常道,浸淫肌肤而发黄。

(3)酒精性肝硬化:属中医“癥瘕”“积聚”“鼓胀”等范畴,病因病机为纵酒日久,气、血、痰日久不化,肝脾不调,因病久及肾,肝、脾、肾俱损,气、血、水凝聚腹中而成鼓胀等症。

四、中医辨证分型及膏方调治

1. 痰湿凝滞型

【主症】腹部饱胀感或胁肋部不适,纳差,口淡,痰多,偶有眩晕,身体重,困倦。舌质淡红,苔白厚腻,脉滑。

【治法】祛湿化痰,理气和中。

【膏方】理气化痰解酒膏。

【组成】半夏 150 g,陈皮 150 g,茯苓 200 g,鲜生姜 60 g,乌梅 200 g,泽泻 100 g,车前子 150 g(包煎),丝瓜络 200 g,炙甘草 100 g,葛花 100 g,枳椇子 100 g,楮实子 100 g,通草 100 g,黄芩 100 g,大腹皮 150 g,太子参 100 g,白术 100 g,砂仁 100 g,白芍 100 g,焦神曲 100 g,焦麦芽 100 g,焦山楂 100 g,鸡内金 150 g,海螵蛸 200 g。

【制法】上药共以水煎透,去渣再熬浓汁,加入冰糖 200 g、明胶 250 g 收膏,冷藏备用。

【服法】早、晚饭后半小时服用 10 g,以温开水送服。

2. 肝胆湿热型

【主症】胁肋部疼痛不适,身体和眼睛黄染,恶心呕吐,口苦,乏力倦怠,小便量少色黄。舌红,苔黄腻,脉弦滑数。

【治法】清利肝胆,芳香化浊。

【膏方】清热利湿退黄膏。

【组成】茵陈 200 g,藿香叶 100 g,白豆蔻 150 g,法半夏 100 g,生薏苡仁 250 g,黄芩 150 g,连翘 100 g,赤芍 100 g,郁金 100 g,柴胡 100 g,陈皮 150 g,党参 200 g,水红花子 150 g,太子参 150 g,白术 150 g,苍术 150 g,厚朴 100 g,茯苓皮 150 g,车前子 150 g,通草 100 g,大黄 50 g,鸡内金 150 g,海螵蛸 200 g,楮实子 100 g,枳椇子 100 g。

【制法】上药共以水煎透,去渣再熬浓汁,加入龟甲胶 250 g、蜂蜜 300 g 收膏,冷藏备用。

【服法】早、晚饭后半小时服用 10 g,以温开水送服。

3. 气滞血瘀型

【主症】右胁部胀痛,腹部胀满,口渴不欲饮,四肢瘦弱,乏力,纳差,可以见到肝掌、蜘

蛛痣。舌质紫红或有紫斑，脉涩。

【治法】活血化瘀，疏肝理气。

【膏方】膈下逐瘀保肝膏。

【组成】柴胡 200 g，枳壳 150 g，当归 200 g，川芎 150 g，桃仁 150 g，红花 150 g，赤芍 150 g，牡丹皮 100 g，香附 150 g，制鳖甲 150 g，枸杞子 150 g，炙甘草 100 g，生黄芪 300 g，楮实子 100 g，枳椇子 100 g，小茴香 100 g，乌药 100 g，延胡索 100 g，地榆 100 g，山楂 150 g，麦芽 150 g。

【制法】上药共以水煎透，去渣再熬浓汁，加入阿胶 100 g、蜂蜜 200 g、冰糖 200 g 收膏，冷藏备用。

【服法】早、晚饭后半小时服用 10 g，以温开水送服。

4. 肝肾亏虚型

【主症】腹部膨隆，胀满不适，腹部青筋暴露，面色黧黑，口干，小便困难、量少，心烦，失眠。舌质红绛少津，脉弦细。

【治法】滋养肝肾，化瘀利水。

【膏方】滋阴利水化瘀膏。

【组成】生地黄 300 g，熟地黄 200 g，赤芍 200 g，牡丹皮 100 g，红花 60 g，桃仁 100 g，茯苓 150 g，茯神 100 g，陈皮 150 g，女贞子 150 g，枸杞子 150 g，菟丝子 150 g，山萸肉 100 g，川芎 100 g，当归 150 g，酸枣仁 100 g，泽泻 100 g，车前子 150 g（包煎），玄参 100 g，麦冬 100 g，大腹皮 100 g，益母草 100 g。

【制法】上药共以水煎透，去渣再熬浓汁，加入阿胶 250 g、鳖甲胶 150 g、冰糖 200 g、黄酒 500 mL 收膏，冷藏备用。

【服法】早饭后半小时服用 10 g，晚饭后半小时服用 15 g，以温开水送服。

5. 脾肾阳虚型

【主症】胁肋不适，腹部满胀，纳差，乏力虚弱，四肢发冷，下肢浮肿，小便困难、量少，大便稀溏。舌质淡胖或苔腻，脉沉弦。

【治法】温补肾阳，化气利水。

【膏方】济生肾气养肝膏。

【组成】熟地黄 200 g，山药 200 g，山茱萸 200 g，泽泻 150 g，茯苓 150 g，车前子 300 g（包煎），牛膝 150 g，桂枝 150 g，附子 100 g（先煎），白术 150 g，苍术 150 g，干姜 50 g，炙甘草 100 g，菟丝子 100 g，楮实子 100 g，枳椇子 100 g，决明子 100 g，白扁豆 150 g，鸡内金 150 g，海螵蛸 200 g，神曲 100 g。

【制法】上药共以水煎透，去渣再熬浓汁，加入鹿角胶 250 g、鳖甲胶 150 g、冰糖 200 g、黄酒 500 mL 收膏，冷藏备用。

【服法】早饭后半小时服用 15 g，晚饭后半小时服用 10 g，以温开水送服。

第七章　慢性肾病的膏方调治

第一节　尿　频

一、尿频的概念及临床表现

正常成人白天排尿 4 ~6 次，夜间排尿 0 ~2 次，无论成人还是儿童，排尿次数明显增多者称为尿频。尿频症状可出现于西医很多疾病中。如果发生于中年女性常为尿道综合征；如果发生于小儿常为小儿神经性尿频症；而发生于老年人中多为老年性夜尿频多症。

尿道综合征（urethral syndrome）又称为症状性无菌尿、无菌性尿频、排尿不适综合征，是指出现尿频、尿急、尿痛、排尿不适等一系列症状，但膀胱和尿道检查却没有异常。多见于已婚的中青年女性，其发病时症状轻重不一，常反复发作。除了排尿异常的症状外，可伴随反射性下腹部或肾区疼痛、下腹坠胀。阴道前壁触诊时，尿道和膀胱颈部会有触痛。实验室检查无特异性指标，感染性尿道综合征时可以发现少许白细胞、脓细胞增多，可发现支原体、衣原体。治疗上予消炎解痉、镇痛、利尿、碱化尿液等手段，必要时局部手术治疗，嘱患者多饮水、勤排尿。

小儿神经性尿频症为儿科常见的临床疾病，指非感染因素导致的尿频尿急。患儿年龄一般为 2 ~11 岁，多发生在学龄前儿童。其发病特点为尿频，每 2 ~10 min 排尿 1 次，患儿因尿急而经常尿湿裤子，因此可继发尿路感染或者阴部湿疹。经医院诊查排除其他病因之后确定为小儿神经性尿频症的患儿一般可通过家长的心理疏导和耐心教育来帮助患儿养成正常的排尿习惯。

老年性夜尿频多症发病率随年龄增加而升高，多影响老年人群的生活质量。患者需严格限制晚间液体的摄入，定期使用利尿剂，睡觉时垫高下肢，穿弹力绷袜（充血性心力衰竭患者应避免此疗法）等，并治疗引起夜尿症的原发疾病。

二、常见病因

引起尿频的病因有很多，大概分为以下几点。

(1)感染或梗阻:细菌或者细菌产生的排泄废物刺激膀胱或前列腺等部位是引起尿频的常见原因。结石或肿瘤等原因会使尿路梗阻,肾小管压力增高,有可能引起多尿与少尿交替出现的现象。

(2)先天发育异常:小阴唇融合、尿道处女膜融合、处女膜伞等尿道外口发育异常会导致女性尿道综合征。小儿的大脑皮质发育不完善,对脊髓初级排尿中枢的抑制功能较差,或包皮过长都能导致小儿神经性尿频症。

(3)激素水平与内分泌因素:围绝经期的妇女常会出现尿频,可能与她们的雌激素水平下降有关。在女性膀胱三角及尿道等处的细胞和细胞核上都存在雌激素受体,当雌激素缺乏时,会导致阴道壁萎缩,黏膜变薄,局部抵抗力下降。而尿道黏膜脱垂及尿道外口肉阜也与雌激素降低有关。另外,雌激素具有清洁阴道作用,雌激素缺乏更容易发生下尿路症状。

(4)精神心理因素:在大脑皮质控制功能分区上,逼尿肌位属于额叶中上部的躯体运动中枢,该部位容易接受边缘系统的神经纤维放射。所以精神紧张、焦虑或小儿受惊等因素会导致对排尿的自我暗示、自我提醒,长此以往会形成尿频等不良排尿习惯。

(5)其他继发疾病:糖尿病、心脏病、尿崩症、充血性心力衰竭、脑梗死、脊髓病等也会继发尿频症状。

(6)其他因素:包括液体摄入过多,应用利尿药、咖啡因,蛲虫病,过量饮水或饮酒,局部化学、机械性刺激,妊娠等。

三、中医病因病机

尿频之症早在《内经》中就有论述,《黄帝内经·灵枢》曰:"中气不足,溲便为之变。"《素问·脉要精微论》亦云:"仓廪不藏者,是门户不要也。水泉不止者,是膀胱不藏也。得守者生,失守者死。"隋唐时期很多书籍如《诸病源候论》《备急千金要方》等多将尿频混在淋证中论述,宋代的儿科专著《幼幼新书》已将尿频与淋证分节讨论。本病的主要病机为外邪侵袭下焦,肾气不足失司。病位在肾、脾、肺、心,病理基础标实为寒、湿、热,本虚为阴虚、阳虚、阴阳两虚。下面几点是尿频发生的常见病因。

(1)感受外邪:常处在潮湿或寒冷环境中会使机体感受寒湿之邪,湿性重浊黏滞,又因感受寒气,寒伤于肾,肾的阳气因此消耗而出现小便清长,甚则频急不自控;或湿邪缠绵日久,与热邪交织之后蕴结下焦,使膀胱气化失常而出现小便频数、尿黄等症。

(2)禀赋不足:肾为先天之本,如先天肾气不足,封藏之力受损,导致小儿体质虚弱,肾气不固,膀胱约束无能,气化不宣,则出现尿频色白,且常伴有体弱多病、手脚怕冷、身材瘦小、反应和学习能力较正常人差等特点。

(3)劳倦过度:疲劳过度可以使后天失调,肺脾俱虚,上虚不能制下而致尿频。

四、中医辨证分型及膏方调治

1. 肾阴虚型

【主症】小便频数或小便排出时尿道疼痛难出，尿色微黄，低热盗汗，手脚心发热，心烦意乱，腰膝酸痛，头晕耳鸣，口干唇燥，男性可能伴有遗精滑泄。舌红少苔，脉细数。

【治法】滋阴清热，固精缩尿。

【膏方】滋阴缩尿膏。

【组成】知母150 g，黄柏100 g，生地黄200 g，女贞子200 g，墨旱莲200 g，牡丹皮150 g，泽泻200 g，茯苓200 g，山药200 g，山萸肉200 g，炙甘草100 g，牛膝100 g，丹参100 g，白芍100 g，金樱子90 g，莲须100 g，桑螵蛸60 g。

【制法】上药共以水煎透，去渣再熬浓汁，加入龟甲胶200 g、黄酒500 g、蜂蜜350 g收膏，冷藏备用。

【服法】早饭后半小时服用10 g，晚饭后半小时服用15 g，以温开水送服。

2. 肾阳虚型

【主症】小便频多，夜间更重，小便清稀色白，面色㿠白无光泽或者黧黑，四肢怕冷，神疲乏力，男性或伴遗精早泄、阳痿不举。舌淡红，苔薄白，脉沉细无力。

【治法】温阳益肾，固精缩尿。

【膏方】暖肾缩尿膏。

【组成】山药200 g，益智仁200 g，乌药50 g，熟地黄200 g，枸杞子150 g，山萸肉200 g，杜仲200 g，当归150 g，金樱子200 g，制附子100 g，肉桂120 g，巴戟天150 g，炙甘草100 g，桑螵蛸100 g，神曲100 g，肉豆蔻100 g，仙茅100 g。

【制法】上药共以水煎透，去渣再熬浓汁，加入鹿角胶200 g、黄酒500 mL、蜂蜜350 g收膏，冷藏备用。

【服法】早饭后半小时服用10 g，晚饭后半小时服用15 g，以温开水送服。

3. 脾阳虚型

【主症】小便频数，每次尿量不多，常点滴而出，小腹坠胀不适，食欲减退，面色苍白，怕冷，形体瘦弱。舌淡红，苔白腻，脉沉弱。

【治法】健脾温阳，和中缩尿。

【膏方】温阳健脾缩尿膏。

【组成】生黄芪200 g，白术200 g，陈皮150 g，人参150 g，山药150 g，芡实150 g，茯苓150 g，莲子150 g，熟地黄200 g，附子100 g（先煎），肉桂150 g，山萸肉200 g，菟丝子200 g，杜仲150 g，枸杞子150 g，炙甘草100 g，白豆蔻100 g，莲须100 g。

【制法】人参打粉，余药以水煎透，去渣再熬浓汁，加入鹿角胶200 g、黄酒500 mL浸泡烊化，加蜂蜜350 g，连同人参粉趁热一同冲入药中收膏，冷藏备用。

【服法】早饭后半小时服用10 g,晚饭后半小时服用15 g,以温开水送服。

4. 阴阳两虚型

【主症】小便频数,夜间尿床,醒后才发现,头晕健忘,下肢浮肿,身体发懒不爱活动,四肢不温,手脚心热,心烦,潮热盗汗。舌淡红或偏红,苔薄白,脉沉弱无力。

【治法】滋阴温阳,固肾缩尿。

【膏方】补天大造止尿膏。

【组成】紫河车50 g,生地黄150 g,天冬200 g,杜仲150 g,熟地黄300 g,牛膝150 g,当归150 g,小茴香200 g,川黄柏100 g,白术150 g,五味子200 g,陈皮150 g,干姜60 g,覆盆子200 g,巴戟天200 g,炙甘草100 g,山药100 g,菟丝子150 g,山萸肉100 g。

【制法】上药共以水煎透,去渣再熬浓汁,加入阿胶200 g、黄酒500 mL、蜂蜜350 g收膏,冷藏备用。

【服法】早饭后半小时服用10 g,晚饭后半小时服用15 g,以温开水送服。

5. 心肾不交型

【主症】小便频急,心烦,睡眠不实,心情烦乱,腰酸耳鸣,手脚心热,咽干口燥,梦中遗精。舌偏红,苔薄白,脉细数或沉细。

【治法】滋阴降火,交通心肾。

【膏方】坎离交济膏。

【组成】熟地黄300 g,生地黄300 g,茯神200 g,远志200 g,莲子肉200 g,珍珠母200 g,夜交藤200 g,五味子150 g,玄参100 g,柏子仁100 g,炙甘草100 g,黄连150 g,肉桂200 g,龙眼肉100 g,栀子100 g,酸枣仁100 g,山药100 g,车前子150 g,决明子150 g。

【制法】上药共以水煎透,去渣再熬浓汁,加入阿胶200 g、黄酒500 mL、蜂蜜350 g收膏,冷藏备用。

【服法】早饭后半小时服用10 g,晚饭后半小时服用15 g,以温开水送服。

第二节　尿失禁

一、尿失禁的概念及临床表现

尿失禁是指尿道括约肌由于损伤或者控制它的神经功能失常,尿液不受控制,自然从尿道口流出的现象。尿失禁大致可分为两种:一种是膀胱尿液经尿道溢出,称为尿道内尿失禁,即传统意义上的尿失禁;另一种是尿液经阴道溢出,称为尿道外尿失禁,即尿漏,尿漏是由妇科手术损伤、骨盆外伤、泌尿系统畸形等导致的。

尿失禁在各年龄群均可发生,尤其以老年患者居多。临床诊断时要分析其病因,如尿频、尿急同时伴有镜下血尿,应除外泌尿系统结核、炎症、肿瘤等,尿动力学检查可确诊。检查尿动力常用的方法有两种:①逼尿肌过度活动的尿动力学检查;②压力性尿失禁的尿动力学检查。不同类型的尿失禁治疗方法也不同,治疗上根据尿失禁的类型及原发病因给予合理的药物选择,有感染者予抗生素治疗,符合手术指征的予以手术治疗,养成良好的排尿习惯,限制液体的摄入,注意局部清洁,避免感染。

二、常见病因

形成尿失禁的病因有很多,主要分为以下几种。

(1)真性尿失禁:由于尿道外括约肌损伤或缺陷,尿液持续性从尿道流出。

(2)压力性尿失禁:正常情况下尚能控制小便,但当腹压突然增加时,如打喷嚏或咳嗽时有少量尿液流出,这种情况多见于经产妇女,属于压力性尿失禁。主要由盆腔脏器脱垂、肥胖、年龄等因素引起。

(3)急迫性尿失禁:严重的尿频、尿急,膀胱不受意识控制很快排空。最常发生于脑血管意外、脑萎缩等患者,由中枢神经系统功能受损导致;另外,感染、逼尿肌老化、早期糖尿病、放疗、心情紧张等原因也会导致尿失禁。

(4)混合性尿失禁:是压力性尿失禁和急迫性尿失禁并存的状况,常见于女性,病因也较为复杂。

(5)充溢性尿失禁:下尿路梗阻或膀胱逼尿肌无力、麻痹导致膀胱过度充盈膨胀、内压升高致尿液被迫溢出,称为充溢性尿失禁。主要由老年性前列腺肥大、尿道狭窄、尿道结石及恶性病变等引起。

(6)反射性尿失禁:是不受控制没有感觉的不自主间歇排尿,精神疾病产生的逼尿肌反射亢进为主要原因。

(7)其他:完全性尿道关闭、功能不全等也会导致尿失禁。

三、中医病因病机

中医把尿失禁归为“遗溺”病名,《素问・宣明五气》曰:“膀胱不利为癃,不约为遗溺。”《灵枢・五癃津液别》曰:“天寒则腠理闭,气湿不行,水下留于膀胱,则为溺与气。”遗溺病位在膀胱,但与肺、脾、肾、肝、心关系密切。本病属本虚标实之证。

遗溺的内因多为五脏虚损、三焦气化不利,外因为湿热太盛或邪热内迫。详细分为下面几点。

(1)年老体虚:尿频之症在体弱、年龄大或长期卧床的人较易发生,这是由于肾气不足,命门火衰,不能温阳利水,以致膀胱气化无权,或久病久卧之人失于调养,耗气伤精导致。

(2)禀赋不足:素体虚弱的人,肾气不足,下元虚寒,会使闭藏失职,膀胱气化失调而

发生遗溺。

(3)湿热内蕴:外感湿热之邪或长期吃油腻刺激的食物导致湿热,使肝经不能疏利,继而移于膀胱,而致遗溺。

(4)情志因素:生气、上火、受惊、紧张或兴奋等原因都可导致遗溺。

(5)其他原因:头部外伤、尿道畸形等。

四、中医辨证分型及膏方调治

1. 脾肾两虚型

【主症】小便不能控制,点滴而出或者色清量多,有时会有全身浮肿,面色萎黄,乏力,气短,食欲不佳,睡觉时流口水,经常腰酸背痛,四肢发冷。舌淡胖,苔薄白,脉沉缓。

【治法】健脾补肾,固肾缩尿。

【膏方】四神缩泉膏。

【组成】山药 300 g,益智仁 300 g,茯苓 200 g,山萸肉 250 g,补骨脂 250 g,五味子 250 g,吴茱萸 150 g,大枣 150 g,熟地黄 200 g,巴戟天 200 g,炙甘草 100 g,芡实 100 g,鸡内金 100 g,莲须 100 g,桑螵蛸 100 g,海螵蛸 100 g,制附子 90 g(先煎),杜仲 100 g。

【制法】上药共以水煎透,去渣再熬浓汁,加入鹿角胶 200 g、黄酒 500 mL、蜂蜜 350 g 收膏,冷藏备用。

【服法】早饭后半小时服用 10 g,晚饭后半小时服用 15 g,以温开水送服。

2. 肝肾虚损型

【主症】遗尿时间很长,形体消瘦,四肢不温暖,腰腿酸软,头晕眼花,面色发白无光泽,嘴唇和指甲颜色淡,心烦失眠,月经不调,手脚心热。舌质淡或偏红,苔薄白,脉细。

【治法】滋补肝肾,固涩下焦。

【膏方】八味地黄缩尿膏。

【组成】山茱萸 200 g,熟地黄 200 g,牡丹皮 100 g,茯苓 150 g,山药 200 g,附子 100 g(先煎),厚朴 150 g,桑寄生 200 g,补骨脂 200 g,金樱子 200 g,桑螵蛸 200 g,炙甘草 100 g,白芍 100 g,白术 100 g,海螵蛸 200 g,牛膝 100 g,杜仲 100 g,川芎 100 g。

【制法】上药共以水煎透,去渣再熬浓汁,加入龟甲胶 200 g、黄酒 500 mL、蜂蜜 350 g 收膏,冷藏备用。

【服法】早饭后半小时服用 10 g,晚饭后半小时服用 15 g,以温开水送服。

3. 肺脾气虚型

【主症】面色㿠白虚浮,下肢微有水肿,腹部胀满,便不成形或黏稠,食欲减退,少气甚至气喘吁吁,咳痰清稀色白,乏力,精神不振,不爱说话。舌淡红,苔薄白,脉细弱。

【治法】健脾益肺,摄水止遗。

【膏方】益肺摄水膏。

【组成】人参 150 g，茯苓 150 g，白术 150 g，陈皮 150 g，山药 200 g，益智仁 200 g，桑螵蛸 150 g，金樱子 150 g，黄芪 200 g，升麻 150 g，柴胡 150 g，炙甘草 100 g，当归 100 g，白芍 100 g，厚朴 90 g，姜半夏 150 g，防风 100 g，川芎 100 g，桂枝 100 g，桔梗 100 g。

【制法】人参打粉，余药以水煎透，去渣再熬浓汁，加入阿胶 200 g、黄酒 500 mL 浸泡烊化，加蜂蜜 350 g，连同人参粉趁热一同冲入药中收膏，冷藏备用。

【服法】早饭后半小时服用 15 g，晚饭后半小时服用 10 g，以温开水送服。

4. 肾阳虚衰型

【主症】经常遗尿，夜间更频，腰腿酸软无力，畏寒肢冷，尤其是肘膝关节以下冰冷。舌淡胖，苔薄白，脉沉弱无力。

【治法】补肾固元，壮阳缩尿。

【膏方】补肾固元膏。

【组成】菟丝子 200 g，泽泻 150 g，鹿茸 200 g，肉桂 150 g，附子 100 g（先煎），石斛 150 g，熟地黄 200 g，茯苓 150 g，牛膝 150 g，续断 150 g，山萸肉 200 g，肉苁蓉 200 g，防风 150 g，杜仲 150 g，补骨脂 200 g，沉香 80 g，巴戟天 150 g，桑螵蛸 150 g，川芎 150 g，炙甘草 100 g。

【制法】上药共以水煎透，去渣再熬浓汁，加入鹿角胶 200 g、黄酒 500 mL、蜂蜜 350 g 收膏，冷藏备用。

【服法】早、晚饭后半小时服用 15 g，以温开水送服。

5. 心气不足型

【主症】小便不能自控，心悸易受惊或者心中惕惕，躁动不安，胸闷气短，爱出汗，活动后加重，乏力，说话声音低弱，不爱说话，睡眠差，多梦。舌淡红，苔薄白，脉细微或结代。

【治法】益气养心，补血健脾。

【膏方】补心止溺膏。

【组成】桑螵蛸 150 g，白术 200 g，茯神 200 g，煅龙骨 150 g，炙龟甲 150 g，石菖蒲 150 g，远志 150 g，生黄芪 200 g，龙眼肉 200 g，酸枣仁 200 g，人参 150 g，木香 150 g，熟地黄 200 g，山萸肉 150 g，枸杞子 150 g，当归 150 g，炙甘草 100 g，夜交藤 150 g，益母草 100 g，海螵蛸 200 g，鸡内金 150 g。

【制法】人参打粉，余药以水煎透，去渣再熬浓汁，加入阿胶 200 g、黄酒 500 mL 浸泡烊化，加蜂蜜 350 g，连同人参粉趁热一同冲入药中收膏，冷藏备用。

【服法】早、晚饭后半小时服用 15 g，以温开水送服。

第三节　尿路感染

一、尿路感染的概念及临床表现

尿路感染是常见病，依据我国普查统计，其发病率约占人口0.91%，特别是育龄的已婚女性最为常见，妇女患病率可高达10%～20%，复发率也高。中医典籍中虽没有尿路感染的名称，但属于中医学"淋证"(热淋、气淋、血淋、劳淋等)、"腰痛"、"肾劳"、"虚劳"等范畴。

绝大多数尿路感染是由上行感染引起的，细菌经尿道口上行至膀胱甚至肾盂引起感染，少数为血行感染和淋巴道感染。膀胱炎和尿道炎，即指下尿路感染，占尿路感染总数的50%～70%。

临床表现有尿频、尿急、尿痛、排尿不适，下腹部有坠胀感或不适等，可有尿液混浊或血尿，一般无明显全身感染症状。少数患者可有腰痛、低热(不超过38 ℃)。小儿尿路感染的临床表现无特征性，主要有发热、食欲减退、呕吐和腹部不适。肾盂肾炎多见于育龄妇女，临床表现除上述下尿路症状外，还有腰部或肋脊角痛和叩击痛，肾区疼痛可放射至腹部，全身感染症状(如寒战、高热、头痛、肌痛)，或有恶心、呕吐、腹泻等胃肠道症状。尿常规有大量脓细胞或者有白细胞管型则可作为区别肾盂肾炎及下尿路感染的根据。尿路感染的诊断关键在于发现真性菌尿(清洁中段尿培养菌落计数大于或等于10^5/mL，连续2次培养均大于或等于10^5/mL，为同一种细菌)。

尿路感染的诊断依据具有3个方面：①膀胱刺激症状(尿频、尿急、尿痛)，全身感染症状(寒战、发热、头痛等)，尿常规白细胞>5个/HP，清洁中段尿培养细菌>10^5/mL。②具有上述两项且发热(>38 ℃)。腰痛、肾区叩击痛，尿中有白细胞管型者，多为肾盂肾炎。③尿路感染病史至少1年，抗生素治疗效果不好，反复发作，多次尿细菌培养阳性者，为慢性肾盂肾炎者，肾盂造影显示肾盂肾盏变形。其中，慢性肾盂肾炎是泌尿系统最常见的慢性疾病之一，通常病程在半年以上。大多由于急性肾盂肾炎未获彻底治愈，反复发作所致，妇女较为多见，往往因反复发作，缠绵难愈，久则易致肾功能不全。

二、常见病因

1.细菌感染　超过95%的尿路感染都是由某一种细菌单独引起的。最常见的是革兰氏阴性菌(通过特殊染色方法可以观察到它们的细胞壁结构)，其中大肠埃希菌占比(约占5%)最高。这种细菌尤其容易引发无症状的尿路感染、简单型感染或者初次发作的感染。排在后面的致病菌还有克雷伯杆菌、变形杆菌、柠檬酸杆菌等。5%～15%的感染由革兰氏阳性菌引起，主要是肠球菌和某些不产凝固酶的葡萄球菌。需要注意的是，

在医院发生的感染、反复发作的复杂感染或者做过导尿等器械检查后出现的感染，致病菌往往比较特殊。比如肠球菌、变形杆菌、克雷伯杆菌和铜绿假单胞菌都比较常见，其中变形杆菌常常伴随尿路结石出现，铜绿假单胞菌多出现在器械检查之后，而金黄色葡萄球菌感染通常来自血液里的细菌扩散到尿路。

2. 其他病原体感染　腺病毒不仅会引起感冒，还可能导致儿童和年轻人出现急性出血性膀胱炎（表现为尿血、尿痛），甚至造成群体性发病。结核分枝杆菌、衣原体、真菌等也可能成为致病元凶。近年来由于抗生素滥用和免疫力抑制药物的使用，革兰氏阳性菌和真菌引起的感染越来越多，还出现了更多对抗生素产生耐药性的菌株。

三、中医病因病机

淋证之名，首见于《黄帝内经》，有“淋”“淋溲”“淋满”等名称。《金匮要略》记载“淋之为病，小便如粟状，小腹弦急，痛引脐中”，并将病机责之“热在下焦”。《诸病源候论》谓：“诸淋者，肾虚而膀胱热也，膀胱与肾为表里，俱主水，水入小肠与胞，行于阴为溲便也，若饮食不节，喜怒不时，虚实不调，脏腑不和，致肾虚而膀胱热，肾虚则小便数，膀胱热则水下涩，数而且涩，则淋沥不宣。故谓之淋。”又谓：“淋病必由热甚生湿，湿生则水液浑，凝结而为淋。”指出病因是湿热，由于湿热邪毒侵入膀胱和肾而发病，肾与膀胱表里相连，病邪可由表及里，由膀胱入侵至肾或由肾下传至膀胱。膀胱为湿热之邪蕴阻，致气化失常，水道不利而出现小便频数、淋沥涩痛。腰为肾之府，湿热之邪阻滞经络，气血运行不畅，不通则痛，腰痛或不适，是足厥阴肝经脉循少腹，络阴器，湿热蕴阻，肝经气滞而小腹胀痛或不适，小便淋沥不爽，邪毒盛正邪相搏而寒热作。或兼外感风邪而出现表里同病，或由于邪热蕴积肺胃，以温热病表现为主，尿路症状不明显。本病人群易感，特别是女性，若不注意阴部卫生，易于感染而反复发作，或由于治疗不及时、不彻底，病邪羁留不除而病情迁延不愈，致正气亏虚，出现虚实夹杂病症，由于正气亏虚或劳累过度，湿热之邪更易侵入，或新感风邪再引发宿疾，由于邪热灼伤血脉或病久入络而出现尿血，舌紫点或舌暗红等瘀血证。

从本病的证候发生演变来看，本病初起或急性阶段为实证，以下焦湿热、气滞不利为主；久病则湿热耗伤正气，致脾肾亏虚、正气虚而湿热未净，或因老年人，体虚者感受湿热之邪，形成虚实夹杂之证。

四、中医辨证分型及膏方调治

（一）膏方临证经验

尿路感染根据临床表现的不同，可分为急性和慢性两类。急性病例以邪实为主，一般有以下三种类型：①邪毒热盛。起病急，恶寒壮热无汗，口干苦或恶心呕吐，大便秘结，小便频数，灼热涩痛，或腰痛，舌苔黄白腻或薄黄腻，脉浮数或滑数，治以疏解清里、解毒

通淋，方药为银翘散合八正散加减。②少阳郁热。寒热往来，口苦咽干，腰痛，少腹胀痛不适，小便热涩混浊，脉弦滑，苔黄腻。治以和解少阳、通淋泄热，方药为龙胆泻肝汤加减。③肝郁气滞。胸闷嗳气，腹胀，胁部不适，少腹拘急，小便滴沥不畅，脉弦滑，苔薄微黄。治以疏肝、理气、泄浊，方药为丹栀逍遥散加味。

慢性尿路感染患者多虚实夹杂、本虚标实，有三种类型：①肝肾阴虚，湿热阻滞。病程已久，迁延不愈，腰酸头晕，小便短赤，涩滞不爽，大便干，口干，舌红苔薄黄，脉细数。治以滋阴清利，方药为知柏地黄汤加减。低热盗汗者加银柴胡、青蒿、白薇、地骨皮；小便涩痛者加通天草、生地黄、竹叶、川楝子、延胡索；腰痛者加川断、杜仲；尿中白细胞多者加马齿苋、白花蛇舌草、鱼腥草、红藤、败酱草，有红细胞者则加白茅根、小蓟、生地榆。②气阴两虚，湿热阻滞。腰酸、乏力、易出汗，小便短数不爽，舌质淡红苔少，脉细。治以益气、养阴、清利，方药为参芪地黄汤加减。小腹胀不适者，加乌药、青皮。③脾肾两虚湿阻。病程长，反复发作多次，神疲乏力气短，小便频数，淋沥不尽，时发时好，遇劳则发，伴面浮足肿，腰酸乏力，纳呆腹胀，便溏呕恶，夜尿多，少腹坠胀，脉小滑，苔薄腻，舌边有齿印。治以健脾、益肾、化湿，方药为参苓白术散合二仙汤加减，或无比山药丸加减。虽然中医药对消除尿路感染的临床症状具有一定疗效，但是对于菌尿转阴比较棘手，故对尿路感染慢性病例，膏方中常常佐以活血化瘀之品。中医理论认为湿热内蕴日久必导致下焦气滞血瘀，活血化瘀主要可以改善肾血液循环，增加血流量，提高肾小球滤过率，起到冲洗尿路作用，有利于炎症消退。在临床膏方中常用赤芍、牡丹皮、益母草、泽兰叶、川牛膝等活血化瘀中药，对提高临床疗效具有一定的裨益。一般尿路感染患者发作期间，不主张服用膏方，滋补膏方易助湿恋邪。患者应注意休息，有发热、尿路刺激症状明显时需卧床休息，增加饮水量，饮食宜清淡，多食新鲜蔬菜、水果和有营养的食品，少吃具有刺激、油腻的食物。若尿路感染患者处于病情恢复期，方能以膏方调治。

（二）辨证分型施膏

1. 膀胱湿热型

【主症】尿频，尿急，尿痛，排尿不爽，尿道口有灼热感，小便量少，色黄，脉滑数，苔黄腻。

【治法】清热泻火，利湿通淋。

【膏方】八正散、导赤散加味。

【组成】地萹蓄 150 g，野瞿麦 150 g，小石韦 250 g，碧玉散 150 g（包煎），玉米须 150 g，炒芍药 150 g，北柴胡 90 g，冬葵子 150 g，王不留行 150 g，金钱草 150 g，焦山栀 150 g，通天草 60 g，车前子 250 g（包煎），川牛膝 250 g，猫须草 150 g，淡竹叶 150 g，生地黄 250 g，制大黄 90 g，全当归 250 g，半枝莲 250 g，蒲公英 150 g，白花蛇舌草 150 g，粉萆薢 250 g，小茴香 60 g，制香附 90 g，鹿衔草 250 g，薏苡根 250 g，海金砂 250 g（包煎），龟甲胶 250 g（烊）。

2. 气阴两虚型

【主症】湿热留恋，小便频急，淋涩不已，反复发作，遇劳尤甚，伴头晕耳鸣，腰酸乏力，咽干多汗，脉细数或沉细，舌红少苔。

【治法】益气养阴，清热利湿。

【膏方】偏气虚者用参芪地黄汤加减；偏阴虚者用知柏地黄丸加减。

【组成】潞党参 250 g，紫丹参 250 g，生黄芪 250 g，山萸肉 250 g，怀山药 250 g，云茯苓 250 g，玉米须 150 g，泽兰叶 250 g，牡丹皮 250 g，川赤芍 150 g，杜仲 250 g，台乌梅 150 g，碧玉散 250 g（包煎），薏苡根 250 g，炒白术 25 g，麦冬 250 g，五味子 60 g，北柴胡 90 g，地骨皮 250 g，车前子 250 g（包煎），炙升麻 90 g，土茯苓 250 g，石菖蒲 250 g，厚杜仲 250 g，怀牛膝 250 g，菟丝子 250 g，陈阿胶 250 g（烊）。

3. 脾肾两虚型

【主症】小便频数，淋沥不尽，时发时好，遇劳则发，伴面浮足肿，腰酸乏力，纳呆腹胀，便溏呕恶，夜尿多，少腹坠胀，脉小滑，苔薄腻，舌边有齿印。

【治法】健脾益肾，化湿泄浊。

【膏方】参苓白术散合二仙汤加减，或无比山药丸加减。

【组成】潞党参 250 g，怀山药 250 g，云茯苓 250 g，炒白术 250 g，福泽泻 250 g，熟地黄 250 g，山萸肉 250 g，巴戟天 250 g，菟丝子 250 g，桔梗 90 g，白扁豆 150 g，莲子肉 150 g，西砂仁 60 g（后下），薏苡仁 250 g，淫羊藿 250 g，仙茅 250 g，全当归 250 g，肥知母 60 g，炒黄柏 60 g，肉苁蓉 250 g，五味子 60 g，赤石脂 250 g，广陈皮 50 g，厚杜仲 250 g，怀牛膝 250 g，陈阿胶 250 g（烊）。

4. 肝郁气滞型

【主症】胸闷嗳气，腹胀，胁部不适，少腹拘急，小便滴沥不畅，脉弦滑，苔薄微黄。

【治法】疏肝理气。

【膏方】丹栀逍遥散加味。

【组成】北柴胡 90 g，牡丹皮 250 g，焦山栀 250 g，荔枝核 90 g，炒白芍 250 g，全当归 250 g，云茯苓 250 g，炒白术 250 g，小茴香 60 g，覆盆子 250 g，广郁金 150 g，炒枳壳 60 g，青陈皮 90 g，制香附 90 g，延胡索 250 g，川楝子 250 g，槐花 150 g，薄荷叶 90 g（后下），白茅根 250 g，淡竹叶 150 g，台乌药 90 g，鹿衔草 250 g，大腹皮 150 g，合欢花 150 g，木菥子 60 g，车前子 150 g（包煎），生地黄 150 g，福泽泻 250 g，川厚朴 90 g，陈阿胶 250 g（烊）。

第四节　慢性肾小球肾炎

一、慢性肾小球肾炎的概念及临床表现

慢性肾小球肾炎（chronic glomerulonephritis），简称慢性肾炎，是由抗原抗体反应引起

的以蛋白尿、血尿、高血压、水肿为基本临床表现的慢性肾小球损伤的变态反应性炎症。

慢性肾炎大多起病隐匿，病程漫长难愈，轻重不一，常反复发作，病情进展缓慢。常见的病理类型有系膜增生性肾小球肾炎(包括 IgA 肾炎和非 IgA 肾炎)、系膜毛细血管性肾小球肾炎、膜性肾病及局灶节段性肾小球硬化等。病程逐渐发展到晚期，上述诸病理类型都可使肾脏缩小，肾皮质变薄，进而转化为硬化性肾小球肾炎，发展为肾衰竭和尿毒症。

本病的早期症状并不典型，患者可能出现疲倦乏力、腰痛不适、食欲减退，有时可伴发水肿。水肿多出现在组织疏松的部位，呈凹陷性水肿，如颜面部、足踝部，水肿严重时可向下肢和全身蔓延。查尿常规时可见轻度异常，尿蛋白常于 1～3 g/d，镜检红细胞可增多，可见管型，肾功能正常或轻度受损，血压一般正常或轻度升高，这种情况可持续十年或数十年。后期随着病情的进展，会出现贫血、血压不可控制的进一步增高、眼底出血渗血，甚至视网膜水肿等，所以要定期监测肾功能、血压、尿常规、血常规及做肾脏彩超检查等，以防病情进一步恶化。

本病的诊断不难，凡有尿常规化验异常(蛋白尿或血尿)、伴或不伴水肿及高血压病史达 3 个月以上，无论有无肾功能异常均应该考虑此病，在排除其他疾病引起或遗传性肾病后，就可以做出本病的诊断。

二、常见病因

慢性肾小球肾炎的病因有很多。按病因可分为原发性肾小球肾炎、继发性肾小球肾炎和遗传性肾小球肾炎。

1. 原发性肾小球肾炎　原发性肾小球肾炎是原发于肾的独立性疾病，肾为主要受累的器官，一般所称的肾小球肾炎无特殊说明时常指原发性慢性肾炎。原发性慢性肾炎的病因常不明确，以下几点可能是其诱发因素：①IgA 肾病。最常见，多发于青年人，是 IgA 免疫球蛋白沉积在肾小球而引起的慢性炎症。②膜性肾病。多见于中老年人，近些年青年人膜性肾病的发生有增加的趋势，是肾小球滤过膜出现免疫性损伤引起的病变。③急性肾小球肾炎发展。急性肾炎一般疗程短，预后较好，但是有些治疗不及时或疗效不佳时可发展为慢性肾炎。④不良用药习惯。长期使用某些易损伤肾功能的药物，如非甾体抗炎药(阿司匹林、布洛芬等)，会增加慢性肾炎的患病风险。

2. 继发性肾小球肾炎　继发性肾小球肾炎是一些由免疫、代谢、血管性相关的全身性疾病引起的肾小球病变，下面为其发生的常见病因：①感染及肿瘤。本病起病常与呼吸道、肠道、尿道、肝炎等的感染或肿瘤有关，病原体受到直接损伤或免疫介导损伤等导致慢性肾炎。②紫癜性肾炎。由细菌、病毒、寄生虫感染或机体对某些药物、食物、花粉、鱼蟹等过敏引起的免疫反应，形成以肾小球系膜增生性病变为主的系统性小血管炎。③狼疮性肾炎。由感染、环境、遗传、性激素、免疫反应、药物等多种因素参与的多组织器

官免疫功能紊乱导致的肾炎。

3. 遗传性肾小球肾炎　遗传性肾小球肾炎为遗传因素导致的慢性肾炎，这类患者有家族史，但是比较少见。

三、中医病因病机

中医没有慢性肾炎的明确病名，本病按症状可属“虚劳”“水肿”“腰痛”“尿血”“眩晕”“肾风”等范畴。

根据中医理论的观点，慢性肾炎的常见病因可归结为以下几种。

(1)久居湿地：经常生活在潮湿的环境中，或者经常冒雨涉水，使水湿之气内侵，而本身阴阳不平和时即会起病。阴者寒也，寒性收引，不能蒸腾气化水湿，湿与寒在体内聚集日久，伤及脾肾。阳者热也，与湿胶着，聚于中焦不去，使气机升降失常。

(2)饮食不节：平素饮食没有节制，嗜食、偏食、多食甘甜油腻肥厚之品及经常饮酒都可使湿气蕴于脾胃，使脾失健运。若湿郁化热，二者蒸腾中焦，上蒙下注，致使脾肾两虚。

(3)劳倦过度：脾主肌肉，肾主骨，平素经常劳力的人，可以过度耗伤脾肾，使其精气虚损，供不应求，而致脾肾两虚。

(4)素体肾虚或久病体弱之人：先天或后天肾气不足，进一步伤及肾阳，不能温养脾土，可致脾肾阳虚；如若伤阴，可致阴阳两虚。

总的说来，肾、肺、脾、肝脏腑虚损，骨骼肌肉失于濡养，不能运化水气，水液积聚在内或精微物质流失在外，故而出现腰痛、水肿、尿血或尿液混浊等一系列症状。肾受损严重时，清阳之气不能上达于头面，眩晕也接踵而来。影响到脾时，可致脾气不升，于是气向下走，表现为泄泻、胃痛、乏力、面色萎黄等；如水浊上犯，蒙蔽心包，影响到心，可出现谵语、烦乱、昏迷等；如水邪阻闭三焦，可出现小便不通、呕吐之症；如伤及血络，可出现吐血、黑便之症；如果五脏虚到了极点，阴阳俱脱，可表现为神识不清、大汗淋漓，或大便稀溏甚至如水样、小便频数日数十次、手脚凉至肘膝等。

故本病的主要病机为外邪侵袭人体日久，脏腑、气血、三焦气化功能失调，病位在肾，同时可涉及肺、脾、肝。本病本虚标实、虚实夹杂，标实为风、寒、湿、热邪气侵袭，本虚为气虚、阳虚、阴虚或相兼为病。

四、中医辨证分型及膏方调治

1. 肺肾气虚型

【主症】面色晄白没有光泽，四肢浮肿，倦怠乏力，腰酸腿软，稍微活动就爱出汗、气喘吁吁，平时容易感冒，且病程长。舌淡红，苔薄白，脉细弱。

【治法】益气固表，补益肺肾。

【膏方】益气补肾膏。

【组成】生黄芪 200 g，防风 200 g，怀山药 200 g，党参 100 g，白术 150 g，防己 120 g，山萸肉 100 g，熟地黄 150 g，牛膝 150 g，生姜 60 g，大枣 100 g，炙甘草 150 g，泽泻 100 g，茯苓 150 g，猪苓 100 g，桂枝 100 g，白芍 150 g，车前子 200 g，杜仲 100 g。

【制法】上药共以水煎透，去渣再熬浓汁，加入阿胶 200 g、黄酒 500 mL、蜂蜜 350 g 收膏，冷藏备用。

【服法】早、晚饭后半小时服用 10 g，以温开水送服。

2. 脾肾阳虚型

【主症】全身浮肿，腰以下更明显，按之皮肤凹陷久久不能恢复，排尿量比摄入的水分明显减少，四肢发冷，每日昏昏沉沉，没有力气，食欲差，大便不成形，甚至经常腹泻，口渴但不欲饮水，面色㿠白，腰膝酸软无力，病程缠绵。舌胖大，色淡红，苔白，脉沉迟无力。

【治法】温补脾肾，化气利水。

【膏方】强肾利水膏。

【组成】茯苓 200 g，白术 150 g，猪苓 200 g，泽泻 100 g，附子 100 g（先煎），黄芪 200 g，当归 150 g，补骨脂 200 g，木香 100 g，厚朴 120 g，车前子 120 g（包煎），肉桂 100 g，炙甘草 100 g，陈皮 150 g，牛膝 150 g，路路通 100 g，小茴香 100 g，乌药 100 g，神曲 100 g，海螵蛸 150 g。

【制法】上药共以水煎透，去渣再熬浓汁，加入鹿角胶 200 g、黄酒 500 mL、蜂蜜 350 g 收膏，冷藏备用。

【服法】早饭后半小时服用 15 g，晚饭后半小时服用 10 g，以温开水送服。

3. 肝肾阴虚型

【主症】水肿但不严重，面色不㿠白反而暗红，头晕或者头痛，眩晕耳鸣，双眼常干涩，手脚心热，内心焦躁，口干咽燥，腰膝酸痛，月经不调，潮热盗汗，经期更明显，或睡梦中遗精，小便短黄，舌红苔少，脉弦细数。

【治法】滋养肝肾，育阴潜阳。

【膏方】四子益肾膏。

【组成】枸杞子 200 g，女贞子 200 g，五味子 200 g，覆盆子 200 g，桑椹 150 g，决明子 150 g，巴戟天 100 g，旱莲草 100 g，制首乌 100 g，益母草 150 g，菊花 150 g，生地黄 150 g，肉苁蓉 200 g，熟地黄 150 g，山茱萸 200 g，山药 200 g，牡丹皮 120 g，泽泻 150 g，茯苓 200 g，炙甘草 100 g。

【制法】上药共以水煎透，去渣再熬浓汁，加入阿胶 100 g、鹿角胶 100 g、龟甲胶 100 g、黄酒 500 mL、蜂蜜 350 g 收膏，冷藏备用。

【服法】早饭后半小时服用 10 g，晚饭后半小时服用 15 g，以温开水送服。

4. 气阴两虚型

【主症】全身浮肿，面色萎黄或苍白，没有光泽，经常乏力气短，午后低热，手足心热，白天或晚上经常出汗，口燥咽干，容易感冒，舌偏红，少苔，脉细弱。

【治法】健脾滋肾，益气养阴。

【膏方】生脉滋肾膏。

【组成】人参 150 g，麦冬 150 g，五味子 150 g，山茱萸 200 g，山药 150 g，牡丹皮 150 g，泽泻 150 g，熟地黄 150 g，茯苓 150 g，白术 150 g，茯神 150 g，大枣 200 g，陈皮 150 g，半夏 100 g，黄芪 200 g，炙甘草 100 g，海螵蛸 200 g，鸡内金 150 g。

【制法】人参打粉，余药以水煎透，去渣再熬浓汁，加入阿胶 200 g、黄酒 500 mL 浸泡烊化，加蜂蜜 350 g，连同人参粉趁热一同冲入药中收膏，冷藏备用。

【服法】早、晚饭后半小时服用 10 g，以温开水送服。

5. 阴阳两虚型

【主症】全身水肿，精神疲惫，面色㿠白，既怕冷又怕热，汗出不止，腰膝酸软，头晕耳鸣，口舌干燥，舌淡红，苔薄白或少苔，脉沉细无力。

【治法】阴阳双补，益肾填精。

【膏方】培补阴阳膏。

【组成】熟地黄 200 g，巴戟天 120 g，山萸肉 150 g，石斛 150 g，肉苁蓉 150 g，附子 100 g（先煎），五味子 150 g，肉桂 150 g，茯苓 150 g，麦冬 150 g，石菖蒲 150 g，远志 150 g，炙甘草 100 g，天冬 100 g，太子参 100 g，女贞子 150 g，桑椹 150 g，车前子 150 g，菟丝子 150 g，莲子 150 g，制首乌 100 g。

【制法】上药共以水煎透，去渣再熬浓汁，加入阿胶 200 g、黄酒 500 mL、蜂蜜 350 g 收膏，冷藏备用。

【服法】早、晚饭后半小时服用 15 g，以温开水送服。

第五节　慢性前列腺炎

一、慢性前列腺炎的概念及临床表现

慢性前列腺炎（chronic prostatitis，CP）是指发生于前列腺的由病原体感染或非感染因素引起的慢性炎症，可以导致患者排尿异常、前列腺区域疼痛或不适的临床表现。本病为慢性男科疾病，常迁延反复，而且不容易治愈，极大地影响了男性患者的身心健康。

临床上慢性前列腺炎有特异性和非特异性、细菌性和非细菌性两种分类。美国国立卫生研究院将前列腺炎分为 4 型：Ⅰ型，急性细菌性前列腺炎，急性发作，会有发热，腰骶、会阴部疼痛的表现；Ⅱ型，慢性细菌性前列腺炎，比较常见，常有反复发作的下尿路感

染表现；Ⅲ型，慢性前列腺炎（或诊断为慢性盆腔疼痛综合征更为确切），是指与前列腺解剖无明显直接关系的腰骶、会阴、小腹、睾丸等疼痛不适，Ⅲ型又根据前列腺液或精液或第3份膀胱中段尿标本常规显微镜检查，分为ⅢA（炎症性）和ⅢB（非炎症性）2种亚型；Ⅳ型，无症状性前列腺炎，也就是说患者无主观的症状，仅在进行有关前列腺方面的检查时发现炎症性的证据。其中Ⅰ型为急性前列腺炎，Ⅱ、Ⅲ、Ⅳ型为慢性前列腺炎。该病发病率高，很多男性为其困扰，而且病程迁延日久，反复发作，难以治愈。

该病的疼痛主要表现为从前列腺中心放射到周围组织（如阴囊、睾丸、小腹、会阴等）的疼痛，排尿异常表现为尿频、尿急、尿痛、尿道灼热、排不净感，或从尿道口流出白色分泌物，还有头晕耳鸣、睡眠不好、焦虑抑郁等精神神经症状，甚至出现阳痿或早泄，有些也会导致急性尿潴留。

二、常见病因

西医学对本病的病因和发病机制尚不十分明确，多认为由以下原因所致。

（1）病原体感染：本病常规细菌学检查时很难分离出病原体，但或许仍然与一些特殊的病原体感染有关，如厌氧菌、支原体、沙眼衣原体、L型变形菌、纳米细菌、真菌、病毒、结核分枝杆菌、寄生虫、滴虫等。

（2）尿动力学改变：某些因素导致膀胱口梗阻、逼尿肌-尿道括约肌协同失调、尿流率降低等都会造成尿液反流入前列腺，不仅可将病原体带入前列腺，也可直接刺激前列腺，引起慢性前列腺炎。

（3）精神心理因素：焦虑、紧张、压抑、癔症、疑病症等精神心理因素可引起自主神经功能紊乱，造成后尿道神经肌肉功能失调。

（4）免疫因素：免疫因素导致慢性前列腺炎机制尚未十分明确。

（5）其他因素：氧化应激、盆腔疾病因素、痔疮、精索静脉曲张等的发生也会造成慢性前列腺炎迁延不愈。

三、中医病因病机

慢性前列腺炎在中医学中通常根据主要症状分为“小腹痛”“精浊”“尿频”“淋证”之类。《黄帝内经·素问》中说小腹为厥阴所属，小腹痛与气、血、寒、热、虚、实均有关；排尿后或排便后有白色分泌物从尿道口流出者为“精浊”；小便次数多者称为“尿频”；伴有排尿疼痛者称为“淋证”。同一患者可能同时出现四种症状，也可能出现某一症状。常见病因有以下几种。

（1）感受外邪：外感湿热之邪，寒湿和痰浊也有见者，壅聚于下焦，时间久了病情缠绵不愈时多表现为气滞血瘀，病久耗损肾气，肾亏而膀胱郁热，故成虚实夹杂之证，或肾阴虚火旺，严重时损及肾阳导致肾阴阳俱亏。

(2)房事不洁或不节:房事不洁,湿热壅滞,气血瘀阻;或者忍精不泻,或者相火妄动,化为白浊。《素问·痿论》中"思想无穷,所愿不得,意淫于外,入房太甚,宗筋弛纵,发为筋痿,及为白淫",提出了思虑劳伤或者淫欲太过导致宗筋受损,自行流出白浊的现象。

(3)情志不遂:前列腺归于肝经,且喜通忌滞,喜凉忌热,工作压力、情绪紧张等因素可使肝气失于条达,以致肝气横逆郁结,引发或诱发前列腺炎。

(4)饮食不节:饮食不当,没有节制,常食肥甘酒肉,酿湿生热为患。

《素问·经脉别论》中的"饮入于胃,游溢精气,上输于脾,脾气散精,上归于肺,通调水道,下输膀胱,水精四布,五经并行",讲的是水饮被胃摄入后,怎样先传到脾,再运输到肺,最后灌注到膀胱的过程。由此可见肺、脾、肾是疏通水液的关键通道。本病因肺或脾或肾气道受阻,功能失调,自然会出现尿频的症状。病位在精室,与肝、肾、膀胱、肺等脏腑关系密切。病机以脾肾亏虚为本,湿热寒凝浊毒瘀滞为标,标本相兼而成,共同为患。

四、中医辨证分型及膏方调治

1. 湿热下注型

【主症】尿急、尿频、排尿疼痛,小便黄赤,尿道灼热,或便秘,睾丸和会阴部坠胀疼痛。舌质红,苔黄腻,脉滑数。

【治法】清利湿热。

【膏方】草薢分清膏。

【组成】草薢 200 g,土茯苓 200 g,车前子 200 g(包煎),益智仁 200 g,黄柏 150 g,石菖蒲 200 g,乌药 150 g,泽泻 150 g,薏苡仁 150 g,川牛膝 150 g,苍术 150 g,浙贝母 150 g,黄芩 150 g,连翘 100 g,蒲公英 100 g,通草 100 g,炙甘草 100 g,白芍 100 g,茵陈 150 g。

【制法】上药共以水煎透,去渣再熬浓汁,加入龟甲胶 200 g、黄酒 500 mL、蜂蜜 350 g 收膏,冷藏备用。

【服法】早、晚饭后半小时服用 10 g,以温开水送服。

2. 肾阴虚型

【主症】尿频或者尿痛,尿液混浊,尿道口流出黄色黏液,前列腺区域不适,心情烦躁,失眠多梦,面色潮红,一阵阵发热,盗汗,口干舌燥。舌质偏红少苔,脉细数或沉细。

【治法】滋阴降火,固肾止遗。

【膏方】滋阴固肾膏。

【组成】熟地黄 200 g,山茱萸 200 g,知母 100 g,黄柏 100 g,莲子心 100 g,酸枣仁 150 g,牡丹皮 150 g,金樱子 150 g,菟丝子 150 g,益智仁 150 g,泽泻 150 g,山药 200 g,炙

甘草 100 g,当归 100 g,巴戟天 100 g,白芍 100 g,女贞子 150 g,桑螵蛸 100 g。

【制法】上药共以水煎透,去渣再熬浓汁,加入龟甲胶 200 g、黄酒 500 mL、蜂蜜 350 g 收膏,冷藏备用。

【服法】早、晚饭后半小时服用 10 g,以温开水送服。

3. 肾阳虚型

【主症】小便频数量多,或者是点滴而出,夜间时更重,小腹部发冷疼痛,腰骶部酸痛,倦怠乏力,精神萎靡,手足不温,阳痿早泄。舌淡红,苔白,脉沉无力。

【治法】温补肾阳。

【膏方】温肾益元前列通膏。

【组成】党参 200 g,山萸肉 200 g,柴胡 100 g,当归 100 g,白芍 100 g,山药 200 g,枸杞子 100 g,巴戟天 150 g,菟丝子 150 g,茯苓 150 g,桑螵蛸 100 g,肉桂 150 g,石菖蒲 100 g,草薢 100 g,炙甘草 100 g,淫羊藿 100 g,仙茅 100 g,制附子 90 g(先煎),车前子 150 g(包煎)。

【制法】上药共以水煎透,去渣再熬浓汁,加入鹿角胶 200 g、黄酒 500 mL、蜂蜜 350 g 收膏,冷藏备用。

【服法】早饭后半小时服用 10 g,晚饭后半小时服用 15 g,以温开水送服。

4. 心火炽盛型

【主症】尿道刺痛或小便结束时尿道口有分泌物流出,同时伴有口舌生疮,心情烦躁,口渴面赤,喜冷饮,入睡困难,小便黄。舌尖红,苔薄黄,脉细数。

【治法】清心泻火,利尿通淋。

【膏方】导赤前列疏通膏。

【组成】生地黄 150 g,通草 100 g,知母 150 g,莲子心 150 g,黄柏 150 g,泽兰 150 g,炙甘草 100 g,车前草 100 g,灯心草 100 g,淡竹叶 100 g,栀子 100 g,芦根 100 g,蒲黄 100 g(包煎),菊花 150 g,决明子 100 g。

【制法】上药共以水煎透,去渣再熬浓汁,加入阿胶 200 g、黄酒 500 mL、蜂蜜 350 g 收膏,冷藏备用。

【服法】早、晚饭后半小时服用 10 g,以温开水送服。

5. 脾虚气陷型

【主症】尿色混浊,尿意频频,尿道口有白色分泌物流出,排尿无力,小腹坠胀感,平时喜欢喝热水,不爱说话,睡觉时可有口水流出。舌淡红,苔薄白,脉沉濡。

【治法】健脾益气,升阳化湿。

【膏方】升阳益胃保腺膏。

【组成】党参 200 g,生黄芪 200 g,芡实 200 g,金樱子 150 g,当归 150 g,白术 150 g,陈皮 100 g,白果 100 g,茯苓 200 g,泽泻 200 g,石菖蒲 100 g,羌活 100 g,桂枝 100 g,升麻

60 g，防风 100 g，炙甘草 100 g，葛根 100 g，柴胡 100 g，川芎 100 g，枳壳 100 g。

【制法】上药共以水煎透，去渣再熬浓汁，加入阿胶 200 g、黄酒 500 mL、蜂蜜 350 g 收膏，冷藏备用。

【服法】早、晚饭后半小时服用 10 g，以温开水送服。

6. 肝郁肾虚型

【主症】尿频，排尿有不净感，腰骶部、少腹部、会阴部胀痛，腹股沟刺痛，经常发脾气，胸闷，或伴有食欲减退，肠鸣音亢进，腹痛。舌淡红，苔薄白，脉弦。

【治法】疏肝解郁，益气补肾。

【膏方】调肝养肾疏通方。

【组成】柴胡 150 g，白芍 150 g，生黄芪 300 g，党参 300 g，丹参 200 g，三棱 150 g，莪术 150 g，泽兰 150 g，枳实 150 g，合欢皮 150 g，生地黄 150 g，炙甘草 150 g，山萸肉 150 g，牡丹皮 100 g，川楝子 100 g，山药 150 g，菟丝子 100 g，桑椹 100 g，海螵蛸 300 g。

【制法】上药共以水煎透，去渣再熬浓汁，加入阿胶 200 g、黄酒 500 mL、蜂蜜 350 g 收膏，冷藏备用。

【服法】早饭后半小时服用 10 g，晚饭后半小时服用 15 g，以温开水送服。

第六节　慢性肾功能不全

一、慢性肾功能不全的概念及临床表现

慢性肾功能不全（chronic renal insufficiency，CRI）又称慢性肾衰竭，是指各种原发病或继发性慢性肾病引起肾单位受损，肾代谢功能减退，导致水钠潴留、电解质及酸碱平衡紊乱等进行性肾功能损害所致的一系列症状或相关代偿紊乱的临床综合征。

慢性肾功能不全诊断要点有三条：①慢性肾病病史超过 3 个月，所谓慢性肾病，是指各种原因引起的慢性肾结构和功能障碍，包括病理损伤、血液或尿液成分异常及影像学检查异常；②不明原因的或单纯的肌酐清除率（GFR）下降（GFR<60 mL/min，老年人 GFR <50 mL/min）超过 3 个月；③在 GFR 下降过程中出现与肾衰竭相关的各种代谢紊乱和临床症状。

本病按肾功能损害程度分为 4 个时期：①肾功能不全代偿期。血肌酐（Scr）133 ~ 177 μmol/L，GFR 50 ~ 80 mL/min，一般无临床症状。②肾功能不全失代偿期（氮质血症期）。Scr 177 ~ 442 μmol/L，GFR 20 ~ 50 mL/min，临床表现为贫血、乏力、夜尿增多、疲劳、感染，以及进食蛋白质过多、服用肾毒性药物可加剧临床症状。③肾衰竭期（尿毒症早期）。Scr 442 ~ 707 μmol/L，GFR 10 ~ 20 mL/min，临床可有明显贫血、消化道症状、轻度代偿性酸中毒及钙磷代谢紊乱，水、电解质紊乱不明显。④肾衰终末期（尿毒症期）。

Scr>707 μmol/L，GFR<10 mL/min，临床出现尿毒症的各种症状，如明显贫血、严重恶心呕吐、各种神经并发症，水、电解质、酸碱平衡严重紊乱。治疗时需要采取控制血压、血糖、血脂、尿蛋白、血肌酐、GFR 等指标，纠正酸中毒和水、电解质紊乱，限制蛋白饮食并摄入足够热量，纠正贫血、低钙血症、高磷血症和营养不良，防治感染等具体措施。当 GFR<10 mL/min 并有明显尿毒症表现，或糖尿病肾病患者 GFR 在 10～15 mL/min 时应进行血液透析、腹膜透析、肾移植等替代疗法。在西医治疗的基础上予以中医巩固治疗，效果往往更加显著并可控制病情，延缓发展。

二、常见病因

形成慢性肾功能不全的病因有很多，主要分为以下两类。

（1）原发疾病：常见于肾炎，如肾小球肾炎等；遗传性肾病，如多囊肾、Alport 综合征等；感染性肾病，如肾结核、肾盂肾炎等；梗阻性肾病，如输尿管、尿路结石等。

（2）继发疾病：①代谢异常所致肾损伤，如糖尿病肾病、肾淀粉样变性、痛风肾病等疾病，肾的代谢功能有限，过多的糖、尿酸、淀粉样蛋白沉积于肾而引发肾的损害。②血管性肾病变，如高血压肾病，是原发性高血压引起的良性小动脉肾硬化和恶性肾小动脉硬化。③全身系统性疾病，如狼疮性肾炎、多发性骨髓瘤、血管炎肾损伤等，具体形成机制不明，多是与免疫有关。④中毒性肾病，如镇痛药、重金属中毒等引起的肾损伤。

三、中医病因病机

本病没有明确的中医病名，可属中医“水肿”“关格”“癃闭”“腰痛”“虚劳”“肾劳”等范畴。

（1）久病体虚：患者患病或者卧床时间长，肾元亏虚，脾失健运，气化不足，开阖失常，或瘀血日久，则形成慢性肾功能不全。

（2）感受外邪：外感风、湿、寒、热之邪，导致肺卫失和，水道流通不利，湿浊壅盛，而损伤脾肾之气。

（3）劳欲过度：过度劳累、房事过纵或心思繁重都可以引起脾肾虚衰，肾气内伐；不能化气利水则水液内停，肝失养则风动内扰。

（4）饮食不当：脾胃受损，运化失健，凝湿成浊，而成湿热。

（5）先天禀赋不足：少数因为小儿先天禀赋不足，肾气亏极所引起。

本病一部分患者是因实致虚，一部分患者是因虚致实。因实致虚的是由水湿、湿热、浊毒、风邪、瘀血阻滞等发病，阻闭气机，肾脉失养而得此病；因虚致实的是由肾病日久，肺、脾、肾三脏功能失调，水液代谢紊乱，津不上承，浊不下泄而为病。病情往往呈进行性加重，且每因以上病因而缠绵反复。慢性肾功能不全为本虚标实之证。虚者多以脾肾亏虚为本，实者多以湿浊内阻、瘀毒留滞为标。

四、中医辨证分型及膏方调治

1. 湿浊瘀毒型

【主症】全身浮肿，恶心呕吐，食欲减退，脘腹满闷不舒，面唇暗淡，皮肤干燥，有像枯田一样的细纹。舌淡红，苔白腻，脉滑。

【治法】祛湿泄浊，化瘀解毒。

【膏方】泄浊保肾膏。

【组成】金银花 300 g，生地榆 350 g，白茅根 350 g，藿香 350 g，茯苓 150 g，泽泻 150 g，车前子 100 g（包煎），丹参 250 g，连翘 150 g，厚朴 150 g，大黄 50 g，半夏 50 g，生黄芪 400 g，炙甘草 100 g，山楂 100 g，卷柏 100 g，芦根 150 g，泽兰 100 g，茵陈 100 g，川芎 150 g，当归 100 g，桃仁 100 g。

【制法】上药共以水煎透，去渣再熬浓汁，加入阿胶 200 g、黄酒 500 mL、蜂蜜 350 g 收膏，冷藏备用。

【服法】早饭后半小时服用 10 g，晚饭后半小时服用 15 g，以温开水送服。

2. 阳虚水泛型

【主症】全身重度浮肿，腰酸腰痛，食欲减退，恶心，面色㿠白，小便量少，大便稀溏。舌淡胖，苔白滑，脉沉细。

【治法】温阳化气利水。

【膏方】补肾温阳利水膏。

【组成】生黄芪 300 g，大黄 100 g，党参 300 g，茯苓 200 g，白术 200 g，楮实子 200 g，当归 150 g，炙甘草 150 g，肉苁蓉 100 g，泽泻 150 g，白芍 100 g，淫羊藿 100 g，生姜 90 g，制附子 90 g（先煎），桂枝 100 g，路路通 100 g，车前子 150 g（包煎），菟丝子 150 g。

【制法】上药共以水煎透，去渣再熬浓汁，加入阿胶 200 g、黄酒 500 mL、鹿角胶 100 g、蜂蜜 200 g 收膏，冷藏备用。

【服法】早饭后半小时服用 10 g，晚饭后半小时服用 15 g，以温开水送服。

3. 脾肾阳虚型

【主症】浮肿，倦怠无力，食欲差，不爱活动，平时怕冷，四肢和腰部发凉，小便量少，大便不成形，甚则呕吐清水，口中有尿臭味，口不渴，有时会鼻出血，或胃肠道出血而出现大便色黑或呕血的情况。舌淡红、胖大、边有齿痕，苔薄白或腻，脉沉细或濡细。

【治法】温补脾肾，益气养血。

【膏方】补益脾肾利尿膏。

【组成】菟丝子 150 g，鹿茸 150 g，巴戟天 200 g，女贞子 150 g，桑椹 150 g，红参 200 g，

白术 200 g,茯苓 150 g,黄芪 200 g,当归 150 g,远志 150 g,陈皮 120 g,炙甘草 100 g,白豆蔻 100 g,莲子 150 g,车前子 150 g(包煎),制附子 100 g(先煎),桂枝 100 g,生姜 150 g,大枣 100 g。

【制法】红参、鹿茸打粉,余药以水煎透,去渣再熬浓汁,加入鹿角胶 200 g、黄酒 500 mL 浸泡烊化,加蜂蜜 350 g,连同红参、鹿茸粉趁热一同冲入药中收膏,冷藏备用。

【服法】早饭后半小时服用 10 g,晚饭后半小时服用 15 g,以温开水送服。

4. 肝肾阴虚型

【主症】全身乏力、浮肿,头晕头痛,腰酸耳鸣,双眼干涩昏花,鼻衄,口干总想喝水,手脚心热,心情烦躁,便秘,小便黄。舌偏红,苔薄黄,脉弦细数。

【治法】滋肾育阴,清利泄浊。

【膏方】滋肾育阴消肿膏。

【组成】生地黄 200 g,天花粉 150 g,地骨皮 200 g,山萸肉 150 g,山药 200 g,枸杞子 150 g,菊花 150 g,黄柏 150 g,知母 100 g,丹参 100 g,赤芍 100 g,炙甘草 100 g,茯苓 150 g,茯神 150 g,决明子 150 g,车前子 150 g(包煎),菟丝子 150 g,泽泻 200 g,草解 150 g,佛手 100 g,香橼 100 g。

【制法】上药共以水煎透,去渣再熬浓汁,加入龟甲胶 200 g、黄酒 500 mL、蜂蜜 350 g 收膏,冷藏备用。

【服法】早饭后半小时服用 10 g,晚饭后半小时服用 15 g,以温开水送服。

5. 阴阳两虚型

【主症】全身浮肿,怕冷,四肢不温,口干咽燥,手脚心热,心烦,便秘,小便量少色黄。舌淡红,苔薄白,脉沉细无力。

【治法】滋阴壮阳,补肾利尿。

【膏方】鹿茸双补膏。

【组成】鹿茸 200 g,锁阳 200 g,补骨脂 150 g,杜仲 150 g,肉苁蓉 100 g,菟丝子 100 g,楮实子 150 g,胡芦巴 150 g,牛膝 150 g,巴戟天 150 g,泽泻 150 g,炙甘草 100 g,熟地黄 150 g,山萸肉 150 g,仙茅 150 g,茯苓 200 g,茯神 200 g,黄柏 150 g,苍术 150 g,西洋参 100 g,焦神曲 100 g,焦山楂 100 g,焦麦芽 100 g。

【制法】鹿茸打粉,余药以水煎透,去渣再熬浓汁,加入阿胶 200 g、黄酒 500 mL 浸泡烊化,加蜂蜜 350 g,连同鹿茸粉趁热一同冲入药中收膏,冷藏备用。

【服法】早饭后半小时服用 10 g,晚饭后半小时服用 15 g,以温开水送服。

第八章　慢性脾胃病的膏方调治

第一节　慢性胃炎

一、慢性胃炎的概念及临床表现

慢性胃炎为一种病理状态，是指不同病因引起的胃黏膜损伤的炎症反应过程，通常包括上皮损伤、黏膜炎症反应和上皮再生三个过程。慢性胃炎的临床表现多样，症状轻重不一，且部分患者可能无明显症状，但常见的临床表现包括上腹部有胀满、沉重或隐痛感，早饱感（进食少量食物即感饱胀），嗳气（打嗝），反酸，恶心等，有时伴有呕吐，尤其是进食后更为明显。部分患者可能出现食欲减退、胃部灼热感。患者还可能出现疲劳和乏力、贫血、睡眠质量下降、体重减轻等全身症状。慢性胃炎作为一种临床常见病，其发病率在各种胃病中居首位。慢性胃炎按病理改变进行分类，可分为萎缩性胃炎和非萎缩性胃炎，胃镜及病理检查对胃炎的诊断及鉴别诊断具有决定性意义。

二、常见病因

1. 生物因素　幽门螺杆菌（HP）为慢性胃炎的主要致病菌，90%以上的慢性胃炎患者均有幽门螺杆菌感染。幽门螺杆菌可以产生多种酶，对胃黏膜具有破坏作用，它还可以分泌细胞毒素，导致胃黏膜细胞空泡样变性及坏死，同时它还可以造成自身免疫损伤。

2. 免疫因素　部分慢性胃炎的发病与免疫因素有关，患者血清中能检测到壁细胞抗体或内因子抗体，这两项阳性可以表现为以胃体为主的胃炎。

3. 物理因素　如进食过冷、过热或辛辣粗糙等刺激性食物，饮浓茶、浓咖啡、烈酒，长此以往均可导致胃黏膜反复损伤，引起慢性胃炎。

4. 化学因素　吸烟是慢性胃炎的常见发病原因之一，烟草中的尼古丁可影响胃黏膜的血液循环，同时影响幽门括约肌功能，易造成胆汁反流。长期服用非甾体抗炎药（如阿司匹林、布洛芬）及糖皮质激素类药物等均可导致胃黏膜屏障的破坏。

5. 其他　如年龄增长、慢性营养不良，或是患有心力衰竭、肝硬化、糖尿病等疾病均可伴有慢性萎缩性胃炎的发生。

三、中医病因病机

中医将慢性胃炎归为“胃脘痛”“胃痞”“嘈杂”“呕吐”等范畴。从中医来讲，慢性胃炎的常见病因有以下几种。

(1)饮食不节:《素问·痹论》云，“饮食自倍，肠胃乃伤”。暴饮暴食，饥饱无常;或恣食生冷，寒积胃脘，损伤脾胃之气，气机升降失常;或过食辛辣肥甘，过饮烈酒，酿热生痰，损伤脾胃，均可出现胃痛、痞满之症。

(2)情志不遂:肝为将军之官，喜条达而恶抑郁。若情志不遂，忧思恼怒，抑郁不疏，肝郁气滞，疏泄失职，横犯脾胃，脾胃失和，则可致胃脘胀痛、反酸、嘈杂、恶心、呕吐等症状。正如《临证指南医案》所言:“肝为起病之源，胃为传病之所。”《沈氏尊生书·胃痛》曰:“胃痛，邪干胃脘病也……唯肝气相乘为尤甚，以木性暴且正克也。”

(3)体虚久病:素体脾胃虚弱，或劳倦内伤，中伤脾胃;或久病不愈，延及脾胃，脾胃虚弱，阳气不振，胃纳不佳，脾失健运，故而发为胃脘疼痛胀满。正如《兰室秘藏·中满腹胀论》中谓:“脾胃久虚之人，胃中寒则生胀满，或脏寒生满病。”久病湿浊内蕴，郁而生热，灼伤胃络;或气滞血瘀，病邪留滞，瘀久化热;或肝气久郁，化而为火，耗液伤津，日损及阴，均可发为胃脘灼痛、口干咽燥、大便艰涩等胃阴不足之症。

(4)瘀血阻络:胃病日久，迁延不愈，气血阻滞胃腑;或术后损伤，瘀血内生，胃络失于滋养;或情志不畅，气机郁结，久而致瘀，可致胃痛持续，甚则可出现呕血及黑便。正如《临证指南医案·胃脘痛》云:“胃痛久而屡发，必有凝痰聚瘀。”

慢性胃炎的病因复杂，其病位在胃脘，胸膈以下，与脾胃直接相关，并与肝、肾关系密切。其病机多由脾胃素虚，内外之邪复而乘之，使脾之清阳不升，胃之浊阴不降，故而影响脾胃运化所致。各种致病因素往往互相联系，病机有虚实之分，初起以邪实为主，外感六淫，情志郁结，或因饮食不节，导致气滞、痰凝、血瘀，或蕴湿生热终致脾胃运化失常，不通则痛;久病则以虚为主，或虚实相兼，寒热错杂，最终可导致气阴两虚兼血瘀之证。

四、中医辨证分型及膏方调治

1. 肝胃不和型

【主症】胃脘胀满或胀痛，或伴有胁肋胀痛，嗳气，泛酸，或见胸闷，食少，大便不畅。舌红或淡暗，苔薄白，脉弦。

【治法】疏肝理气，和胃止痛。

【膏方】柴胡疏肝和胃膏。

【组成】柴胡 100 g，郁金 150 g，延胡索 100 g，丹参 200 g，枳壳 150 g，白术 100 g，茯苓 200 g，陈皮 100 g，厚朴 150 g，黄连 50 g，川芎 100 g，桃仁 70 g，生甘草 50 g，苍术 100 g，木香 100 g，鸡内金 100 g，砂仁 90 g，百合 100 g，当归 100 g。

【制法】上药共以水煎透，去渣再熬浓汁，加入琼脂250 g、蜂蜜200 g收膏，冷藏备用。

【服法】早、晚饭后半小时服用10 g，以温开水送服。

2. 脾胃虚弱型

【主症】胃脘胀满或隐痛，胃部喜温喜按，乏力，畏寒，食少，气短懒言，或呕吐清水，大便稀溏。舌质淡、边有齿痕，脉沉细弱。

【治法】温中健脾，和胃止痛。

【膏方】健脾益胃膏。

【组成】黄芪300 g，党参200 g，山药250 g，薏苡仁150 g，白术100 g，茯苓150 g，炙甘草50 g，白豆蔻150 g，砂仁100 g，干姜100 g，肉桂100 g，陈皮100 g，炒山楂100 g，炒神曲150 g，炒麦芽200 g，当归200 g，升麻50 g，木香100 g，厚朴150 g。

【制法】上药共以水煎透，去渣再熬浓汁，加入阿胶250 g、蜂蜜200 g、黄酒500 mL收膏，冷藏备用。

【服法】早、晚饭后半小时服用10 g，以米汤送服。

3. 肝胃郁热型

【主症】胃脘灼痛，泛酸嘈杂，口干口苦，烦躁易怒，大便秘。舌质红，苔黄或苔腐或苔腻，脉弦数或脉弦。

【治法】疏肝泄热，和胃止痛。

【膏方】疏肝清热和胃膏。

【组成】柴胡100 g，黄连150 g，海螵蛸200 g，浙贝母100 g，蒲公英150 g，栀子100 g，陈皮100 g，白术150 g，茯苓150 g，泽泻100 g，金钱草150 g，炙甘草50 g，木香100 g，法半夏100 g，黄芩100 g，太子参150 g，生石膏100 g（先煎另兑），大黄60 g，焦神曲100 g，焦山楂100 g，焦麦芽100 g。

【制法】上药共以水煎透，去渣再熬浓汁，加入黑芝麻250 g、鳖甲胶150 g、冰糖200 g收膏，冷藏备用。

【服法】早、晚饭后半小时服用10 g，以温开水送服。

4. 胃阴不足型

【主症】胃脘胀满或灼痛，胃中嘈杂，饥不欲食，口干，食少，或干呕，大便秘结。舌红少津，少苔，脉弦细或细数。

【治法】滋阴清热，和胃止痛。

【膏方】养阴益胃膏。

【组成】沙参200 g，生地黄150 g，熟地黄200 g，麦冬200 g，石斛150 g，砂仁100 g，白芍150 g，桑椹200 g，枳实100 g，厚朴100 g，当归200 g，莪术100 g，炙甘草100 g，石膏200 g，牛膝100 g，知母50 g，玄参100 g，天花粉100 g，牡丹皮100 g，赤芍100 g，延胡索100 g，川楝子100 g。

【制法】上药共以水煎透，去渣再熬浓汁，加入黑芝麻 250 g、鳖甲胶 150 g、龟甲胶 150 g、黄酒 500 mL、蜂蜜 100 g 收膏，冷藏备用。

【服法】早、晚饭后半小时服用 10 g，以米汤送服。

第二节　慢性胃痛

一、慢性胃痛的概念及临床表现

慢性胃痛是指以胃脘部近心窝处经常发生疼痛为主要症状，并伴有嗳气、嘈杂、反酸、腹胀等症状的一类病症。主要包括消化性溃疡（胃溃疡和十二指肠溃疡）和慢性胃炎，为临床常见病，发病有季节性，秋冬和冬春之交远比夏季常见。

二、常见病因

1. 慢性胃炎　胃黏膜长期炎症，表现为上腹隐痛、餐后饱胀、反酸等。可能与幽门螺杆菌感染、长期饮酒、药物（如阿司匹林）刺激相关。

2. 胃溃疡或十二指肠溃疡　疼痛规律性强，胃溃疡常为餐后痛，十二指肠溃疡多为空腹或夜间痛。严重时可出现呕血、黑便，需及时就医。

3. 功能性消化不良　无明确器质性病变，但存在胃动力障碍或内脏高敏感，表现为反复上腹痛、烧灼感。

4. 其他原因　长期压力、焦虑等情绪问题；胆囊疾病、胰腺炎等邻近器官病变的牵涉痛。

三、中医病因病机

慢性胃痛可归属于中医学“胃脘痛”“痞满”“反酸”等病证范畴。多因外感六淫、饮食所伤、情志不畅、脾胃虚弱所致。

四、中医辨证分型及膏方调治

1. 湿热阻胃型

【主症】胃脘灼痛，痞满，口黏口苦，大便不爽，小便不利。舌红，苔黄或腻，脉濡数。

【组成】陈皮 50 g，黄连、厚朴、栀子、制半夏、延胡索、神曲各 100 g，牡丹皮、鸡内金、炙甘草各 90 g，佩兰、黄芩、苍术、川楝子、石菖蒲、蒲公英、白芍各 150 g，柴胡 60 g，白术、蜂蜜、饴糖各 200 g。若口黏，苔腻明显者，加薏苡仁 300 g、荷叶 150 g。

【制法】上药加水煎煮 3 次，滤汁去渣，合并滤液，加热浓缩成清膏，再加蜂蜜、饴糖，收膏即成。

【服法】每次服 10 ~ 15 g,每日 2 次,开水调服。

2. 瘀血停滞型

【主症】胃脘疼痛,痛如针刺,入夜尤甚,按之痛甚,或见吐血黑粪。舌质紫黯或有瘀斑,脉涩。

【组成】延胡索、五灵脂、蒲黄各 150 g,丹参、太子参、白芍、蜂蜜、饴糖各 200 g,莪术、炙甘草各 80 g,当归、三七、路路通、白术、神曲、麦冬各 100 g,木香(后下)90 g,陈皮、玫瑰花各 60 g,枳壳 50 g。若面色萎黄,加炙黄芪 150 g、人参 50 g。

【制法】上药加水煎煮 3 次,滤汁去渣,合并滤液,加热浓缩成清膏,再加蜂蜜、饴糖,收膏即成。

【服法】每次服 10 ~ 15 g,每日 2 次,开水调服。

3. 脾胃虚寒型

【主症】胃痛隐隐,喜暖喜按,遇冷或劳累后加重,空腹痛甚,得食痛减,泛吐清水,纳差,四肢倦怠,手足不温,大便溏薄。舌淡,苔白,脉虚弱或迟缓。

【组成】炙黄芪、蜂蜜、饴糖各 200 g,党参、茯苓、炒白术、延胡索各 150 g,桂枝、高良姜、木香(后下)、干姜、吴茱萸各 60 g,白芍 300 g,川楝子 100 g,炙甘草 90 g。泛吐清水明显者,加陈皮 60 g、半夏 150 g。

【制法】上药加水煎煮 3 次,滤汁去渣,合并滤液,加热浓缩成清膏,再加蜂蜜、饴糖,收膏即成。

【服法】每次服 10 ~ 15 g,每日 2 次,开水调服。

4. 胃阴不足型

【主症】胃脘隐痛,似饥而不欲食,口燥咽干,五心烦热,消瘦乏力,口渴思饮,大便干结。舌红少津,脉细数。

【组成】沙参、枸杞子、枇杷叶各 150 g,白芍、太子参、麦冬各 300 g,石斛、生地黄、阿胶、蜂蜜、饴糖各 200 g,玄参、佛手、生麦芽、谷芽、川楝子各 100 g,玉竹 250 g,知母、陈皮各 60 g,炙甘草 90 g,黄酒 300 mL。大便干结者,加瓜蒌 150 g、火麻仁 100 g。

【制法】上药除阿胶外,其余药物加水煎煮 3 次,滤汁去渣,合并滤液,加热浓缩成清膏,再将阿胶加适量黄酒浸泡后隔水炖,冲入清膏和匀,最后再加蜂蜜、饴糖,收膏即成。

【服法】每次服 10 ~ 15 g,每日 2 次,开水调服。

五、家庭自制膏方

1. 莲子膏　莲子 30 g,大米 100 g。按常法煮粥成膏,每天食用,连服 1 个月。适用于脾胃虚弱型胃痛患者。

2. 怀山药粳米膏　怀山药、粳米各 100 g。一起加水煮粥成膏,每天分 3 次服。适用于脾胃虚弱型胃及十二指肠溃疡患者。

3. 田七鸡蛋膏　田七末 3 g，藕汁 30 g，鸡蛋 1 个，白糖少许。将鸡蛋打破，倒入碗中搅拌；用鲜藕汁和田七末，加白糖，与鸡蛋搅匀，隔水炖成膏服用。适用于血瘀型胃溃疡、十二指肠溃疡及出血者。

4. 糯米红枣膏　糯米 100 g，大枣（去核）7 枚，陈皮 5 g，与大米、小米共煮饭食之。适用于消化不良型胃痛患者。

六、调养要点

（1）保持心情愉快、乐观，避免精神过度紧张，劳逸结合，进行体育锻炼，如打太极拳、练气功等。

（2）不暴饮暴食，避免生冷刺激性食物和烟酒，减少辛辣、浓茶、咖啡等刺激，克服不良饮食习惯。

（3）慎用某些药物，如阿司匹林、保泰松、利血平、咖啡因和激素等。

（4）慎起居，适寒温，防六淫。

（5）溃疡患者活动期应少活动，疼痛剧烈者应卧床休息。如疼痛加剧，或出现吐血、便血，或出现柏油样便，应立即报告医生，进行紧急处理。如呕吐，可在服药前用鲜姜搽舌面，汤药宜多次分服。

第三节　胃食管反流病

一、胃食管反流病的概念及临床表现

胃食管反流病是由胃、十二指肠内容物反流入食管引起的食管炎症性病变，内镜下表现可见食管黏膜的破损，即食管糜烂和（或）食管溃疡。胃食管反流病可发生于任何年龄的人群，成人发病率随年龄增长而升高。中老年人及肥胖、吸烟、饮酒、精神压力大者是本病的高发人群。

目前胃食管反流病主要分为非糜烂性反流病、反流性食管炎和巴雷特食管三大临床类型。临床主要表现为烧心、反酸、胸骨后灼痛、咽喉不适、口苦、嗳气、反胃等症状，还可伴有呕吐、咽部异物感、咳嗽、哮喘等症状。

二、常见病因

1. 食管胃反流屏障受损　食管胃反流屏障是指食管和胃连接处的一个解剖区域，包括食管下括约肌、膈肌脚、膈食管韧带、食管与胃底间的锐角（His 角）等，以上各部分的结构和功能出现问题均可造成胃食管反流。

（1）食管下括约肌松弛或压力减低：在食管末端 3 ~ 4 cm 长的位置有一束环状肌肉

叫食管下括约肌(LES),它就如同食管的门户,人体在正常吞咽时,LES松弛打开,食物得以进入胃中;在非进食状态下,LES收紧,压力增大,防止胃酸及食物反流入食管中。

正常人在休息时LES压为10~30 mmHg,为防止胃内容物反流入食管,LES呈一种高压状态。LES部位的结构遭到破坏时可使LES压力下降,如患有贲门失弛缓症的患者经手术治疗后的常见并发症即为反流性食管炎。还有一些因素可影响LES压力降低,如某些激素(如胆囊收缩素、胰生糖素、血管活性肠肽等)、食物(如高脂肪食物、巧克力等)、药物(如钙通道阻滞剂、硝酸甘油、地西泮)等。腹内压增高也可导致LES压力降低,如妊娠、大量腹水、剧烈呕吐、负重劳动,以及急性胃扩张、胃排空延迟等均可导致胃食管反流症状出现。

(2)一过性LES松弛(TLESR):在正常吞咽时,LES自然松弛,食物得以进入胃内。TLESR为一种病理表现,与正常吞咽时引起的LES松弛不同,它在无吞咽动作和食管蠕动的刺激下松弛时间更长,LES压力下降速率更快,LES的最低压力更低,患者TLESR较频繁就更容易造成胃食管反流。目前认为TLESR是引起胃食管反流的主要原因。

(3)食管裂孔疝:食管裂孔疝在一定程度上可加重反流并降低食管对酸的清除,多数的食管裂孔疝患者可导致胃食管反流病。

2. 食管酸清除能力减低　正常情况下一部分食管内容物是通过重力作用排入胃内的,而大部分食物是通过食管体的自发和继发性推动作用将食管内容物排入胃内,这就是食管的廓清运动。吞咽动作可以诱发食管自主性蠕动,反流物进入食管引起食管扩张可以反过来刺激食管引起继发性蠕动,食管廓清可以减少食管内酸性物质的残留,减轻对食管的刺激。

3. 食管黏膜防御功能受损　有很多胃食管反流病患者虽有反流症状,但镜下却没有明显的食管黏膜损害,这就提示了食管黏膜对反流物质是具有防御能力的,这种防御作用被称为食管黏膜组织抵抗力。食管上皮表面黏液、不移动水层和表面HCO_3^-、复层鳞状上皮结构及黏膜血液供应均具有黏膜保护作用,反流刺激加食管黏膜防御功能受损即可出现食管黏膜的损害。

4. 胃排空延迟　胃食管反流病往往餐后多见,其反流频率与胃内容物的含量、成分及胃排空情况有直接关系。胃排空延迟,腹腔压力增加,即可造成食物及酸碱反流出现食管炎的症状。

三、中医病因病机

中医将胃食管反流病归属于“吐酸”“胃脘痛”“噎膈”“嘈杂”“呕吐”“食管痒”等范畴。胃食管反流病的常见中医病因为以下几方面。

(1)饮食不节,烟酒无度:暴饮暴食,饥饱无常,嗜食肥甘厚味,酿湿生热化痰,阻滞气机,气机土逆故见反酸、吐酸。

(2)情志不遂,思虑太过:忧思恼怒,情志抑郁,气机郁结,肝气横逆,克脾犯胃,脾失升清,胃失和降,故见反酸、嘈杂、恶心呕吐等症。《沈氏尊生书·胃痛》曰:“胃痛,邪干胃脘病也……唯肝气相乘为尤甚,以木性暴且正克也。”

(3)禀赋不足,脾胃虚弱:素体脾胃虚弱之人,或劳倦内伤,或久病不愈,中伤脾胃,脾胃气虚,阳气不得疏展,虚而为滞,胃气不降,浊气上逆,发而为病。

(4)感受外邪,寒热客胃:外感寒湿及湿热之邪,蕴蓄脾胃,郁而化热生痰,阻滞气机,脾胃运化失司,痰浊上逆故见嘈杂、反酸、胃脘灼痛等症。

(5)素有胆疾,胆邪犯胃:肝胆气郁,胆汁排泄不畅,胆汁横溢,上犯于胃,郁而生热,胃气不降,冲逆而上,故而为病。

胃失和降,胃气上逆为本病基本病机,肝胆失于疏泄,脾失健运,胃失和降,肺失宣肃,胃气上逆,上犯食管,形成本病的一系列临床症状。禀赋不足、脾胃虚弱为胃食管反流病发病基础,土虚木乘或木郁土壅,致木气恣横无制,肝木乘克脾土,胆木逆克胃土,导致肝胃、肝脾或胆胃不和;气郁日久,化火生酸,肝胆邪热犯及脾胃,脾气当升不升,胃气当降不降,肝不随脾升,胆不随胃降,以致胃气挟火热上逆;肝火上炎侮肺,克伐肺金,消灼津液,肺失肃降而咳逆上气,气机不利,痰气郁阻胸膈;病程日久,气病及血,则因虚致瘀或气滞血瘀。本病病理因素有虚实两端:属实的病理因素有痰、热、湿、郁、气、瘀;属虚者责之于脾。本病病机特点一为逆,二为热,三为郁。

初病以实热为主,湿、痰、食、热互结导致气机升降失调,胃气夹酸上逆;久病火热之邪,耗津伤阴,虚火上逆,因实而致虚。初病在气,脾胃气郁失其升降,肝气郁失其条达,肺气郁失其宣肃,大肠气郁失其通导,气郁迁延,由气滞而血瘀,气虚而致瘀,或气郁久而化热,耗伤阴血,津枯血燥而致瘀,气病及血。禀赋不足,素体亏虚,久病迁延,耗伤正气,均可引起脾胃虚弱,运化失常,浊气内生,气逆、食滞、火郁、痰凝、湿阻、血瘀相兼为病,因虚而致实。

四、中医辨证分型及膏方调治

1. 胆热犯胃型

【主症】口苦咽干,烧心,胁肋胀痛,或有胸背痛,反酸,嗳气,反食,心烦失眠,易饥。舌红,苔黄腻,脉弦滑。

【治法】清化胆热,降气和胃。

【膏方】清胆和胃膏。

【组成】柴胡 100 g,黄芩 100 g,党参 200 g,炙甘草 100 g,生姜 100 g,大枣 150 g,枳实 150 g,陈皮 150 g,茯苓 200 g,黄连 100 g,金钱草 150 g,栀子 100 g,蒲公英 100 g,法半夏 100 g,太子参 100 g,苏梗 150 g,厚朴 200 g,杏仁 100 g,桔梗 150 g,鸡内金 200 g,海螵蛸 200 g。

【制法】上药共以水煎透，去渣再熬浓汁，加入明胶 250 g、冰糖 100 g 收膏，冷藏备用。

【服法】早、晚饭后半小时服用 10 g，以温开水送服。

2. 气郁痰阻型

【主症】咽喉不适如有痰梗，胸口不适，嗳气或反酸，或伴有吞咽困难，声音嘶哑，半夜呛咳。舌苔白腻，脉弦滑。

【治法】开郁化痰，降气和胃。

【膏方】理气化痰和胃膏。

【组成】柴胡 100 g，黄芩 100 g，党参 150 g，炙甘草 100 g，清半夏 100 g，生姜 50 g，大枣 150 g，枳实 100 g，陈皮 150 g，茯苓 200 g，黄连 60 g，金钱草 100 g，蒲公英 100 g，紫苏梗 100 g，厚朴 150 g，木香 100 g，延胡索 150 g，薄荷 60 g（后下），香橼 100 g，佛手 100 g，鸡内金 100 g。

【制法】上药共以水煎透，去渣再熬浓汁，加入明胶 250 g、冰糖 100 g 收膏，冷藏备用。

【服法】早、晚饭后半小时服用 10 g，以温开水送服。

3. 瘀血阻络型

【主症】胸骨后灼痛或刺痛，放射至后背痛，或伴有呕血或黑便，烧心，反酸，嗳气，胃脘刺痛。舌质紫暗或有瘀斑，脉涩。

【治法】化瘀通络，降气和胃。

【膏方】化瘀通络和胃膏。

【组成】桃仁 100 g，红花 100 g，当归 200 g，生地黄 150 g，川芎 100 g，赤芍 150 g，牛膝 100 g，桔梗 100 g，柴胡 60 g，枳实 100 g，厚朴 150 g，炙甘草 100 g，莪术 70 g，延胡索 100 g，丹参 150 g，天冬 100 g，蒲黄 100 g（包煎），陈皮 100 g，制大黄 100 g，三七 60 g（另兑），山楂 100 g，麦芽 100 g。

【制法】上药共以水煎透，去渣再熬浓汁，加入阿胶 150 g、鳖甲胶 150 g、冰糖 100 g、黄酒 500 mL 收膏，冷藏备用。

【服法】早、晚饭后半小时服用 10 g，以温开水送服。

4. 中虚气逆型

【主症】反酸或泛吐清水，嗳气，胃脘隐痛或痞闷不适，食欲减退或餐后饱胀，神疲乏力，大便溏薄。舌淡，苔薄，脉细弱。

【治法】疏肝理气，健脾和胃。

【膏方】调中降逆和胃膏。

【组成】旋覆花 100 g（包煎），代赭石 150 g，人参 150 g，干姜 100 g，半夏 100 g，大枣 200 g，炙甘草 100 g，陈皮 150 g，白术 150 g，茯苓 200 g，厚朴 150 g，山药 200 g，木香 100 g，生地黄 100 g，桂枝 100 g，白芍 100 g，苏梗 150 g，杏仁 100 g，鸡内金 150 g，海螵蛸 200 g，焦三仙各 100 g。

【制法】上药共以水煎透，去渣再熬浓汁，加入阿胶 250 g、饴糖 200 g、黄酒 500 mL 收膏，冷藏备用。

【服法】早、晚饭后半小时服用 10 g，以米汤送服。

第四节　消化性溃疡

一、消化性溃疡的概念及临床表现

消化性溃疡主要是指发生在胃和十二指肠的慢性溃疡，亦可发生于食管下段、胃空肠吻合口周围及含有异位胃黏膜的麦克尔（Meckel）憩室。这些溃疡的形成与胃酸和胃蛋白酶的消化作用有关，故称消化性溃疡。溃疡在缓解期体征可不明显，病情发作期可有上腹部压痛，多和溃疡存在部位相一致，如胃溃疡的压痛多在剑突下左方，幽门前区溃疡多在上腹正中或稍偏右，球部溃疡多固定于脐的右上方。亦可能由于内脏交感神经感觉纤维有脊髓内与体表局部感觉神经的交通支，因而使体表局部敏感性增强而形成压痛点。本病以青壮年居多，男性多于女性。

二、常见病因

1. 幽门螺杆菌　幽门螺杆菌（HP）是目前医学界研究最多也是被公认的消化性溃疡的重要致病因素之一。原因有以下两点：①消化性溃疡患者的幽门螺杆菌检出率与普通人群比较明显增高，在十二指肠溃疡患者的检出率约为 90%，胃溃疡患者的检出率为 70%～80%。②大量临床研究表明，成功根除幽门螺杆菌后溃疡复发率明显下降，常规抑酸加用根除幽门螺杆菌治疗与单纯抑酸治疗相比，前者可使溃疡复发率明显下降，这就表明去除病因后消化性溃疡可获治愈。

2. 胃酸和胃蛋白酶　消化性溃疡的形成与胃酸、胃蛋白酶对黏膜的自身消化是密不可分的。因胃蛋白酶活性对胃酸有依赖性，当 pH>4 时便失去活性。因此，消化性溃疡的发生与胃酸关系密切，即所谓“无酸无溃疡”。而在给予抑制胃酸分泌的药物后就能很快促进溃疡愈合，这说明胃酸是溃疡形成的直接原因，起到决定性的作用。

3. 胃黏膜防御机制受损　胃酸的损害作用一般只有在正常黏膜防御和修复功能遭受破坏时才能发生。正常的胃黏膜防御机制包括完整的黏膜-碳酸氢盐屏障，它可以在细胞表面形成非流动层，缓冲食物对黏膜的损伤及胃酸对黏膜的刺激；黏膜的修复和更新是通过细胞的不断再生与脱落之间保持一种动态平衡，在损伤部位形成一种罩膜与胃酸隔离，使病灶得以迅速修复；丰富的黏膜血流可为黏膜细胞代谢提供营养物质，清除局部代谢有害物质，维持酸碱平衡；前列腺素是胃黏膜细胞合成的一种重要物质，能刺激黏液和碳酸氢盐的分泌，增强表面活性成分，促进损伤后的黏膜修复，减少炎症介质的释放。另外，还有细胞生长因子、一氧化氮、成纤维生长因子等均在黏膜防御系统中起到相应的作用。

4. 其他因素　研究表明吸烟者患消化性溃疡的概率明显高于不吸烟者，而且吸烟还能影响溃疡的愈合，诱使溃疡复发。吸烟可增加胃酸分泌，降低胰腺和十二指肠碳酸氢盐分泌，易造成幽门括约肌张力减低，胆汁反流，从而损伤胃黏膜屏障。

遗传因素曾被认为是消化性溃疡发病的重要因素，但随着幽门螺杆菌在消化性溃疡中的研究更为深入，家族聚集性与幽门螺杆菌感染呈现正相关性，故考虑遗传因素致病证据不足，目前关于遗传因素的作用还有待进一步研究。

急性应激和长期不良情志刺激可引起溃疡。临床观察发现，长期精神紧张、过度劳累很容易使溃疡发作或加重，不良的情志刺激可以使胃酸分泌增加，可能是通过神经内分泌途径影响胃肠分泌和运动及影响黏膜血流的调节。

三、中医病因病机

中医将消化性溃疡归属于“胃脘痛”“吐酸”“嘈杂”“呕吐”等范畴。消化性溃疡从中医来讲其病因与慢性胃炎大致相同，都归结于饮食伤胃，情志不遂，脾胃虚弱，久病气滞血瘀，瘀血内阻，胃阴受损而致病。

（1）饮食不节：暴饮暴食，饥饱无常；或恣食生冷，寒邪积聚胃脘，损伤脾胃之气，气机升降失常；或过食辛辣肥甘，过饮烈酒，酿热生痰，损伤脾胃，而出现黏膜损伤之病证。

（2）情志不遂：郁怒伤肝，忧思恼怒，肝气郁滞，横逆犯胃，脾胃失和故可致胃脘胀痛、反酸、嘈杂、恶心呕吐等症。

（3）脾胃虚弱：素体脾胃虚弱，或劳倦内伤，脾胃受损；或久病不愈，伤及脾胃，脾胃虚弱，阳气不振，胃纳不佳，故而发为胃脘疼痛胀满、纳呆等症。

（4）瘀血阻络：胃病日久，迁延不愈，气血瘀滞；或术后损伤，瘀血内生，胃络失和；或情志不畅，气机郁结，久而成瘀，瘀而不通，不通则痛，重者可出现呕血及黑便。

（5）胃阴不足：病久不愈，郁而生热，虚火灼络，热耗津液，损耗胃阴，胃失濡养而作痛。

本病病位在胃，与肝、脾关系最为密切。病机主要是由于七情刺激，特别是忧思恼怒，引起肝胃不和，土虚木乘，气滞血瘀，不通则痛；或长期饮食不节，劳倦内伤，病久不愈，导致脾胃虚弱，气血失调，胃失濡养，不荣则痛。虚证可能从寒化或热化，若从寒化，脾胃气虚进一步发展为脾胃虚寒；若从热化，则由肝胃郁热，热耗津液，伤及胃阴。不论是虚寒，抑或虚热，均会导致脉络瘀阻，表现为瘀血阻络之证，同时肝郁脾虚，水液代谢失司亦可兼见夹痰夹湿，或兼食积之表现，各证候之间相互关联，互相影响。

四、中医辨证分型及膏方调治

1. 肝胃不和型

【主症】胃脘胀痛，窜及两胁，善叹息，遇情志不遂胃痛加重，嗳气，口苦，性急易怒，嘈杂反酸。舌质淡红，苔薄白或薄黄，脉弦。

【治法】疏肝理气，和胃止痛。

【膏方】疏肝和胃愈疡膏。

【组成】柴胡 100 g，陈皮 150 g，黄连 50 g，白芍 150 g，枳壳 100 g，海螵蛸 200 g，煅瓦楞子 300 g，党参 200 g，茯苓 200 g，炒麦芽 200 g，三七粉 60 g，香附 150 g，延胡索 100 g，炙甘草 100 g，木香 100 g，白及 100 g，鸡内金 150 g，当归 150 g，生姜 150 g。

【制法】除三七粉外，其余药共以水煎透，去渣再熬浓汁，加入明胶 250 g、蜂蜜 200 g 收膏，冷藏备用。

【服法】早、晚饭后半小时取 10 g 膏及 1 g 三七粉，以米汤送服。

2. 脾胃虚弱型

【主症】胃脘隐痛，喜暖喜按，空腹痛甚，得食痛减，纳呆食少，畏寒肢冷，头晕或肢倦，泛吐清水，便溏腹泻。舌质胖、边有齿痕，苔薄白，脉沉细或迟。

【治法】温中健脾，和胃止痛。

【膏方】健脾和胃愈疡膏。

【组成】黄芪 300 g，人参 200 g，白芍 200 g，白术 150 g，陈皮 100 g，干姜 90 g，白及 150 g，三七粉 60 g，茯苓 200 g，大枣 150 g，炙甘草 100 g，肉桂 90 g，桂枝 100 g，白豆蔻 150 g，黄连 30 g，焦山楂 100 g，神曲 100 g，麦芽 100 g，煅牡蛎 100 g，煅瓦楞子 100 g，海螵蛸 100 g。

【制法】除三七粉外，其余药共以水煎透，去渣再熬浓汁，加入阿胶 250 g、饴糖 200 g、黄酒 500 mL 收膏，冷藏备用。

【服法】早、晚饭后半小时取 10 g 膏及 1 g 三七粉，以米汤送服。

3. 肝胃郁热型

【主症】胃脘痛势急迫，有灼热感，口干口苦，吞酸嘈杂，烦躁易怒，便秘，喜冷饮。舌质红，苔黄或苔腐或苔腻，脉弦数或脉弦。

【治法】疏肝泄热，和胃止痛。

【膏方】清肝和胃愈疡膏。

【组成】栀子 100 g，牡丹皮 150 g，青皮 100 g，陈皮 100 g，浙贝母 100 g，黄连 70 g，海螵蛸 200 g，白及 150 g，三七粉 30 g，茯苓 200 g，薏苡仁 200 g，炙甘草 100 g，败酱草 150 g，蒲公英 100 g，大黄 100 g，白花蛇舌草 100 g，厚朴 100 g，延胡索 100 g，川楝子 100 g，黄芩 100 g，柴胡 100 g，法半夏 100 g。

【制法】除三七粉外,其余药共以水煎透,去渣再熬浓汁,加入明胶 250 g、冰糖 100 g 收膏,冷藏备用。

【服法】早、晚饭后半小时取 10 g 膏及 1 g 三七粉,以米汤送服。

4. 胃阴亏虚型

【主症】胃脘隐痛或灼痛,饥不欲食,口干不欲饮,口干舌燥,纳呆干呕,失眠多梦,手足心热,大便干燥。舌红少津裂纹,少苔、无苔或剥苔,脉细数。

【治法】养阴清热,和胃止痛。

【膏方】养阴益胃愈疡膏。

【组成】沙参 200 g,麦冬 200 g,白及 150 g,三七粉 30 g,生地黄 200 g,玄参 100 g,牡丹皮 150 g,赤芍 100 g,蒲公英 100 g,西洋参 150 g,石斛 150 g,白芍 150 g,败酱草 150 g,大枣 200 g,当归 200 g,炙甘草 100 g,山萸肉 100 g。

【制法】除三七粉外,其余药共以水煎透,去渣再熬浓汁,加入鳖甲胶 150 g、蜂蜜 100 g、黄酒 500 mL 收膏,冷藏备用。

【服法】早、晚饭后半小时取 10 g 膏及 1 g 三七粉,以米汤送服。

第五节　胃下垂

一、胃下垂的概念及临床表现

胃下垂是由于悬吊力不足,支撑内脏器官的韧带松弛,或腹内压降低,腹肌松弛,导致站立时胃大弯抵达盆腔,胃小弯弧线最低点降到髂嵴连线以下的症候表现。多见于瘦长体型者、久病体弱者、经产妇、多次腹部手术有切口疝者和长期卧床少动者。临床可见腹胀、腹痛、早饱、纳呆、嗳气、排便不畅等症。胃下垂是一种功能性疾病,乃由于胃平滑肌或韧带松弛所致。因长期劳累,大脑过度疲劳,强烈的神经刺激和情绪波动不断作用于大脑皮质,使皮质和皮质下中枢功能失调,导致自主神经功能紊乱,致使胃紧张力减弱,蠕动缓慢,功能减退。但少数患者,因胃肠蠕动亢进,食物在胃内停留时间较短,营养物质不易被吸收,消化功能低下,故日渐消瘦,也可导致胃下垂和其他内脏下垂。

二、常见病因

很多因素均可导致胃下垂,如膈肌活动力降低,腹腔压力减低,腹肌收缩力减弱,胃膈韧带、胃肝韧带、胃脾韧带、胃结肠韧带过于松弛等。

(1)胃功能紊乱:本病多见于体型瘦长、体质薄弱的人群。胃部的肌肉和韧带的松弛可引起胃下垂。

(2)不良的饮食习惯:日常生活中饮食不规律,暴饮暴食,过度食用辛辣及不易消化

食物，过度饮酒都会导致胃肠功能受损，消化及蠕动功能减弱而导致胃下垂。同时，饭后立即做剧烈运动及马上投入工作，过度疲劳也会引起胃下垂。

(3)慢性疾病及大病初愈之后：临床中绝大多数慢性消耗性疾病或在大病初愈之后，可出现消化系统的并发症。如妇女多次生育、腹部肿瘤切除术、体重突然减轻均可导致腹肌松弛或腹内压降低形成胃下垂；或如长期咳嗽、憋气、心界下移等，易造成胸腔内压增加，膈肌下移，胃肠功能失调，也是引起胃下垂的原因。

(4)细菌感染：一些人由于细菌感染，或者滥用药物也会引起胃下垂。如长期服用泻药，破坏胃肠正常菌群及功能，影响胃肠的吸收，从而导致胃下垂。

(5)气候变化：气候的变化也可引起胃下垂，尤其到了春秋季节，季节交替的时候，若受风着凉，从而引起腹痛、胃肠痉挛等，长此以往影响消化功能，可间接导致胃下垂。

三、中医病因病机

中医将胃下垂归属于"胃痞""腹痛""虚劳"等范畴。中医学认为胃下垂病位在胃，病因不外两种。一为禀赋不足，脾胃素虚，运化失常，故表现为胃肠动力不足、乏力、纳呆、早饱、腹胀等；二为饮食劳倦，暴饮暴食，饮食不节，或劳心劳力，伤耗脾气，导致脾胃气虚，中气不足，升提无力，气虚下陷。

胃下垂总的病机当归属于脾胃虚弱，中气不足，升提无力，气虚下陷。脾虚胃弱在先，渐则出现饮食积滞，蕴湿生热，困阻脾胃，可出现渴不欲饮、不思饮食、腹胀、乏力、排气排便困难等一系列表现。脾胃气虚久则损伤脾阳，阳气不运，更可加重厌食，且可伴有胃寒、四肢不温、重则可出现呕吐等症。

四、中医辨证分型及膏方调治

1. 脾胃虚弱型

【主症】脘腹胀闷或胀痛，进食尤重，纳呆，乏力，胃寒，可伴有嗳气，泛酸，大便不畅。舌质淡，苔薄白，脉沉细无力。

【治法】健脾和胃，升举阳气。

【膏方】健脾益胃升举膏。

【组成】黄芪 400 g，人参 100 g，白术 200 g，茯苓 200 g，炒神曲 100 g，炒山楂 100 g，陈皮 150 g，柴胡 50 g，升麻 100 g(后下)，黄连 50 g，枳壳 100 g，炙甘草 100 g，木香 150 g，水红花子 150 g，桂枝 200 g，干姜 100 g，小茴香 150 g，当归 200 g，桃仁 100 g，大枣 200 g。

【制法】上药共以水煎透，去渣再熬浓汁，加入阿胶 250 g、蜂蜜 200 g、黄酒 500 mL 收膏，冷藏备用。

【服法】早、晚饭后半小时服用 10 g，以温开水送服。

2. 湿浊困脾型

【主症】脘腹胀闷或胀痛，烦躁不安，纳呆，乏力，口中黏腻，可伴有嗳气不舒，泛酸，大便不畅。舌质淡红，苔白腻或厚，脉细滑或涩。

【治法】化湿醒脾，益气升提。

【膏方】健脾化湿升举膏。

【组成】苍术 100 g，白术 150 g，砂仁 100 g，黄芪 200 g，人参 100 g，泽泻 100 g，茯苓 200 g，薏苡仁 200 g，白扁豆 150 g，陈皮 100 g，炙甘草 100 g，升麻 100 g（后下），桔梗 100 g，桂枝 150 g，干姜 50 g，白豆蔻 150 g，黄连 30 g，佩兰 90 g，桃仁 100 g，木香 150 g，厚朴 150 g。

【制法】上药共以水煎透，去渣再熬浓汁，加入阿胶 250 g、冰糖 200 g、黄酒 500 mL 收膏，冷藏备用。

【服法】早、晚饭后半小时服用 10 g，以温开水送服。

第六节　慢性腹泻

一、慢性腹泻的概念及临床表现

慢性腹泻通常是指功能性腹泻，每日排便 3～5 次，少数可达十数次，便质多为稀糊状，也可为成形软便或稀水样，可带有黏液，但无脓血，可伴有腹痛或腹部不适。在最近 3 个月内每月至少 3 天，目前的症状持续至少 3 个月，并根据 Bristol 大便性状分型，稀水样便>25%，且块状/硬便<25%。功能性腹泻属排除性诊断，建议在完善大便常规、血常规、红细胞沉降率、甲状腺功能、结肠镜、肝胆脾彩超，排除肠道内分泌肿瘤、甲状腺功能亢进症、慢性胰腺炎、胰腺癌、肠结核等一系列疾病基础上再行膏方调理。

二、常见病因

1. 季节因素　长期慢性腹泻多与季节变化具有一定的关系，比如高温多雨季节变化为细菌、病毒提供了滋生的环境，若是在日常生活中不注意避免寒湿及饮食卫生，就容易招致感染，外伤感染和疾病传播等均会引起长期慢性腹泻。

2. 消化不良　部分患者进食不规律，或进食过多、过饱，吃不易消化及油腻食物，或因为胃动力不足导致食物在胃内潴留，影响消化，从而引起腹胀腹泻、恶心呕吐等症状，长此以往形成慢性腹泻。

3. 肠道疾病　慢性腹泻是一种症状表现，许多疾病均可见到此症。比如慢性细菌性疾病、肠结核、血吸虫病、甲状腺功能减退、炎症性肠病、尿毒症性肠病等，患病后未得到

积极有效的治疗,从而导致慢性腹泻。因此应重视疾病的诊断,在出现一些症状时应积极面对,及时诊断及治疗,避免出现更为严重的后果。

三、中医病因病机

慢性腹泻中医也称泄泻,大便溏薄而势缓者为泄,大便清稀如水而直下者为泻。《素问·气交变大论》云:"岁火不及,寒乃大行,长政不用,物荣而下。"《素问·至真要大论》云:"诸呕吐酸,暴注下迫,皆属于热。"该病中医可归属于飧泄、溏泄、鹜泄、湿泄、濡泄、寒泄、热泄、暑泄、水泄、风泄、食泄、痰泄、酒泄、滑泄、顿泄、久泄、脾泄、胃泄、肾泄、气泄、小肠泄、直肠泄、大瘕泄、食积泄、气虚泄、忧郁泄、溢饮滑泄、不服水土泄之范畴。

中医认为本病多因感受外邪,如湿热、暑湿、寒湿之邪;情志所伤,忧思郁怒导致肝失疏泄,横逆犯脾;饮食不节,过食肥甘厚味,或进食不洁腐败之物,脾胃运化失常,水液代谢失司所致。主要包括以下几种致病因素。

(1)饮食因素:饮食不节、进食无度,或进食被细菌及毒素污染的食物,或摄食未煮熟的扁豆等都会引起脾胃功能失调,导致不同程度的腹泻。

(2)情志因素:精神紧张、情志抑郁,肝气不疏,横逆乘脾,脾胃运化失司,即可表现为腹胀,腹泻,腹中雷鸣,攻窜作痛。

(3)感受外邪:暑季感受暑湿,湿热困脾,影响脾胃运化,可见暴注下迫,粪便臭秽不堪;寒冷之季感受寒邪,往往出现寒湿夹杂为患,脾阳不振,运化水湿无权,寒湿困脾,则见泻下清稀、腹冷腹痛、四肢不温、纳差等症。

(4)禀赋不足:素体脾胃虚弱,易为湿困,脾气运化失司,故见纳呆、便溏;病久脾阳不振,累及肾阳,导致脾肾阳虚,肾失开阖,水液代谢失司,故见五更泻、胃寒,甚则可出现浮肿。

中医认为,"泄泻之本,无不由于脾胃"。本病病位在肠,与脾、胃、肝、肾密切相关。脾虚湿盛,脾失健运为其病机特点,治疗应以运脾化湿为原则。慢性泄泻以脾虚为主,当予运脾补虚,辅以祛湿,并根据不同证候,分别施以益气健脾升提、温肾健脾、抑肝扶脾之法,久泻不止者,当须固涩。同时还应注意合并急性泄泻时切不可骤用补涩,以免闭门留邪;慢性泄泻不可分利太过,以防耗伤津液;清热不可过用苦寒,以免损伤阳气;补虚不可纯用甘温,以免助湿。若病情处于寒热虚实兼夹或互相转化时,当随证施治。本节慢性腹泻重点以脾胃虚弱、脾肾阳虚及肝气乘脾、湿热蕴结为主要讨论内容,临床当仔细辨证,认真推详。

四、中医辨证分型及膏方调治

1. 脾肾阳虚型

【主症】大便稀溏,臭味不明显,大便频次增多,尤以清晨4—5时腹泻不能自制为主

要特点，面色白，四肢清冷，平素畏寒乏力。舌质淡，苔薄白，脉沉弱。

【治法】温补脾肾，助阳止泻。

【膏方】温阳止泻膏。

【组成】人参 200 g，白术 200 g，山药 200 g，陈皮 150 g，狗脊 200 g，菟丝子 200 g，淫羊藿 200 g，补骨脂 200 g，金樱子 100 g，莲子 150 g，白扁豆 100 g，干姜 60 g，茯苓 150 g，茯神 150 g，车前子 150 g（包煎），芡实 100 g，肉豆蔻 150 g，五味子 100 g，炙甘草 100 g。

【制法】上药共以水煎透，去渣再熬浓汁，加入阿胶 250 g、蜂蜜 200 g、黄酒 500 mL 收膏，冷藏备用。

【服法】早、晚饭后半小时服用 10 g，以温开水送服。

2. 胃强脾弱型

【主症】大便稀溏，大便次数增多，腹泻时无疼痛，泻不定时，多食易饥，无明显肢冷畏寒及乏力症状。舌质淡，脉浮缓。

【治法】健脾益胃调中。

【膏方】调胃健脾止泻膏。

【组成】黄芪 300 g，茯苓 200 g，白术 200 g，陈皮 150 g，芡实 100 g，泽泻 100 g，黄连 100 g，木香 100 g，山药 200 g，砂仁 100 g，炒神曲 150 g，炒麦芽 150 g，鸡内金 150 g，厚朴 150 g，白豆蔻 150 g，防风 100 g，炙甘草 100 g。

【制法】上药共以水煎透，去渣再熬浓汁，加入阿胶 250 g、蜂蜜 200 g、黄酒 500 mL 收膏，冷藏备用。

【服法】早、晚饭后半小时服用 10 g，以温开水送服。

3. 脾胃虚弱型

【主症】大便稀溏，便后乏力明显，大便次数增多，小腹下坠感，腹痛不明显，或可伴见气虚脱肛症状，倦怠乏力，不思饮食，面色白。舌质淡，苔薄白，脉沉缓无力。

【治法】健脾补肺，益气止泻。

【膏方】益气健脾止泻膏。

【组成】人参 200 g，白术 150 g，黄芪 300 g，泽泻 100 g，茯苓 200 g，桂枝 200 g，白芍 150 g，厚朴 150 g，苍术 150 g，陈皮 150 g，芡实 100 g，炙甘草 100 g，升麻 100 g，大枣 200 g，桔梗 100 g，白豆蔻 150 g，木香 60 g，山药 200 g，鸡内金 150 g，海螵蛸 150 g，大枣 150 g。

【制法】上药共以水煎透，去渣再熬浓汁，加入阿胶 250 g、冰糖 200 g、黄酒 500 mL 收膏，冷藏备用。

【服法】早、晚饭后半小时服用 10 g，以温开水送服。

4. 肝气乘脾型

【主症】抑郁恼怒，或情绪紧张之时即发生腹痛泄泻，腹中雷鸣，攻窜作痛，腹痛即泻，

泻后痛减，排气较多，胸胁胀闷，嗳气食少。舌淡绛，苔白或白腻，脉弦滑。

【治法】抑肝扶脾，调中止泻。

【膏方】疏肝消痛止泻膏。

【组成】柴胡 100 g，白芍 200 g，牡丹皮 100 g，延胡索 100 g，白术 150 g，当归 100 g，陈皮 150 g，防风 150 g，香附 150 g，黄芪 200 g，党参 150 g，白扁豆 150 g，泽泻 100 g，白豆蔻 150 g，木香 100 g，厚朴 150 g，苍术 150 g，鸡内金 150 g，海螵蛸 200 g，炙甘草 100 g。

【制法】上药共以水煎透，去渣再熬浓汁，加入阿胶 250 g、冰糖 200 g、黄酒 500 mL 收膏，冷藏备用。

【服法】早、晚饭后半小时服用 10 g，以温开水送服。

第七节 习惯性便秘

一、习惯性便秘的概念及临床表现

习惯性便秘，又称功能性便秘，是指粪便干结，每周排便少于 3 次，或排便经常感到困难等症状至少持续 3 个月以上。便秘的人，不仅会因为大便滞留而使毒素吸收过多，也因大便排出缓慢而比正常人吸收过多的胆固醇。因此，长期便秘的人，面色昏黯、臃肿，呈现一种异常的病态面容。与习惯性便秘有关病症包括功能性便秘、盆底排便障碍及便秘型肠易激综合征。和胃肠动力障碍相关的便秘还有 Ogilvie 综合征（假性结肠梗阻）、先天性巨结肠、肛门括约肌失弛缓症等。本节主要指功能性便秘。其特点为粪便排出困难或排便间隔时间延长，粪质干燥坚硬。

二、常见病因

1. 肠道非器质性疾病　肠易激综合征是一种临床上常见的胃肠道功能紊乱型疾病，主要症状是腹痛、腹胀、以及大便习惯改变，可以分为腹泻型和便秘型，便秘型肠易激综合征有习惯性便秘的症状。

2. 精神疾病　如神经性厌食症和抑郁症等。神经厌食症是指有意节制饮食，导致体征明显低于正常标准，患者即使已经很瘦，仍然认为自己肥胖，害怕体重增加而很少饮食，胃肠功能减退，出现营养不良和便秘的症状。抑郁症患者主要表现为情绪低落、思维迟缓和意志活动减退，睡眠障碍，食欲减退等，同时出现各种躯体不适的症状，如恶心、呕吐、出汗、便秘和尿频尿急等。

三、中医病因病机

习惯性便秘属中医学的“大便难”“后不利”“脾约”“阳结”“阴结”“肠结”“风秘”

“热秘”“风燥”“热燥”“虚秘”等范畴，现统称“便秘”。多因胃肠积热、情志不畅、气虚乏力、血虚津亏、阳虚寒凝而致大肠传导功能失常。

四、中医辨证分型及膏方调治

1. 气机郁滞型

【主症】粪便艰涩难下，胁肋胀痛，嗳气、呃逆，食欲减退，腹胀欲便，排便不畅，后重窘迫，舌苔薄白，脉弦。

【组成】炒槟榔、枳实、炒莱菔子各 150 g，木香、陈皮、乌药、厚朴、大黄、当归、生地黄、神曲、谷芽各 100 g，白芍 200 g，甘草 60 g，全瓜蒌、蜂蜜各 300 g。若情绪抑郁，加用柴胡、香附各 100 g；因外伤所致者，可加用桃仁、红花各 100 g。

【制法】上药加水煎煮 3 次，滤汁去渣，合并滤液，加热浓缩成清膏，再加蜂蜜收膏即可。

【服法】每次服 15 ~ 20 g，每日 2 次，开水调服。

2. 脾肾阳虚型

【主症】排便不畅，但粪不坚干，腰酸背冷，小便清长，手足不温，或腹中冷痛，舌淡，苔白，脉沉迟。

【组成】当归、厚朴、神曲各 100 g，枳壳、党参、菟丝子、怀牛膝、火麻仁各 150 g，熟附子 30 g，干姜 50 g，熟地黄、阿胶各 200 g，大黄（后下）90 g，甘草 60 g，肉苁蓉、蜂蜜各 300 g，黄酒 300 mL。若食欲减退，加白术 100 g、茯苓 150 g、陈皮 50 g；腹冷痛，加乌药 100 g、木香 50 g。

【制法】上药除阿胶外，其余药物加水煎煮 3 次，滤汁去渣，合并滤液，加热浓缩成清膏，再将阿胶加适量黄酒浸泡后隔水炖，冲入清膏和匀，最后再加蜂蜜收膏即成。

【服法】每次服 15 ~ 20 g，每日 2 次，开水调服。

3. 肝肾阴虚型

【主症】粪便干结难解，唇干舌燥，口渴喜饮，眩晕咽干，舌质红或偏红，少津，脉细数。

【组成】生地黄、元参、火麻仁、龟甲胶、蜂蜜各 300 g，天冬、麦冬、杏仁、瓜蒌仁、松子仁、柏子仁、玉竹、黄精、郁李仁、核桃仁、桑椹各 200 g，黑芝麻 100 g，当归 150 g，黄酒 300 mL。

【制法】上药除龟甲胶外，其余药物加水煎煮 3 次，滤汁去渣，合并滤液，加热浓缩成清膏，再将龟甲胶加适量黄酒浸泡后隔水炖，冲入清膏和匀，最后再加蜂蜜收膏即成。

【服法】每次服 15 ~ 20 g，每日 2 次，开水调服。

4. 气虚型

【主症】便秘不畅，粪质并不干硬，虽有便意，但临厕便努挣不出，挣则汗出气短，便后乏力，平时面色苍白，精神疲乏，舌淡嫩，苔白，脉弱。

【组成】党参、白术、刺五加、黄精、茯苓、大枣各 200 g，绞股蓝、枳实、炒槟榔、陈皮各 150 g，淮山药 250 g，炙甘草 50 g，炙黄芪、阿胶、蜂蜜各 300 g，黄酒 300 mL。

【制法】上药除阿胶外，其余药物加水煎煮 3 次，滤汁去渣，合并滤液，加热浓缩成清膏，再将阿胶加适量黄酒浸泡后隔水炖，冲入清膏和匀，最后再加蜂蜜收膏即成。

【服法】每次服 15～20 g，每日 2 次，开水调服。

5. 热积型

【主症】粪便干结，小便短赤，面赤身热，或兼有腹胀、腹痛、口干、口臭，舌红、苔黄，脉滑数。

【组成】生大黄（后下）40 g，蒲公英 300 g，枇杷叶、决明子、百合、元参、阿胶、冰糖各 200 g，黄连、元明粉各 30 g，炙甘草 50 g，黄酒 200 mL。

【制法】上药加水煎煮 3 次，滤汁去渣，合并滤液，加热浓缩成清膏，再将阿胶加适量黄酒浸泡后隔水炖，冲入清膏和匀，最后再加冰糖收膏即成。

【服法】每次服 15～20 g，每日 2 次，开水调服。

五、家庭自制膏方

1. 郁李仁粳米膏　郁李仁 10～15 g，粳米 100 g。将郁李仁捣烂煎汁去渣，用粳米煮粥成膏状，每日早、晚分服。适用于大肠气滞便秘。

2. 冰糖炖大香蕉膏　大香蕉 1～2 只，去皮，加冰糖适量，隔水炖成膏，每日服 1～2 次，连服数日，适用于痔疮、便秘、滴血等疾病。

3. 冰糖杏仁膏　甜杏仁 15 g，杏仁 3 g，清水泡软去皮。大米 50 g，清水泡软，与药物一起捣烂，加清水及冰糖适量煮成稠糊膏服食。适用于老年人肠燥便秘。

4. 蜂蜜桑椹膏　新鲜桑椹，捣烂，用纱布过滤取汁，放瓦罐里煮，稍浓缩后加入蜂蜜适量，不断搅匀，煮成膏，冷却后贮瓶备用。每日早、晚各服 1～2 汤匙，开水送服。适用于病后血气虚损，肠燥便秘。

六、调养要点

（1）合理饮食，纠正不良进食习惯，平日宜避免过食辛辣厚味，或饮酒嗜茶无度，亦不可过食寒凉生冷食品，宜注意食物粗细搭配，增加粗纤维食物如蔬菜、水果，尚可选用子仁类含油脂的滑利性食品。多饮水。

（2）起居有常，劳逸结合，要经常参加体育锻炼，避免少动、久坐、久卧，以便体内气机流畅。要养成定时排便的习惯，不可忽视便意。可于早、晚各做数次提肛运动（肛门括约肌一收一放），以增进肛门括约肌力。加强腹肌锻炼，特别是体弱活动少者。

（3）调节情志，戒忧思恼怒，保持心情舒畅。

第九章　慢性代谢疾病的膏方调治

第一节　肥胖症

一、肥胖症的概念及临床表现

肥胖症是指体内脂肪尤其是甘油三酯(三酰甘油)积聚过多和(或)分布异常,体重增加的一种状态。通常由于食物摄入过多或机体代谢的改变而导致体内脂肪积聚过多,造成体重过度增长,并引起人体病理生理的改变。体重指数(body mass index,BMI)为体重(kg)除以身高(m)的平方,是评估肥胖程度的指标。在欧美,BMI≥25 kg/m^{2}为超重,BMI≥30 kg/m^{2}为肥胖。亚太地区人群根据 BMI 不同可分为:健康 18.5~22.9 kg/m^2;超重 23.0~24.9 kg/m^2;1 度肥胖 25.0~29.9 kg/m^2;2 度肥胖 30.0~34.9 kg/m^2;3 度肥胖 >35.0 kg/m^2。根据肥胖症病因的不同,肥胖症可以分为单纯性肥胖和继发性肥胖两大类。单纯性肥胖无明确病因,可能与遗传、饮食和运动习惯等因素有关。医学上也可把它称为原发性肥胖,在所有的肥胖症中,99%以上是单纯性肥胖。这种肥胖症的确切发病机制还不是很清楚。任何使能量摄入多于能量消耗的因素,都有可能引起单纯性肥胖,这些因素包括年龄、进食过多、体力活动过少、社会心理因素、遗传因素及脂肪组织特征等。继发性肥胖是指由其他疾病导致的肥胖。继发性肥胖占肥胖症的比例仅为1%。肥胖症是遗传因素和环境因素共同作用的结果,它常与 2 型糖尿病、高血压、血脂异常、缺血性心脏病等集结出现,因而它又是一个慢性的代谢异常疾病。肥胖症不只是外观问题,而且与许多健康问题与并发症并存的危险因素。在西方国家成年人中,约有半数人超重,通常女性多于男性。总的来说我国肥胖症的患病率较欧美国家低,程度也较轻,但有逐渐增加的倾向,尤其在儿童群体中的发病率更高。肥胖已经成为重要的世界性健康问题之一,必须引起注意。

二、中医病因病机

中医学虽然没有专门的病名对其进行阐述,但很早就对肥胖症有了认识,如对“肥人多痰”的论述,就是指肥胖症患者的中医病机主要是“痰湿”。中医学认为,膏脂虽为人体

的营养物质，但过多则形成高脂血症。凡导致人体摄入膏脂过多，以及膏脂转输、利用、排泄失常的因素均可使血脂升高。肥胖症的病因、病机错综复杂，根据文献和临床实践，以中医的角度看，其病因主要是湿、痰、水、瘀（脂）。有先天禀赋因素，也有后天饮食、情志因素。从脏腑辨证分析，主要是人体正气的虚衰，以脾胃机能失调、阳气虚损为本，涉及肝肾功能失调，代谢能力降低，膏脂痰浊聚集身体内，引起体重增多，形成肥胖。中医中药对高脂血症的治疗具有效果好又无毒副作用的特点。膏方对本病的治疗以健脾益气为主，化痰除湿为辅，既能减肥，又不伤身，坚持服用，日久自会生效。

三、中医辨证分型及膏方调治

（一）辨证膏方

1. 脾肾两亏型

【主症】肥胖，脘腹胀满、神疲乏力、饮食如常、大便溏薄、尿少肢肿、腰酸腿软，舌淡胖，脉沉缓。

【组成】党参、茯苓、炙黄芪、枸杞子、山茱萸、菟丝子、山楂各 150 g，炒白术、泽泻、制半夏、荷叶各 100 g，黄精、女贞子各 200 g，炒薏苡仁、蜂蜜各 300 g。肢冷形寒腰酸腿软明显者，加补骨脂、仙茅、淫羊藿各 150 g；尿少水肿明显者，加车前子（包煎）300 g，川牛膝、益母草、冬瓜皮各 150 g。

【制法】上药加水煎煮 3 次，滤汁去渣，合并滤液，加热浓缩为清膏，再加蜂蜜收膏即成。

【服法】每次服 10 ~ 15 g，每日 2 次，开水调服。

2. 肝气郁滞型

【主症】肥胖，急躁易怒、胸胁胀满，妇女月经不调或经少经闭，舌淡红，苔黄，脉弦。

【组成】当归、炒苍术、枸杞子、郁金、炒白术、灵芝各 100 g，生地黄、女贞子、茯苓、赤芍药各 150 g，柴胡、香附、川芎、焦栀子、青皮、陈皮各 60 g，夏枯草 200 g，甘草 50 g，蜂蜜 300 g。妇女月经不调、闭经者，加桃仁 100 g、红花 60 g。

【制法】上药加水煎煮 3 次，滤汁去渣，合并滤液，加热浓缩为清膏，再加蜂蜜收膏即成。

【服法】每次服 10 ~ 15 g，每日 2 次，开水调服。

3. 脾胃实热型

【主症】肥胖，面色红润、多食易饥、胸腹胀满、大便秘结、小便短赤，舌红，苔黄腻，脉滑数。

【组成】黄连 50 g，黄芩、杏仁、泽泻各 100 g，薏苡仁、厚朴各 200 g，白术、虎杖、草决明、荷叶各 150 g，大黄（后下）60 g，夏枯草、蜂蜜各 300 g。面色红润、口臭口干者，加生石膏 300 g，知母、生地黄各 100 g，升麻 60 g；小便短赤者，加茵陈 200 g、瞿麦 150 g、生甘草 50 g。

【制法】上药加水煎煮3次,滤汁去渣,合并滤液,加热浓缩为清膏,再加蜂蜜收膏即成。

【服法】每次服10~15 g,每日2次,开水调服。

四、家庭自制膏方

1. 黄芪薏米膏　黄芪30 g,薏苡仁100 g。黄芪(布包)同薏苡仁加水煎煮成膏状,取出药包,清晨或早、晚分服。适用于脾肾两亏型肥胖症。

2. 赤豆粳米膏　赤小豆60 g,柴胡30 g,粳米120 g。柴胡(布包)与赤小豆、粳米加水同煎,煮成膏状,取出药包,清晨或早、晚分服。适用于肝失疏泄型肥胖症。

3. 山楂泽泻膏　鲜山楂、泽泻各20 g,蜂蜜100 g。泽泻(布包)与鲜山楂加水煎煮,再取出药包,入蜂蜜收膏即可,清晨或早、晚分服。适用于脾胃实热型肥胖症。

五、调养要点

(1)体重未超标准,不要盲目减肥。

(2)加强运动,是减肥的有效方法,故应做到坚持每天参加中等强度的运动,要求达到运动时的脉搏数为110~130次/min。

(3)吃饭时要细嚼慢咽、调整饮食结构,提倡低脂、低蛋白、低糖、高粗纤维的食物及大量鲜果蔬菜的膳食。

第二节　高脂血症

一、高脂血症的概念及临床表现

高脂血症是指血中总胆固醇(TC)、三酰甘油(TG)、低密度脂蛋白-胆固醇(LDL-C)水平等单项或多项超过正常范围,包括高密度脂蛋白-胆固醇(HDL-C)水平低下的病症。当血脂轻度增高时,患者可以没有任何不适的表现,只有当血脂增高到一定水平才可能出现一些临床症状。现代医学认为,绝大多数高脂血症患者往往是因遗传缺陷,加上饮食不当,如经常进食高脂肪、高胆固醇食物、大量饮酒、缺乏运动等引发。此外,肥胖症、绝经、年老及长期使用激素、利尿药等,也可能产生高脂血症。

二、中医病因病机

中医学中并无“高脂血症”病名,但是现代中医学将其归属“血浊”“浊脂”等范畴。按照中医辨证多属本虚标实的病证,尤其是高脂血症已有并发症者。多因脾肝肾功能减

退，饮食无节制，偏食肥腻甘甜，好坐懒动，情志不畅而致痰、致湿、致瘀。临床可分为脾虚浊痰型、肝郁化火型和胃热炽盛型。

三、中医辨证分型及膏方调治

1. 脾虚浊痰型

【主症】高脂血症，伴有腹胀纳呆，肢体困倦乏力，大便溏薄，浮肿尿少，苔腻，脉滑。

【组成】党参、制半夏、陈皮、郁金、苍术、生蒲黄各 100 g，茯苓、麦芽、阿胶各 200 g，猪苓、炒白术、芡实、炒槟榔、大腹皮、泽泻、山楂、银杏叶各 150 g，桂枝 30 g，甘草 60 g，薏苡仁、蜂蜜各 300 g，黄酒 300 mL。如有腰酸腿软、头晕眼花，加黄精 200 g，枸杞子、菟丝子各 150 g。

【制法】上药除阿胶外，其余药物加水煎煮 3 次，滤汁去渣，合并滤液，加热浓缩为清膏。将阿胶加适量黄酒浸泡后隔水炖烊，冲入清膏和匀，最后加蜂蜜收膏即成。

【服法】每次服 10 ~ 15 g，每日 2 次，开水调服。

2. 肝郁化火型

【主症】血脂升高，伴有烦躁易怒，头晕头痛，口苦咽燥，小便黄赤，大便干结，苔黄，舌红，脉弦数。

【组成】柴胡、菊花、炒黄芩、川牛膝、绞股蓝各 100 g，决明子、虎杖、茵陈、桑叶、郁金、黄精、赤芍、白芍、女贞子、枸杞子、生山楂、泽泻各 150 g，生大黄 60 g，生甘草 30 g，阿胶 200 g，车前子(包)、蜂蜜各 300 g，黄酒 300 mL。如有胸闷作痛者，加丹参 150 g、三七 60 g。

【制法】上药除阿胶外，其余药物加水煎煮 3 次，滤汁去渣，合并滤液，加热浓缩为清膏。将阿胶加适量黄酒浸泡后隔水炖烊，冲入清膏和匀，最后加蜂蜜收膏即成。

【服法】每次服 10 ~ 15 g，每日 2 次，开水调服。

3. 胃热炽盛型

【主症】高脂血症，多见形体丰腴，口干喜饮，口苦，喜食浓味，食欲旺盛，大便干燥，苔黄，脉数。

【组成】生大黄 90 g，黄连、炒升麻、甘草各 60 g，枳实、泽泻、茵陈、茺蔚子、北沙参、玉竹各 150 g，厚朴、牡丹皮、知母、麦冬、石斛各 100 g，生地黄、决明子、麦芽各 200 g，石膏、蜂蜜各 300 g。如有小便黄赤，加车前子(包)、滑石各 200 g。

【制法】上药加水煎煮 3 次，滤汁去渣，合并滤液，加热浓缩为清膏，再加蜂蜜收膏即成。

【服法】每次服 10 ~ 15 g，每日 2 次，开水调服。

四、家庭自制膏方

1. 冬青子膏　冬青子 1 500 g，蜂蜜适量。将冬青子加水煎熬 2 次，每次 1 h，去渣，合

并两次药液浓缩成膏状,加入适量蜂蜜混匀,贮瓶备用。同时,每日服用量相当于生药冬青子 50 g,分 3 次空腹服,1 个月为 1 个疗程。主治高脂血症。

2. 藕节绿豆膏　藕 4 节,绿豆 200 g,胡萝卜 125 g。将绿豆洗净水泡半日,滤干,胡萝卜洗净,切碎捣泥,两者加适量白糖调匀待用。将藕洗净,在靠近藕节的一端用刀切下,切下的部分留好。将调匀的绿豆胡萝卜泥塞入藕洞内,塞满塞实为止。再将切下的部分盖好,用竹签或线绳插牢或绑好,上锅水蒸熟,可当点心经常食用。可降低血脂,软化血管。主治高脂血症。

3. 茵陈山楂膏　茵陈 200 g,生山楂、生麦芽各 150 g。将上药放入锅内加水适量,煎煮 20 min,过滤留汁,再煎 20 min,去渣取汁,将两煎药汁混匀浓缩,加入适量蜂蜜收膏,每日 2 次,每次服 10 ~ 15 g,可连服半个月。清肝利胆,清热化湿,醒脾祛脂。用于早期高脂血症患者。

4. 复方山楂膏　山楂 500 g,丹参 300 g,延胡索、菊花、红花各 150 g,麦芽 400 g。将上药放入锅内加水适量,煎煮 20 min,过滤留汁,再煎 20 min,去渣取汁,将两煎药汁混匀浓缩,加入适量蜂蜜收膏,每日 3 次,每次服 10 ~ 15 g,可连服半个月。清肝利胆,清热化湿,醒脾祛脂。用于早期高脂血症患者。

五、调养要点

(1)积极参加各种体育运动和体力劳动,有助于调节血脂。运动强度以心率达到 110 ~ 130 次/min、运动时间持续 20 min 左右为宜,运动量的增加应循序渐进,以免身体产生不良反应。

(2)禁止吸烟和被动吸烟,能有效达到协助降脂的目的。

(3)饮食方面,主张多吃蔬菜、水果,严格限制高热量的食品,如油炸食品、肥肉、甜食等,可适当增加蛋白质和谷类食品,同时限盐、少饮酒,有助于减肥降脂。

第三节　糖尿病

一、糖尿病的概念及临床表现

糖尿病是常见的、具有遗传倾向的一组以慢性血葡萄糖水平增高为特征的代谢性疾病,是由胰岛素抵抗和胰岛素分泌缺陷引起。长期糖类、脂肪、蛋白质代谢紊乱可引起多系统损害,导致眼、肾、神经、心脑血管等组织器官的慢性进行性病变、功能减退及衰竭。患病率近年来直线上升,由糖尿病引起的死亡人数仅次于心脑血管疾病、恶性肿瘤,称为“第三杀手”。糖尿病的临床表现为“三多一少”。即多尿、多饮、多食和体重减轻。2 型糖尿病患者起病缓慢，症状相对较轻甚至缺少症状，有的仅表现为乏力，有的出现并发症后就诊才发现患有糖尿病。

二、中医病因病机

糖尿病属中医学“消渴”范畴，多因胃肠积热、情志不畅、气虚乏力、血虚津亏、阳虚寒凝而致大肠传导功能失常。中医学认为，先天禀赋不足是糖尿病发生的基本原因，后天饮食不节、情志失调、房事过度或过服温燥药物等是糖尿病发生的重要条件。临床常把消渴病分为上、中、下三消论治。上消主症为烦渴多饮、口干舌燥；中消主症为多食易饥，形体消瘦，大便干结；下消主症为尿频量多，尿如脂膏。本病一般分为阴虚燥热型、气阴两虚型、阴阳两虚型和气虚血瘀型。

三、中医辨证分型及膏方调治

1. 阴虚燥热型

【主症】多见于糖尿病的早期，表现为食欲旺盛，多食善饥，烦躁易怒，烦渴多饮，咽干舌燥，头晕目眩，小便赤，便秘，舌红少津，舌苔黄，脉滑数或弦数。

【组成】黄芪、山药各 300 g，知母、天花粉、玉竹、麦冬、生地黄各 150 g，石斛、五味子、黄连、玄参、川牛膝各 100 g，葛根、龟甲胶各 200 g，黄柏、陈皮、甘草各 60 g，黄酒 250 mL。如自汗、盗汗、烦热，加牡丹皮、地骨皮各 150 g；如急躁易怒、头晕目眩，加黄芩 100 g、生石决明 200 g。

【制法】上药除龟甲胶外，其余药物加水煎煮 3 次，滤汁去渣，加热浓缩为清膏，再将龟甲胶加适量黄酒浸泡后隔水炖烊，冲入清膏和匀，收膏即成。

【服法】每次服 15 ~20 g，每日 2 次，开水调服。

2. 气阴两虚型

【主症】一般见于糖尿病的中期，表现为乏力、气短、自汗，动辄加重，口干舌燥，多饮多尿，五心烦热，大便秘结，腰膝酸软，舌淡或舌红暗，舌边有齿痕，苔薄白少津，或少苔，脉细弱。

【组成】党参、黄芪、山药、灵芝、生地黄、麦冬、玉竹、赤芍、当归各 150 g，太子参、茯苓、地骨皮各 300 g，黄精、玄参、五味子、牡丹皮、桃仁、红花、神曲、龟甲胶各 100 g，丹参 200 g，陈皮 60 g，黄酒 300 mL。如胸部闷痛，加三七粉 50 g；如肢体麻木，加鸡血藤、威灵仙各 150 g。

【制法】上药除龟甲胶外，其余药物加水煎煮 3 次，滤汁去渣，合并滤液，加热浓缩为清膏，再将龟甲胶加适量黄酒浸泡后隔水烊化，冲入清膏和匀，收膏即成。

【服法】每次服 10 ~15 g，每日 2 次，开水调服。

3. 阴阳两虚型

【主症】见于糖尿病病程较长者，表现为神疲乏力，自汗盗汗，胸闷心悸，形寒肢冷，腰膝酸软，耳轮焦干，多饮多尿，浮肿少尿，或五更泻，阳痿早泄，头晕眼花，耳鸣，肢体麻木，下肢浮肿，便溏，舌淡苔白，脉沉细无力。

【组成】生地黄、熟地黄、山药各 200 g，茯苓、泽泻、丹参、牡丹皮、山茱萸、菟丝子、潼蒺藜（沙苑子）、黄精、枸杞子、女贞子、墨旱莲、肉苁蓉、炒白术、猪苓、鸡血藤、阿胶各 150 g，黄芪、神曲、龟甲胶各 100 g，陈皮 60 g，地骨皮 300 g，肉桂 15 g，黄酒 350 mL。如腰膝酸软甚者，加续断、杜仲各 150 g；如遗尿者，加覆盆子、金樱子各 200 g。

【制法】上药除龟甲胶、阿胶外，其余药物加水煎煮 3 次，滤汁去渣，合并滤液，加热浓缩为清膏，再将龟甲胶、阿胶加适量黄酒浸泡后隔水炖烊，冲入清膏和匀，收膏即成。

【服法】每次服 15 ~20 g，每日 2 次，开水调服。

4. 气虚血瘀型

【主症】见于糖尿病后期畏寒自汗，易于感冒，倦怠无力，精神萎顿，头昏耳鸣，心悸气短，疼痛固定不移，癥瘕肿块，肌肤甲错，唇舌暗紫，或见瘀点、瘀斑、血缕，或有肢体痿废不用，脉沉涩无力。

【组成】黄芪、党参、鳖甲胶各 200 g，赤芍、白芍、山药各 150 g，川芎、桃仁、红花、青皮、陈皮、山楂、柴胡、生蒲黄（包煎）、五灵脂、乌药各 90 g，当归、白术、牛膝、麦冬各 120 g，黄精、茯苓、防风、神曲、牡丹皮、延胡索、泽兰叶、枳壳各 100 g，升麻、香附、炙甘草各 60 g，砂仁（后下）30 g，三七粉 50 g，黄酒 400 mL。

【制法】将以上药物（除鳖甲胶、三七粉外）放入清水中浸泡一昼夜，然后用武火连煎三汁，用细纱布过滤，去渣取汁，再以文火慢慢煎煮浓缩。另取鳖甲胶用黄酒浸泡烊化，连同三七粉趁热冲入药中收膏，待冷却以后便可服用。

【服法】每次服 10 ~20 g，每日 2 次，开水调服。

四、家庭自制膏方

1. 黄芪枸杞子膏　黄芪 300 g，枸杞子 150 g，粳米适量。用粳米煮粥成膏状煎后服用，早、晚分服。适用于糖尿病气阴两虚型。

2. 大麦米粥　大麦米 100 g，清水 800 mL，红豆 20 g。将大麦米、红豆洗净，用水稍泡一下。将米和豆放入锅中，加水，旺火煮开后，改文火，约 2 h 即可。

3. 玉米碴粥　玉米碴 100 g，清水 800 mL，薏苡仁 20 g。将薏苡仁洗净，淘干，将玉米碴放入锅中加水，上火煮开，加入薏苡仁，小火煮约 2 h，待粥黏稠即可。

五、调养要点

（1）避免肥胖，维持理想且合适的体重。定时定量，每餐饮食按照计划分量进食，不

可任意增减。少吃油煎、炸、油酥及猪皮、鸡皮、鸭皮等含油脂高的食物。烹调多采用清蒸、水煮、凉拌、涮、烤、烧、炖、卤等方式。

(2)饮食不可太咸,每日食盐摄入量6 g以下为宜,少吃胆固醇含量高的食物,如腰花、肝、肾等动物内脏类食物。烹调宜用植物性油脂。

(3)配合长期且适当的运动、药物、饮食的控制。经常选用富含纤维的食物,如未加工的蔬果等。含淀粉量高的食物及中西式点心均应按计划的分量食用,不可随意吃,以免过量吸收。少吃精制糖类的食物,如炼乳、蜜饯。

(4)调节情志,戒除忧思郁怒,保持心情舒畅。

第十章　慢性骨关节病的膏方调治

第一节　类风湿关节炎

一、类风湿关节炎的概念和临床表现

类风湿关节炎(RA)是一种慢性的自身免疫病,通常以关节变形为主要表现。在我国,类风湿关节炎的患病率为0.2%~0.5%,女性患者多于男性患者,为男性患者的2~3倍。类风湿关节炎可见于任何年龄,但多见于50~60岁。本病具有反复发作性,致残率较高,由于病情缠绵难愈,预后多不良,目前为止尚未明确根治的方法。

类风湿关节炎的主要临床表现为双手指间关节肿胀、掌指关节肿胀疼痛和足外侧跖趾关节肿胀疼痛,一般呈对称性,并且伴有多关节积液,以膝关节为主,继而出现软骨破坏、关节间隙狭窄,晚期甚至可见关节畸形,影响日常活动。类风湿关节炎分为急性、慢性两种。急性类风湿关节炎的发病常伴有发热、汗出、关节突发肿胀疼痛。理化检查可见白细胞升高。而慢性关节炎起病缓慢,可持续数年,并伴见软组织损伤,早期可仅见轻度畸形,比如掌指关节畸形,膝关节屈曲畸形,髋关节屈曲畸形等,晚期畸形愈趋明显,由于湿邪累积关节日久,关节活动障碍可出现晨僵,即晨起关节僵硬难以屈伸,但活动后僵硬可缓解。关节长时间屈伸不利,日常运动减少,久而出现肌肉萎缩。

二、常见病因

类风湿关节炎的病因目前尚未完全明确,它是一个与环境、细菌、病毒、遗传、性激素及神经精神状态等因素密切相关的疾病,而寒冷、潮湿、疲劳、营养不良、创伤、精神因素等常为本病的诱发因素。类风湿关节炎的病因基本归结为以下几类。

(1)遗传因素:自身免疫病常见家族史,据统计,类风湿关节炎患者患病的遗传因素占50%~60%,类风湿关节炎患者的亲属患病的风险较普通人高1.5倍。

(2)感染:在类风湿关节炎的病因中,一些病毒和细菌感染可能作为诱因,长期存在

于人体,成为持续的抗原,刺激机体产生抗体,诱发机体产生免疫病理损伤,引发慢性滑膜炎,进而导致类风湿关节炎的发病。与类风湿关节炎发病相关的病原体包括EB病毒、结核分枝杆菌等。

(3)性激素:类风湿关节炎女性患者为男性患者2~3倍,提示类风湿关节炎的发病可能与性激素有关。而且女性类风湿关节炎患者在孕期病情较轻,分娩1个月后病情开始加重,提示孕激素或雌-孕激素下降与本病的发病有密切关系。

(4)其他因素:受寒,长期吸烟、饮酒,外伤,以及精神刺激等因素均可诱发类风湿关节炎。

三、中医病因病机

类风湿关节炎在中医应归属于"痹证"范畴,又称为"顽痹""骨痹""风湿""鹤膝风"等。"痹证"最早见于《素问·痹证》:"风寒湿三气杂至,合而为痹也。其风气胜者为行痹,寒气胜者为痛痹,湿气胜者为着痹也。"提出痹证为行痹、痛痹、着痹三者合称。明代张景岳所著《景岳全书》载:"凡肘膝肿痛,臂胻细小者,名鹤膝风,以其象鹤膝之形而名之也。或只以两膝肿大,腿枯细,不能屈伸,俗又谓之鼓槌风",首次提出了"鹤膝风"的病名。

中医认为痹证的病因病机为风、寒、湿等实邪稽留于肢体筋脉、关节,痹阻气血、经络,不通则痛。本病总属本虚标实,以正气亏虚为其本,邪气稽留为其标。本病的发生是由内因和外因互相作用的结果,但正气不足是本病发生发展的最重要原因。人体正气不足,气血两虚,感受风寒湿之邪等,留存于经络关节,使人体气血不通,病邪交结缠绵于关节,导致关节变形、肿大。病初以邪实为主,邪在经脉,累及肌肉、筋脉、关节,致使经络壅塞,气血运行不畅,筋脉失养而发为本病。病久损伤肝肾,后期则以正气亏虚为主,提倡"以补为通",治疗以培补肝肾兼以疏筋止痛。总之,本病以正虚为本,正虚贯穿着疾病的整个发生、发展过程。因此,治疗上以扶正为先,正气充足才能祛邪有力,病邪难犯。

四、中医辨证分型及膏方调治

1. 寒湿痹阻型

【主症】关节冷痛,触之不温,皮色不红,疼痛遇寒加重,得热痛减,关节拘急,屈伸不利,肢冷,口淡不渴。舌体胖大,舌质淡,苔白腻,脉弦紧。

【治法】散寒除湿,祛风通络止痛。

【膏方】温阳除痹膏。

【组成】枸杞子150 g,五味子150 g,茯苓250 g,党参100 g,白术100 g,熟地黄200 g,山萸肉100 g,当归200 g,黄芪300 g,远志100 g,麦冬100 g,山药100 g,杜仲150 g,甘草100 g,肉苁蓉150 g,牛膝150 g,海风藤100 g,肉桂100 g。

【制法】上药共以水煎透，去渣再熬浓汁，加入冰糖 200 g、黄酒 500 mL 收膏，另将鹿茸 100 g、人参 100 g 研为粉，和入膏内拌匀，冷藏备用。

【服法】早饭后半小时服用 15 g，晚饭后半小时服用 10 g，以温开水送服。

2. 湿热痹阻型

【主症】关节肿热疼痛，局部皮色发红，发热，心烦，口渴，小便黄。舌质红，苔黄腻，脉弦滑。

【治法】清热除湿，祛风通络。

【膏方】清热通痹膏。

【组成】防己 150 g，杏仁 150 g，滑石 150 g，羌活 150 g，茵陈 150 g，甘草 150 g，连翘 90 g，山栀子 90 g，薏苡仁 150 g，知母 90 g，猪苓 90 g，泽泻 100 g，半夏 90 g，防风 9 0 g，苍术 90 g，当归 100 g，白术 100 g，黄芩 90 g，生石膏 100 g，桑寄生 100 g，桑叶 100 g。

【制法】上药共以水煎透，去渣再熬浓汁，加冰糖 200 g、鹿角胶 200 g、黄酒 500 mL 收膏，另将人参 60 g 研为粉，和入膏内拌匀，冷藏备用。

【服法】早、晚饭后半小时服用 10 g，以温开水送服。

3. 痰瘀互结型

【主症】病程较长，关节疼痛日久不愈，出现关节僵硬变形，患者怕冷明显，肌肉萎缩，面色淡白无华，弯腰驼背，腰膝酸软，尿多，大便不成形。舌淡，脉沉弱。

【治法】活血化瘀，祛痰通络止痛。

【膏方】祛痰化瘀止痛膏。

【组成】苍术 150 g，牛膝 150 g，黄柏 150 g，防己 150 g，黄芪 150 g，白术 150 g，薏苡仁 150 g，赤芍 150 g，桃仁 100 g，红花 100 g，乳香 100 g，没药 100 g，玄参 100 g，甘草 100 g，浙贝母 120 g，牡蛎 100 g，竹茹 100 g，枳壳 100 g，太子参 100 g，桑寄生 100 g，神曲 100 g。

【制法】上药共以水煎透，去渣再熬浓汁，加冰糖 200 g、黄酒 500 mL、龟甲胶 100 g、鳖甲胶 100 g 收膏，另将人参 30 g 研为粉，和入膏内拌匀，冷藏备用。

【服法】早、晚饭后半小时服用 10 g，以温开水送服。

4. 肝肾亏虚型

【主症】关节变形，形体消瘦，骨节疼烦，僵硬及活动受限，筋脉拘急。伴有面色淡白少华，腰膝酸软无力，形寒肢冷，体倦乏力，或潮热盗汗。舌红，苔白，脉沉细或细数。

【治法】补益肝肾，益气养血。

【膏方】补肾益肝壮骨膏。

【组成】怀牛膝 150 g，杜仲 150 g，桂枝 150 g，熟地黄 150 g，山茱萸 150 g，巴戟天 150 g，肉苁蓉 150 g，山药 150 g，牡丹皮 100 g，菟丝子 100 g，鸡血藤 100 g，制附子 10 g，女贞子 100 g，狗脊 100 g，续断 100 g，首乌藤 100 g，海风藤 100 g，益母草 100 g。

【制法】上药共以水煎透，去渣再熬浓汁，加冰糖 200 g、阿胶 100 g、鹿角胶 50 g、鳖甲

胶 50 g、黄酒 500 mL 收膏，另将人参 30 g 研为粉，和入膏内拌匀，冷藏备用。

【服法】早饭后半小时服用 10 g，晚饭后半小时服用 15 g，以温开水送服。

第二节　风湿性关节炎

一、风湿性关节炎的概念及临床表现

风湿性关节炎(rheumatic arthritis)属变态反应性疾病，是一种以急性或慢性结缔组织炎症为主的疾病，是风湿热的主要表现之一。风湿性关节炎起病年龄多在 9 ~ 17 岁，且无明显性别差异。

临床表现多见急性不规律性发热、皮肤黏膜症状及关节酸楚、红肿、疼痛拒按，呈对称性、游走性。可累及全身关节，但多为大关节，如膝关节、踝关节、肩关节、肘关节、腕关节等。同时皮肤表面可见环形红斑或皮下结节。典型患者急性炎症症状常持续 2 ~ 4 周，可见关节之间的转移，即一个关节的疼痛好转或未见明显好转，另一关节又受到侵袭。也有部分患者几个关节同时发病。风湿性关节炎虽反复发作，但炎症消退后不会出现关节变形等后遗症。不典型的患者可仅出现关节疼痛而无其他明显炎症表现。由于风湿热活动期可累及心脏，因此风湿性关节炎患者常患有心肌炎、心包炎等，可见心悸、气喘等症状。

二、中医病因病机

风湿性关节炎属于中医的“痹证”范畴，《伤寒论》中提到的“身疼腰痛，骨节疼痛……肢节烦疼”即为风寒湿邪痹阻于经脉，“其人骨节疼，翕翕如有热状……三阳合病，腹满身重，难以转侧”为风湿热痹滞留于筋脉、骨节，可见痹证的发生主要由于外感风寒湿热等邪气侵袭以及正亏感邪，外邪入里。《证治准绳》中述：“留着之邪与流行荣卫真气相击搏，则作痛痹……有风、有湿、有痰、有火、有血虚、有瘀血”，提出痹证的发病因素有风、湿、痰、火、血虚、瘀血。《金匮要略》中“太阳病，关节疼痛而烦，脉沉而细者，此名湿痹”，论述了湿邪为痹证的重要病理因素。

风湿性关节炎常为感受风寒侵袭、冒雨涉水、久居湿地，或是盛夏炎热、贪凉饮冷，导致风、寒、湿、热等邪气入侵人体，留滞于人体经络、关节，继而引起经脉气血闭阻不通。除去外在邪气，正气亏虚也是本病的主要发病原因。先天禀赋薄弱、元气不足，或后天饮食不当、劳累过度都可以导致正气无法祛邪外出，进而诱发疾病。而本病之所以病程绵长、不易治愈，与痰瘀互结有很大关系。由此可见，虚、寒、湿、热、瘀为痹证病因病机之最关键，也是治疗风湿性关节炎的根本所在。

三、中医辨证分型及膏方调治

1. 痛痹型

【主症】肢体关节疼痛，遇寒痛增，得热痛减，关节不可屈伸，局部皮色不红，触之不热。舌红，苔薄白，脉浮缓或弦紧。

【治法】散寒除湿，祛风通络止痛。

【膏方】散寒止痛膏。

【组成】川乌 50 g，姜黄 90 g，白芍 100 g，当归 150 g，防风 100 g，独活 100 g，秦艽 60 g，熟地黄 90 g，桂枝 150 g，麸炒白术 150 g，牛膝 100 g，麻黄 50 g，黄芪 150 g，续断 100 g，白芷 90 g，川芎 90 g，延胡索 100 g，乌药 100 g，小茴香 100 g，仙鹤草 100 g。

【制法】上药共以水煎透，去渣再熬浓汁，加蜂蜜 600 g、阿胶 200 g、黄酒 500 mL 收膏，冷藏备用。

【服法】早饭后半小时服用 10 g，晚饭后半小时服用 15 g，以温开水送服。

2. 行痹型

【主症】肢体关节肌肉游走性疼痛，部位走窜不定，有关节肿胀，重着感，气候突变或阴雨天尤甚，肌肤麻木不仁或身微肿，小便不利。舌红，苔薄白或薄腻，脉浮缓。

【治法】祛风除湿，散寒止痛。

【膏方】祛风除湿膏。

【组成】海风藤 200 g，豨莶草 90 g，海桐皮 150 g，薏苡仁 150 g，防己 120 g，苍术 100 g，川芎 100 g，羌活 100 g，独活 100 g，防风 100 g，桂枝 100 g，白芷 100 g，木香 100 g，生甘草 50 g，威灵仙 60 g，仙鹤草 100 g，陈皮 100 g，厚朴 100 g，竹茹 100 g。

【制法】上药共以水煎透，去渣再熬浓汁，加蜂蜜 600 g、阿胶 200 g、黄酒 500 mL 收膏，冷藏备用。

【服法】早饭后半小时服用 10 g，晚饭后半小时服用 15 g，以温开水送服。

3. 着痹型

【主症】肢体关节疼痛重着、酸楚，多有肿胀，痛有定处，肌肤麻木，手足困重，活动不便。舌红，苔白腻，脉濡缓。

【治法】除湿散寒，祛风通络。

【膏方】除湿通络止痛膏。

【组成】薏苡仁 150 g，苍术 100 g，羌活 100 g，独活 100 g，防风 100 g，桂枝 100 g，当归 100 g，麸炒白术 150 g，川芎 100 g，豨莶草 100 g，秦艽 100 g，防己 100 g，生姜 60 g，甘草 50 g，蚕沙 50 g（包煎），五加皮 150 g，茯苓 100 g，陈皮 100 g。

【制法】上药共以水煎透，去渣再熬浓汁，加蜂蜜 600 g、阿胶 200 g、黄酒 500 mL 收膏，冷藏备用。

【服法】早、晚饭后半小时服用10 g，以温开水送服。

第三节　痛　风

一、痛风的概念及临床表现

痛风是一种常见的关节性疾病，是单钠尿酸盐沉积于骨关节、肾和皮下引发的急、慢性炎症和组织损伤，与嘌呤代谢紊乱及(或)尿酸排泄减少所致的高尿酸血症直接相关，属于代谢性风湿病范畴。痛风分为原发性和继发性两大类，男性发病率高于女性，在各个年龄段都可发生。

男性或绝经后女性血尿酸>420 μmol/L(7.0 mg/d)，绝经前女性血尿酸>358 μmol/L(6.0 mg/d)可诊断为高尿酸血症。如出现特征性关节炎表现、尿路结石或肾绞痛发作，伴有高尿酸血症，应考虑痛风，关节液穿刺或痛风石活检证实为尿酸盐结晶可做出诊断。急性关节炎期诊断有困难者，秋水仙碱试验性治疗有诊断意义。

其症状包括患者经常会在夜间出现突然性的关节疼痛、水肿、红肿和炎症，发病急骤。关节的疼痛感慢慢减轻直至消失需要持续几天或几周不等。最常发病的关节是大脚趾，疼痛剧烈时会有烧灼感，发病部位还常见于手部的关节、膝盖、肘部等。病变关节在红肿、发炎、水肿后会出现组织变软、活动受限，逐渐影响日常生活。常与继发性高尿酸血症和关节炎相鉴别。

预防及治疗以控制高尿酸血症、预防尿酸盐沉积、迅速控制急性关节炎发作、防止尿酸结石形成和肾功能损害为主。

二、中医病因病机

痛风以关节疼痛为主要症状，相当于中医的痹证。《素问・痹论》中有云："所谓痹者，各以其时重感于风寒湿之气也。"即提出痹证病因以风、寒、湿邪为主。当然，随着中医理论的完善，其病因亦逐渐完善。痹证的发生，与体质因素、气候条件、生活环境等均有密切的关系。正虚卫外不固是痹证发生的内在基础，感受外邪是痹证发生的外在条件。风寒湿热之邪，乘虚袭入人体，引起气血运行不畅，经络阻滞，或痰浊瘀血，阻于经络，深入关节筋骨，甚则影响脏腑。

(1)外感邪气：感受风热外邪，与湿邪相合，或者风寒湿痹阻于内，郁而化热，而导致风湿热合并受邪，痹阻于经络、关节之中；长期居住、工作于潮湿寒冷的地方，如涉水冒雨，或者长期水下作业，或者阴雨潮湿季节感受寒湿之邪。另外，还可受地区条件的影响，比如北方多寒冷、南方多潮湿，患者均可受风寒湿邪的侵袭而致病。

(2)正气亏虚：劳倦过度，正气耗伤，抵抗能力下降，或者过劳后汗出当风，从而令外

邪乘虚而入;若患者素体虚弱,平时锻炼极少,或者产后、病后气血不足,卫外不固,可致外邪乘虚入侵人体,发为痹证。

(3)其他:过食肥甘厚味,导致脾胃失运,湿热痰浊内生;跌仆损伤,损及肢体筋脉,气血经脉痹阻,从而发为痹证。

《灵枢·五变》云:"粗理而肉不坚者,善病痹。"总体来说,外因为致病条件,而内因是发病的基础,常常因为体虚外邪乘虚而入而致痹证。因此,改善生活与工作环境、注意生活调摄以调护正气,是预防疾病的关键。

三、中医辨证分型及膏方调治

1. 湿热痹阻型

【主症】关节红肿热痛,病势较急,局部灼热,得凉则舒,可伴发热,口渴,心烦,小便短黄,大便黏腻不爽。舌质红,苔黄或腻,脉象滑数或弦数。

【治法】清热祛湿,通络止痛。

【膏方】清利湿热救痛膏。

【组成】忍冬藤 100 g,黄柏 150 g,苍术 150 g,薏苡仁 100 g,泽泻 100 g,防己 100 g,牛膝 100 g,金银花 100 g,茯苓 100 g,丹参 100 g,陈皮 100 g,延胡索 100 g,甘草 100 g,木瓜 90 g,麸炒白术 100 g,蒲公英 100 g,白芍 150 g,赤芍 90 g,牡丹皮 100 g,竹茹 100 g。

【制法】上药共以水煎透,去渣再熬浓汁,加蜂蜜 200 g、鳖甲胶 200 g、琼脂 100 g、黄酒 500 mL 收膏,冷藏备用。

【服法】早、晚饭后半小时服用 10 g,以温开水送服。

2. 痰湿痹阻型

【主症】关节肿胀较甚,胸闷,痰多、色白,身重乏力,容易困倦,偶有眩晕、恶心,纳差,食后腹胀,身重不爽,大便稀或黏,可并见血糖及血脂代谢异常。舌色淡,苔白腻厚浊,脉弦滑。

【治法】健脾祛湿,化痰止痛。

【膏方】化痰祛湿救痛膏。

【组成】薏苡仁 100 g,蒲公英 90 g,地龙 60 g,当归 150 g,赤芍 100 g,延胡索 150 g,丹参 150 g,牛膝 150 g,苍术 100 g,茯苓 150 g,桂枝 100 g,川芎 100 g,泽兰 100 g,牡丹皮 100 g,白芍 150 g,防己 90 g,白术 100 g,枳壳 100 g,木香 150 g。

【制法】上药共以水煎透,去渣再熬浓汁,加蜂蜜 200 g、鳖甲胶 200 g、琼脂 100 g、黄酒 500 mL 收膏,冷藏备用。

【服法】早、晚饭后半小时服用 10 g,以温开水送服。

3. 脾肾亏虚型

【主症】骨节疼痛,时轻时重,腰膝软痛,气短、神疲乏力,易于疲倦,怕风、怕冷,可并

见血糖及血脂代谢异常。舌淡苔白，脉沉细无力。

【治法】补脾益肾，强筋壮骨。

【膏方】补脾益肾救痛膏。

【组成】独活 150 g，秦艽 150 g，生地黄 150 g，当归 150 g，川芎 150 g，丹参 150 g，枸杞子 150 g，牛膝 150 g，杜仲 150 g，桑寄生 100 g，淫羊藿 100 g，炒山楂 100 g，生甘草 100 g，肉苁蓉 90 g，泽泻 100 g，太子参 100 g，鸡内金 90 g。

【制法】上药共以水煎透，去渣再熬浓汁，加蜂蜜 200 g、鳖甲胶 200 g、鹿角胶 200 g、阿胶 100 g、黄酒 500 mL 收膏，冷藏备用。

【服法】早饭后半小时服用 10 g，晚饭后半小时服用 15 g，以温开水送服。

第四节　骨性关节炎

一、骨性关节炎的概念及临床表现

骨性关节炎又称骨关节病、退行性关节炎、老年性关节炎等，是一种退行性病变，以关节软骨损害为主，并累及整个关节组织，常由于年纪增长、形体肥胖、关节劳损、遭受创伤、关节异常或畸形等多方面因素，引起关节软骨退化损伤、关节边缘和软骨下骨反应性增生。本病好发于中老年人，一般起病隐匿，进展缓慢。主要表现为关节及其周围疼痛、僵硬、关节骨性肥大和功能障碍。临床表现主要有以下几种，随累及关节的不同而不同。

(1)疼痛：疼痛、酸胀不适是本病的主要症状，多发生于活动以后，休息后可以缓解。随着病情进展，负重时加重，甚至休息时也可发生疼痛，夜间可痛醒。关节活动可因疼痛而受限，致使持物、行走和下蹲困难。由于软骨无神经支配，疼痛主要由关节其他结构受累引起。

(2)晨僵和关节僵化：晨僵时间较短，一般不超过 30 min。关节僵化指在晨起或久坐后，初站立时感觉关节不稳定，需站立片刻并缓慢活动一会儿才能迈步。

(3)其他症状：随着病情进展，可出现行走时失平衡，下蹲、下楼无力，不能持重，活动受限，关节挛曲。负重关节受累将导致关节在活动过程中突然打软。

(4)查体：检查受累关节可见关节肿胀、压痛，活动时有摩擦感或“咔嗒”声，病情严重者可有肌肉萎缩或肿胀、关节畸形、活动受限等。

二、中医病因病机

骨性关节炎属于中医痹证中的“骨痹”“痛痹”等范畴。中医认为肝肾亏虚、营卫不和、脾胃虚损、气血亏虚是其主要致病的内因，风寒、湿热、外伤是其致病的外在条件。经络气血凝结、痰瘀互结是本病的主要病机，正虚卫外不固，感受风、寒、湿等外邪，痹阻身体经络,导致气血运行不畅,痰瘀互结于筋骨、关节、肌肉等处,出现疼痛、肿胀、酸楚、麻木或关节屈伸不利、僵硬、肿大、变形等症状。本病以肝肾气血亏虚为发病基础,合并风寒湿邪入侵所致的痹痿兼证,发病与转归包含脾虚、瘀血、痰浊等重要环节。

(1)外感邪气:涉水冒雨,或者长期水下作业,或者阴雨潮湿季节,或者地区差异而感受寒湿之邪;感受风热外邪,与湿邪相合,或者风寒湿痹阻于内,郁而化热,而导致风湿热合并受邪,痹阻于经络、关节之中。

(2)正气亏虚:劳倦过度,正气耗伤,或患者素体虚弱,卫外不固,或产后、病后气血不足,抵抗能力下降,令外邪乘虚而入,发为痹证。

(3)外伤:跌仆损伤,损及肢体筋脉,气血经脉痹阻,从而发为痹证。

三、中医辨证分型及膏方调治

1. 瘀血痹阻型

【主症】疼痛日久,患处刺痛、掣痛,疼痛较剧,痛有定处或痛且麻木,不可屈伸,反复发作,骨关节僵硬变形,关节及周围呈暗瘀色。舌体暗紫或有瘀点、瘀斑,脉细涩。

【治法】活血化瘀止痛。

【膏方】化瘀补骨膏。

【组成】黄芪 300 g,僵蚕 60 g,川芎 90 g,当归 150 g,酒大黄 60 g,桃仁 150 g,柏子仁 100 g,白芍 150 g,红花 150 g,桂枝 150 g,牛膝 100 g,杜仲 100 g,香附 120 g,益母草 150 g,郁金 150 g,生地黄 100 g,熟地黄 100 g,附子 60 g,续断 100 g,补骨脂 100 g。

【制法】上药共以水煎透,去渣再熬浓汁,加蜂蜜 200 g、鳖甲胶 200 g、阿胶 100 g、黄酒 500 mL 收膏,冷藏备用。

【服法】早饭后半小时服用 10 g,晚饭后半小时服用 15 g,以温开水送服。

2. 肾虚骨痹型

【主症】骨关节疼痛日久不愈,时轻时重,或筋脉拘急牵引,屈伸运动而疼痛加剧,或关节变形,肌肉萎缩,腰膝酸软,形寒肢冷,尿多,便溏,心悸气短,食少乏力,面色萎黄,或头晕耳鸣,烦热盗汗。舌淡白,或舌红少津,脉沉细,或沉细而数。

【治法】补肾填精壮骨。

【膏方】补肾强骨膏。

【组成】木瓜 100 g,山药 250 g,麸炒白术 150 g,当归 100 g,黄芪 150 g,川芎 100 g,菟丝子 100 g,续断 150 g,党参 100 g,防风 60 g,生地黄 100 g,熟地黄 100 g,桑螵蛸 100 g,狗脊 90 g,炙甘草 100 g,生姜 90 g,大枣 90 g,补骨脂 100 g,骨碎补 100 g。

【制法】上药共以水煎透,去渣再熬浓汁,加蜂蜜 200 g、阿胶 200 g、黄酒 500 mL 收膏,冷藏备用。

【服法】早饭后半小时服用 10 g,晚饭后半小时服用 15 g,以温开水送服。

第五节　骨质疏松症

一、骨质疏松症的概念及临床表现

骨质疏松症是由多种原因导致的骨密度和骨质量下降,骨微结构破坏,造成骨脆性增加,从而容易发生骨折的全身性骨病。骨质疏松症分为原发性和继发性两大类。原发性骨质疏松症又分为绝经后骨质疏松症(Ⅰ型)、老年性骨质疏松症(Ⅱ型)和特发性骨质疏松症(包括青少年型)三种。绝经后骨质疏松症一般发生在妇女绝经后 5 ~ 10 年内;老年性骨质疏松症一般指老年人 70 岁后发生的骨质疏松症;而特发性骨质疏松主要发生在青少年,病因尚不明。

本病包括三大类常见症状:①疼痛。患者可有腰背酸痛或周身酸痛,严重时翻身、起坐及行走有困难。②脊柱变形。骨质疏松症严重者可有身高缩短和驼背,椎体压缩性骨折会导致胸廓畸形,腹部受压,影响心肺功能等。③脆性骨折。比如跌倒或因其他日常活动而发生的骨折。

二、常见病因

骨质疏松症除了主要与绝经和老年钙质流失(原发性骨质疏松症)有关外,还可能由多种疾病引起(继发性骨质疏松症)。可能引起骨质疏松症的常见疾病有内分泌疾病、结缔组织病、慢性肾脏病、胃肠疾病和营养性疾病、血液系统疾病、神经肌肉系统疾病及长期使用药物。

(1)内分泌疾病:糖尿病、甲状旁腺功能亢进症、库欣综合征、性腺功能减退症、甲状腺功能亢进症、腺垂体功能减退症等。

(2)结缔组织疾病:系统性红斑狼疮、类风湿关节炎、干燥综合征、混合性结缔组织病等。

(3)慢性肾脏病:多种慢性肾脏病导致的肾性骨营养不良。

(4)胃肠疾病和营养性疾病:吸收不良、胃肠切除术后、慢性胰腺疾病、慢性肝病、营养不良症等。

(5)血液系统疾病:白血病、淋巴瘤、多发性骨髓瘤、骨髓增殖异常综合征等。

(6)神经肌肉系统疾病:各种原因所致的偏瘫、截瘫、运动功能障碍、肌营养不良和肌强直综合征等。

(7)长期使用药物:糖皮质激素、免疫抑制剂、肝素、抗癌药、含铝抗酸剂、甲状腺激素及促性腺激素释放激素类似物等。

对于女性,尤其是更年期的女性,还要格外注意骨质疏松症的发生。妇女 35 岁左右骨量达到高峰，进入更年期骨质会快速流失，这同体内雌激素减少有关。在更年期，因雌激素和孕激素急剧下降，甲状旁腺激素的促骨骼排钙作用相对增强，人体大量骨钙分解入血，再从尿中排出，造成女性骨质疏松症的发生率也比较高。

三、中医病因病机

中医认为骨质疏松症是一种涉及多个脏腑及器官的复杂病变，其中肾气不足是主要的病因。中医学认为肾为先天之本，骨骼的生长发育和肾功能关系密切，肾中所藏的精是骨功能的重要物质基础，肾精充足骨骼就能得到充分滋养，变得强劲有力，反之骨髓空虚变软，就会出现骨质疏松症；肝血不足会导致身体出现气血虚衰的情况，骨骼不能得到血液滋养，也会导致骨质疏松症的出现；而血瘀则是骨质疏松的重要促进因素，骨骼需要依靠经脉中的气血营养，如果气血经络出现瘀阻，就会导致筋骨关节失养，最终出现疼痛等骨质疏松症的相关症状。

四、中医辨证分型及膏方调治

1. 肝肾阴虚型

【主症】精神萎靡，形体消瘦，腰膝酸软，健忘，心烦，手足心发热，夜寐不安，盗汗，潮热，颧红，口干，干咳，头晕目眩，眼花耳聋，男子可出现遗精、滑精，女子月经不调，经水量少，经色红，周期短，质稠。舌质红而干，舌苔薄白或少苔，甚或舌质中有裂纹，舌体萎缩，脉象沉细弦或数。

【治法】补益肝肾。

【膏方】滋阴壮骨膏。

【组成】熟地黄 200 g，山药 100 g，吴茱萸 150 g，牛膝 150 g，杜仲 100 g，麦冬 100 g，沙参 100 g，石斛 200 g，白芍 200 g，当归 200 g，茯苓 200 g，夜交藤 150 g，合欢皮 200 g，泽泻 200 g，黄柏 100 g，陈皮 200 g，酸枣仁 150 g，佛手 150 g，莲子 100 g。

【制法】上药共以水煎透，去渣再熬浓汁，加蜂蜜 200 g、龟甲胶 200 g、阿胶 200 g、黄酒 500 mL 收膏，冷藏备用。

【服法】早饭后半小时服用 10 g，晚饭后半小时服用 15 g，以温开水送服。

2. 脾肾阳虚型

【主症】精神萎靡，面色皖白，畏寒，四肢不温，头晕，心悸，食欲减退，腰背酸痛，大便溏薄，甚至泄泻，小便清长，夜尿尤多，男子有阳痿、遗精，女子见月经不调。舌苔白，舌质淡红，舌体胖大，舌边有齿痕，脉象沉迟无力。

【治法】温补脾肾。

【膏方】温肾壮骨膏。

【组成】黄芪 300 g，党参 250 g，焦麦芽 100 g，焦神曲 100 g，焦山楂 100 g，淫羊藿

150 g,肉苁蓉 150 g,桑寄生 150 g,补骨脂 150 g,牛膝 150 g,杜仲 150 g,当归 150 g,陈皮 150 g,川续断 150 g,桑螵蛸 150 g,香附 150 g,枸杞子 90 g,川芎 150 g,吴茱萸 50 g,山药 100 g。

【制法】上药共以水煎透,去渣再熬浓汁,加蜂蜜 200 g、鹿角胶 100 g、阿胶 200 g、黄酒 500 mL 收膏,冷藏备用。

【服法】早饭后半小时服用 10 g,晚饭后半小时服用 15 g,以温开水送服。

第十一章　心血管疾病的膏方调治

第一节　冠心病

一、冠心病的概念及临床表现

冠心病（coronary heart disease，CHD），全称冠状动脉粥样硬化性心脏病（coronary atherosclerotic heart disease），是指冠状动脉发生粥样硬化，引起管腔狭窄或闭塞，导致心肌缺血、缺氧或坏死而引起的心脏病，也称为缺血性心脏病。冠心病依据发病特点和治疗原则不同分为两大类：①慢性冠脉疾病（CAD），也称慢性心肌缺血综合征（CIS），包含稳定型心绞痛、缺血性心肌病和隐匿性冠心病。②急性冠状动脉综合征（ACS），包含不稳定型心绞痛、ST 段抬高型心肌梗死（STEMI）和非 ST 段抬高型心肌梗死（NSTEMI）。

冠状动脉起源于主动脉根部主动脉窦内，环绕心脏走行，其作用是为心脏提供血液、氧气，营养心肌，从而维持心脏收缩与舒张的正常功能，以保证心、脑、肾及全身组织脏器的血供；其主要分支为左冠状动脉[即左主干（LM）]和右冠状动脉（RCA），左冠状动脉又分为左冠状动脉前降支（LAD）、左冠状动脉回旋支（LCX）。

冠状动脉发生粥样硬化，导致冠状动脉管壁的弹性降低、管腔狭窄、血管部分闭塞，引起冠状动脉的血流量减少、血流速度降低，冠状动脉的供血减少。当冠状动脉的供血、供氧与心肌的需血、需氧之间发生矛盾，冠状动脉的血流量不足以满足心肌代谢的需要时就引起心肌的缺血、缺氧。暂时的缺血、缺氧可诱发心绞痛的发生，而持续的、严重的缺血、缺氧便可导致心肌严重损伤、不可逆的坏死，即心肌梗死。临床表现常为心前区、胸骨后的压迫、发闷、紧缩感，可放射至背部、左侧肩部、左侧手臂内侧至小指或环指、颈部、咽部、下颌部，范围界限不清，常为手掌大小，也有人表现为咽部的烧灼感、食管的灼热感，亦有不典型症状如胃痛、腹痛、牙痛、突然听力下降、突发打嗝不止等，可伴有心悸、气短、汗出、呼吸困难、眩晕、黑矇、一过性意识丧失、恶心、呕吐，严重者自觉有濒死感；有些老年患者因反射迟钝，无明显胸痛症状，只表现为胸闷持续不缓解，这种情况也应当警惕。

心绞痛发作常持续 3 ~ 5 min，一般不超过半小时，多于休息或含服硝酸甘油后缓解，

若疼痛剧烈且持续不缓解，则可能为急性心肌梗死发作，此时应该紧急就医完善各项检查，寻求系统治疗。

二、中医病因病机

中医对于冠心病没有明确命名，根据临床表现，冠心病归属于中医学“胸痹”“心痛”“真心痛”“心悸”范畴。医圣张仲景在《金匮要略》中正式提出“胸痹”一词，并做《胸痹心痛短气病脉证治》专篇论述，如“夫脉当取太过不及，阳微阴弦，即胸痹而痛，所以然者，责其极虚也。今阳虚知在上焦，所以胸痹、心痛者，以其阴弦故也”，其中提出胸痹之病因病机为“阳微阴弦”，即上焦心胸阳气不足，阴寒邪气凝聚之意，其病理基础在于“标实本虚，虚实夹杂”；再如“胸痹之病，喘息咳唾，胸背痛，短气，寸口脉沉而迟，关上小紧数，瓜蒌薤白白酒汤主之”，其中提到用温通心阳、化痰利气之法治疗胸阳不振、寒饮内停之胸痹证；又如“胸痹，不得卧，心痛彻背者，瓜蒌薤白半夏汤主之”，其中提到以涤痰降逆、温通心阳之法治疗痰饮壅盛、气机受阻之胸痹重证。

中医认为冠心病主要病机为心脉痹阻，病位在心，与肝、脾、肾密切相关，其病理基础为“标实本虚，虚实夹杂”，标实为寒凝、血瘀、气滞、痰浊痹阻胸阳，阻滞心脉，本虚则为气虚、血虚、阳虚、阴虚。在冠心病形成及发展的过程中大多由实致虚，亦有因虚致实者，且可相兼为病，如气滞血瘀、气虚血瘀、寒凝气滞、寒凝血瘀、痰瘀交阻等。

冠心病的发生多与寒邪内侵、饮食失调、情志失节、劳倦内伤、年迈体虚等因素相关。

（1）寒邪内侵：明末清初著名医家喻昌所著《医门法律·中寒门》云：“胸痹心痛，然总因阳虚，故阴得乘之。”心胸阳气不足，则阴寒痰饮邪气易客，阻滞心脉。寒为阴邪，性主收引、主疼痛，既可阻碍自体阳气，使胸阳不展，血行不畅，又可使寒凝气滞，痹阻胸阳而成胸痹。

（2）年迈体虚：本病多发于老年人，年老肾气自衰，气血精渐亏，肾为先天之本，育元阴、元阳，为一身阴阳之根本，肾阳虚衰，则一身之阳不足，以致心胸失煦、心气不足、心阳不振，血脉痹阻不畅；肾阴亏虚，导致一身阴血不足，心阴亏虚，心脉失其濡养，而致胸痹。

（3）饮食失调：痰浊是冠心病形成的主要病机，脾主运化，为气血生化之源，过食肥甘厚味、辛辣醇酒，饱食后剧烈运动或过度忧思，以致脾胃受损，运化失司，痰浊内生，上犯心胸清旷之区，壅滞脉道，阻遏清阳，影响气机，心脉痹阻，发为胸痹。且痰浊阻滞日久可化瘀，呈痰瘀交阻之证。另一方面，脾胃功能减退或受损，生化乏源，气血亏虚，无力濡养心胸血脉，不荣则痛，也可发为胸痹。

（4）情志失节：肝主疏泄，主调畅一身气机，肝气郁滞不疏则气滞，气滞化火，则可灼津生痰，气滞、痰浊均可阻滞气机，气滞、痰浊日久可致血瘀阻于心胸、血脉，长此以往，气滞、痰浊、血瘀相互交阻，发为胸痹。

三、中医辨证分型及膏方调治

1. 肝郁气滞型

【主症】心胸部有满闷感,或表现为闷痛、胀痛,常伴胁肋部不适甚至疼痛;或胃脘部疼痛、反酸、消化不良,打嗝或排气后胃脘不适可减轻;心思重,易生闷气,常叹气。舌苔多见薄或薄腻,脉细弦。

【治法】疏肝行气止痛。

【膏方】疏肝理气膏。

【组成】醋柴胡100 g,甘草100 g,郁金250 g,川芎120 g,赤芍200 g,茯苓200 g,厚朴200 g,木香120 g,桂枝60 g,炙甘草200 g,延胡索150 g,白术100 g,枳壳100 g,香附150 g,苏梗100 g,海螵蛸150 g,石菖蒲100 g,淡豆豉100 g,陈皮150 g,百合100 g,薄荷50 g,桃仁100 g。

【制法】上药共以水煎透,去渣再熬浓汁,加入鳖甲胶150 g、冰糖100 g、蜂蜜300 g、黄酒500 mL收膏,冷藏备用。

【服法】早、晚饭后半小时服用10 g,以温开水送服。

2. 气阴两虚型

【主症】心胸部隐痛,时作时止,或伴有心悸、气短、眩晕、乏力,体力活动或劳累后加重。或伴期前收缩(早搏)、心房颤动,或伴易汗出,口干,或见便秘。舌苔薄白,脉虚细缓或结代。

【治法】益气养阴,通脉止痛。

【膏方】四君宁心膏。

【组成】人参150 g,麦冬120 g,五味子90 g,当归120 g,赤芍100 g,白芍150 g,川芎150 g,熟地黄120 g,生地黄120 g,酸枣仁120 g,陈皮100 g,白术150 g,玉竹150 g,生黄芪200 g,怀山药200 g,炙甘草200 g,木香80 g,葛根200 g,茯苓150 g,茯神150 g,神曲100 g。

【制法】上药共以水煎透,去渣再熬浓汁,加入鳖甲胶100 g、阿胶100 g、炼蜜300 g、黄酒500 mL收膏,冷藏备用。

【服法】早、晚饭后半小时服用10 g,以温开水送服。

3. 痰浊闭阻型

【主症】心胸部闷痛,或伴有心悸、气短、身重乏力、头晕恶心、倦怠嗜睡、脘闷腹胀、食少纳呆、大便稀溏。此类患者多见形体肥胖,喜好油腻饮食,多伴血脂异常。舌体胖大、边有齿痕,舌苔浊腻或滑腻,脉弦滑。

【治法】豁痰散结,通阳止痛。

【膏方】涤痰通阳止痛膏。

【组成】姜半夏 100 g，陈皮 150 g，茯苓 150 g，炒白术 150 g，丹参 150 g，山楂 150 g，瓜蒌 150 g，石菖蒲 200 g，薤白 100 g，枳实 100 g，泽泻 100 g，桂枝 100 g，党参 100 g，红曲 60 g，厚朴 100 g，荷叶 100 g，山药 100 g，百合 100 g，生地黄 100 g，苍术 150 g，香附 150 g，车前子 150 g，郁金 150 g，川芎 150 g，红花 100 g。

【制法】上药共以水煎透，去渣再熬浓汁，加冰糖 200 g、琼脂 100 g、黄酒 500 mL 收膏，冷藏备用。

【服法】早、晚饭后半小时服用 10 g，以温开水送服。

4. 心肾阴虚型

【主症】心胸部闷痛，伴有心悸、夜间盗汗、腰膝酸软、手脚心热、头晕耳鸣、口干便秘、心烦焦虑、失眠多梦、健忘等症。舌红，少苔，脉细数。

【治法】滋阴清热，宁心止痛。

【膏方】滋阴补心膏。

【组成】生地黄 150 g，熟地黄 150 g，西洋参 100 g，当归 120 g，天冬 100 g，麦冬 100 g，桑葚 300 g，山萸肉 100 g，杜仲 120 g，五味子 100 g，丹参 100 g，赤芍 150 g，女贞子 200 g，山药 150 g，玄参 100 g，枸杞子 100 g，川芎 90 g，牡丹皮 100 g，泽泻 100 g，北沙参 150 g，肉桂 60 g，龙眼肉 60 g，茯苓 150 g，茯神 150 g。

【制法】上药共以水煎透，去渣再熬浓汁，加入龟甲胶 150 g、鳖甲胶 150 g、黄酒 500 mL 收膏，冷藏备用。

【服法】早、晚饭后半小时服用 10 g，以温开水送服。

5. 心肾阳虚型

【主症】胸闷气短，心悸而痛，面色㿠白，可伴有自汗出、畏寒肢冷、倦怠乏力、大便溏泄、小便清长或小便不利，或见下肢凹陷性水肿。舌淡胖、边有齿痕，苔白或腻，脉沉细迟。

【治法】温补肾阳，振奋心阳。

【膏方】温肾助阳止痛膏。

【组成】山药 200 g，杜仲 150 g，山萸肉 150 g，枸杞子 150 g，淫羊藿 200 g，桂枝 150 g，川芎 100 g，白芍 120 g，柏子仁 120 g，女贞子 120 g，菟丝子 150 g，熟地黄 210 g，桑寄生 210 g，薤白 200 g，炙甘草 150 g，肉桂 60 g，巴戟天 100 g，香附 150 g，制附子 90 g，牛膝 150 g，通草 100 g，车前子 150 g。

【制法】上药共以水煎透，去渣再熬浓汁，加阿胶 90 g、鹿角胶 200 g、炼蜜 300 g、黄酒 500 mL 收膏，冷藏备用。

【服法】早饭后半小时服用 10 g，晚饭后半小时服用 15 g，以温开水送服。

6. 痰瘀交阻型

【主症】胸痛如针刺，痛有定处，时作时止，入夜尤甚，或心痛彻背，背痛彻心，可伴有

心悸、气短、痰多、口黏、乏力、容易疲劳,多伴随血脂异常。舌质紫暗、有瘀斑,舌下静脉曲张青紫,脉弦涩。

【治法】活血止痛,豁痰散结。

【膏方】逐瘀化痰通脉膏。

【组成】川芎 210 g,瓜蒌 210 g,丹参 210 g,延胡索 280 g,益母草 280 g,姜半夏 140 g,枳实 100 g,茯苓 210 g,白术 150 g,木香 80 g,远志 210 g,葛根 200 g,炙甘草 120 g,三七 90 g,郁金 120 g,桃仁 100 g,红花 100 g,桔梗 150 g,当归 150 g,生地黄 150 g,山楂 150 g,皂刺 50 g,赤芍 200 g,地龙 100 g。

【制法】上药共以水煎透,去渣再熬浓汁,加阿胶 50 g、木糖醇 200 g、黄酒 500 mL 收膏,冷藏备用。

【服法】早、晚饭后半小时服用 15 g,以温开水送服。

第二节　慢性心力衰竭

一、慢性心力衰竭的概念及临床表现

心力衰竭(heart failure,HF)是各种心脏结构或功能性疾病导致心室充盈和(或)射血功能受损,心排血量不能满足机体组织代谢需要,以肺循环或体循环淤血,器官、组织血液灌注不足为临床表现的一组综合征,根据疾病进程可分为急性心力衰竭和慢性心衰。慢性心力衰竭(以下简称慢性心衰)为各种器质性心脏病的终末阶段,是 21 世纪心血管领域两大挑战之一。

慢性心衰在临床上分为左心衰竭、右心衰竭及全心衰竭。左心衰竭以肺循环淤血及心排血量降低为主要特征,具体表现包括肺循环淤血引起的不同程度的呼吸困难,如运动及劳累后呼吸困难、平卧时呼吸困难、夜间阵发性呼吸困难、咳嗽、咳痰、咯血等;以及血液灌注不足引起的乏力、疲惫、运动耐量降低、头晕、心悸、肾功能减退等症状。右心衰竭以体循环淤血为主要特征,具体表现包括肝淤血引发的消化道症状如腹胀、恶心、呕吐、纳差等;以及体循环淤血导致的下肢对称性凹陷性水肿,颈静脉充盈、搏动增强,肝大,右心室肥大等。

二、常见病因

慢性心衰患者多存在原发疾病,其基本病因主要包含两方面:心肌的损害及心脏负荷增大。

(1)冠心病、高血压:是慢性心力衰竭的最主要病因。

(2)冠状动脉疾病导致心肌缺血性损害:如心肌梗死、慢性心肌缺血;炎症和免疫性

心肌损害如心肌炎、扩张型心肌病。

(3)遗传性心肌病:如家族性扩张型心肌病、肥厚型心肌病、右室心肌病、心肌致密化不全等。

(4)其他疾病:如糖尿病、甲状腺疾病、药物中毒、酒精损害、结缔组织病等引起的继发性心肌损害。

高血压、主动脉瓣狭窄、肺动脉高压、肺动脉狭窄等原因可增加左、右心室收缩期射血阻力,导致心脏后负荷增大,心肌代偿性肥厚以克服射血阻力、保证射血量,久之心脏的结构、功能发生改变;心脏瓣膜关闭不全、先天性心脏病、慢性贫血、甲状腺功能亢进症、围生期心肌病、体循环动静脉瘘等原因可导致心脏的容量负荷增加,早期心室腔代偿性扩大,心肌收缩功能尚能代偿,但当心脏的结构及功能的改变超出一定限度后,心脏即失去代偿能力,影响功能。

三、中医病因病机

中医对于慢性心衰并无明确对应命名,根据临床表现将其归属于中医"心悸""怔忡""水肿""喘证""痰饮"范畴。关于心衰症状和病机的记载最早见于《灵枢·胀论》:"心胀者,烦心短气,卧不安。"《素问·五脏生成论》曰:"赤,脉之至也,喘而坚,诊曰有积气在中,时害于食,名曰心痹,得之外疾,思虑而心虚,故邪从之。"汉代张仲景提出与心衰相关的"心水""支饮"疾病概念,《金匮要略·水气病脉证并治》曰:"心水者,其身重而少气,不得卧,烦而躁,其人阴肿。"《金匮要略·痰饮咳嗽病脉证并治》曰:"水在心,心下坚筑,短气,恶水不欲饮""支饮不得息,葶苈大枣泻肺汤主之",并提出以真武汤、葶苈大枣泻肺汤等治疗。西晋王叔和在《脉经》中首次提出"心衰"病名,并在治疗上提出"固转孔穴,利其溲便,遂通水道,甘液下流,亭其阴阳,喘息则微,汗出正流,肝著其根,心气因起,阳行四肢,肺气亭亭,喘息则安"。1997 年《中医临床诊疗术语》进一步规范"心衰"病名,明确指出本病为"因心病日久,阳气虚衰,运血无力,或气滞血瘀,心脉不畅,血瘀水停,以喘息心悸,不能平卧,咳吐痰涎,水肿少尿为主要表现的脱病类疾病"。

中医认为心衰之病机为心之气、血、阴、阳虚衰,脏腑功能失调,心失所养,血脉瘀阻。病位在心,与肺、脾、肾、肝密切相关。其病理性质总属本虚标实,本虚为心之气、血、阴、阳亏虚,标实为瘀血、痰浊、水饮、气滞影响血脉的运行。张艳教授认为:"慢性心衰以心气虚为主,心血瘀阻、痰湿水停是标实的表现,气虚血瘀水停之病机贯穿慢性心衰的始终。慢性心衰在临床中早期以气虚血瘀证为主,中期以气阴两虚兼血瘀证多见,晚期以阳虚水泛证多见。"

本病发生与外感风寒湿、风湿热、疫毒,饮食不节,情志失调,年老久病,劳逸失度,禀赋异常相关。

(1)外感病邪:久居潮湿之地,风寒湿邪内侵,损伤血脉而成痹证,迁延日久,内舍于

心，瘀血内阻，心阳受遏，心气鼓动无力，心脉痹阻；或外感风湿热、疫毒邪气，内陷于心包，损及于心，致心之气血阴阳俱损。

(2)饮食不节：饮食喜好肥甘厚味、嗜食辛辣醇酒、饥饱无常，损伤脾胃，气血生化乏源，心脉失养；脾之运化失司，痰浊内生，上犯于心，心脉痹阻，心阳郁遏，日久发为心衰。

(3)情志失调：肝主疏泄，忧思恼怒，肝气郁滞，一身气机受阻，气滞则血滞，瘀血内阻，血不利则为水，气滞、血瘀、水饮互相影响、互为因果，日久发为心衰。

(4)劳逸失度：过劳耗气，心气无力推动；过逸少动，心气运行不畅，可致心血瘀滞，心脉失养，心阳受遏，发为心衰。

(5)年老久病：年老体虚或久患心悸、胸痹等证，一身阴阳俱损，阳虚无力鼓动心阳、阴虚不能上济心火、血虚心脉失其濡养，发为心衰。

四、中医辨证分型和膏方调治

1. 气虚血瘀型

【主症】胸闷，气短，劳累或活动后心悸、气短加重，疲乏无力，语声低微，面色淡白，或见自汗、胸闷痛，或见阵发性刺痛，痛处固定、拒按。唇甲可见青紫。夜间憋醒，舌质暗淡或有瘀斑，脉沉涩或无力。

【治法】益气活血，强心通脉。

【膏方】强心通脉膏。

【组成】生黄芪 300 g，人参 250 g，茯苓 300 g，茯神 200 g，当归 150 g，丹参 150 g，益母草 250 g，红花 150 g，川芎 150 g，葶苈子 150 g，白术 200 g，炙甘草 200 g，桂枝 200 g，延胡索 150 g，白芍 200 g，山药 300 g，枳壳 200 g，防风 100 g，制附子 100 g，车前子 150 g，木香 150 g，香附 100 g。

【制法】上药共以水煎透，去渣再熬浓汁，加阿胶 250 g、鹿角胶 150 g、炼蜜 150 g、黄酒 500 mL 收膏，冷藏备用。

【服法】早饭后半小时服用 15 g，晚饭后半小时服用 10 g，以温开水送服。

2. 气阴两虚兼血瘀型

【主症】心悸、气短，倦怠懒言，口渴，面色少华，五心烦热，头晕目眩，胸闷隐痛，遇劳则甚，腰膝酸软，双下肢水肿。舌偏红而干或边有齿痕，脉细弱无力或结代。

【治法】益气养阴，活血通络。

【膏方】生脉活血膏。

【组成】人参 250 g，麦冬 300 g，生地黄 250 g，五味子 250 g，白术 200 g，黄芪 300 g，丹参 250 g，红花 200 g，茯苓 250 g，当归 200 g，益母草 250 g，黄精 250 g，远志 200 g，葶苈子 250 g，白芍 200 g，川芎 200 g，茯神 250 g，炙甘草 300 g，杜仲 150 g，陈皮 200 g，桃仁 200 g，桂枝 100 g，三七 90 g，山楂 150 g。

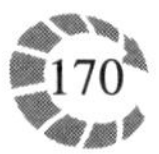

【制法】上药共以水煎透，去渣再熬浓汁，加阿胶 250 g、鳖甲胶 150 g、炼蜜 250 g、黄酒 500 mL 收膏，冷藏备用。

【服法】早饭后半小时服用 15 g，晚饭后半小时服用 10 g，以温开水送服。

3. 阳虚水泛型

【主症】心悸、眩晕、胸闷气短、胸脘痞满、腹胀，稍活动即明显加重，畏寒肢冷、小便短少，下肢浮肿，严重者可见胸腔积液、腹腔积液、全身浮肿，水气凌心射肺则心慌不能平卧、咳白痰或泡沫样痰。舌淡白或紫暗、脉沉细或沉微欲绝。

【治法】温阳利水，强心通脉。

【膏方】强心利水膏。

【组成】茯苓 300 g，猪苓 200 g，白芍 250 g，白术 300 g，附子 100 g，桂枝 250 g，赤芍 200 g，桑白皮 250 g，葶苈子 250 g，泽泻 200 g，丹参 300 g，红花 200 g，黄芪 300 g，太子参 250 g，生姜 300 g，牛膝 200 g，川芎 250 g，车前子 150 g，熟地黄 200 g，远志 300 g，仙茅 200 g，淫羊藿 200 g，山药 200 g，薤白 200 g，炙甘草 100 g。

【制法】上药共以水煎透，去渣再熬浓汁，加阿胶 250 g、鳖甲胶 150 g、炼蜜 200 g、黄酒 500 mL 收膏，冷藏备用。

【服法】早、晚饭后半小时服用 15 g，以温开水送服。

第三节　心律失常

一、心律失常的概念及临床表现

人的心脏在正常情况下，以一定范围的频率有规律地进行搏动。引起心搏的冲动起源于窦房结（sinoatrial node，SAN），以一定的顺序和速度传导至心房和心室，协调心脏各部位收缩，形成一次心搏，周而复始，形成了正常的节律。心律失常（cardiac arrhythmia）是指心脏冲动的频率、节律、起源部位、传导速度或激动次序的异常。

依据发作时心率的快慢，心律失常分为快速型心律失常和缓慢型心律失常。前者包含各种类型的期前收缩、心动过速、快速型心房颤动、心室颤动等；后者包含各种类型的传导阻滞、窦性心动过缓、逸搏、窦性停搏、长间歇等。

心律失常的类型不同，其临床表现各异，轻度的心律失常多无明显不适，严重的心律失常可引起血流动力学发生变化，产生某些症状，如心悸、胸闷、气短、汗出、血压降低、眩晕、黑朦及一过性的意识丧失，甚至阿-斯综合征，严重者可发生猝死。心律失常的诊断主要依靠心电图或电生理检查，并结合病史及发作时主要症状和体征。临床上主要依靠手术治疗如射频消融术、起搏器植入术、埋藏式自动心脏复律除颤器（ICD）植入术，以及药物治疗。

二、中医病因病机

中医对心律失常没有明确命名，依据临床表现将其归属为“心悸”“胸痹”“眩晕”“昏厥”“脉迟证”“脉缓证”等范畴。《素问·至真要大论》中“心澹澹大动”与《灵枢·本神》中“心怵惕”是关于心律失常症状最早的记载，其中认为病因有宗气外泄、心脉不通、突受惊恐、复感外邪等。《素问·三部九候论》曰：“参伍不调者病”，最早提到脉律不齐是疾病的表现。东汉张仲景《金匮要略》曰：“寸口脉动而弱，动则为惊，弱则为悸”，提出“惊悸”“心下悸”“心动悸”等病名，并以“炙甘草汤”等进行治疗。清代医家王清任在《医林改错》中论述瘀血内阻可致心悸怔忡，记载了运用“血府逐瘀汤”治疗心悸。

心悸病因主要有二：一为心虚失养心悸，二为心被邪扰作悸。中医认为心悸之基本病机主要分为心虚失养、心受邪扰两方面，其病位在心，与脾、肾、肺、肝四脏功能失调密切相关。脾胃为气血生化之源，若脾不生血，心血不足，心神失养则生悸；脾主运化水湿，若脾失健运，痰湿内生，扰动心神，心神不安则生悸。心火与肾水上下相济，阴阳得以制约平衡，若肾阴不足，不能上制心火，火热上扰，可发为悸；肾主一身阳气，心阳亦赖于肾阳，若肾阳亏虚，心阳失于温煦，亦可发为心悸。肺主一身气机，若肺气亏虚，不能主治节以助心脉，心脉运行不畅则心悸不安。肝主疏泄，若肝气郁滞，气滞血瘀，致使心脉瘀阻不畅，或气郁化火，火热上扰，都可引起心悸。

心悸之发病，或由惊恐恼怒，动摇心神，致心神不宁而为悸；或因久病体虚，劳累过度，耗伤气血，心神失养而为悸；若虚极邪盛，便可无惊自悸，时有发作，则成怔忡。

(1)久病体虚：久病迁延，邪耗气血，年老体弱，生化乏源，过度劳累，耗气伤津，均可致一身气血阴阳不足，心脉失养，发为心悸。

(2)饮食不节：饮食好油腻滋味、嗜酒肉辛辣之品，易化火生痰，痰火胶结，上扰心神，发为心悸；脾胃之气耗损，气血生化不足，心虚失养，神不潜藏，发为心悸。

(3)突受惊恐：平素体弱心虚胆怯者，若突受惊恐，心神动摇，不能自主，可突发心悸。

(4)药物损害：服用有毒药物或应用药物过量，如各种抗心律失常药物——附子、何首乌、肾上腺素、阿托品等，可损害心气，发为心悸。

本病为本虚标实之证，其本为气血不足，阴阳亏损，其标为气滞、血瘀、痰浊、水湿，虚实间可以相互转化，临床上多表现为虚实夹杂之证。如实证日久，耗伤正气，可分别兼见气、血、阴、阳之亏损；虚证也可因虚致实，而兼有实证表现，如临床上阴虚生内热者常兼见火热或痰热，阳虚不能化湿邪者可并见水湿、痰浊邪气壅盛，气血不足、运行不畅易出现气虚血瘀之证。

三、中医辨证分型及膏方调治

1. 血虚胆怯型

【主症】胆小，易受惊恐，心悸不宁，坐卧不安，害怕听到巨大声响，眠差多梦而易惊醒，面色少华，神疲乏力。舌淡，苔薄白，脉细数或细弦。

【治法】平惊定志，养血安神。

【膏方】定志安神膏。

【组成】茯苓 300 g，茯神 250 g，远志 250 g，生地黄 200 g，熟地黄 150 g，人参 150 g，白芍 200 g，酸枣仁 200 g，川芎 250 g，龙眼肉 250 g，柏子仁 200 g，当归 200 g，龙齿 150 g，石决明 200 g，陈皮 300 g，法半夏 100 g，牡蛎 250 g，竹茹 150 g，麦冬 200 g，炙甘草 100 g。

【制法】上药共以水煎透，去渣再熬浓汁，加阿胶 150 g、炼蜜 200 g、黄酒 500 mL 收膏，冷藏备用。

【服法】早、晚饭后半小时服用 15 g，以温开水送服。

2. 痰火扰心型

【主症】心悸时作时止，自觉心率过快，可伴胸闷不适，心烦、入睡困难、睡时多梦，口苦咽干、耳鸣、腰酸、头晕目眩，大便干、小便赤。舌红，苔黄腻，脉弦细数。

【治法】滋阴清热，化痰宁心。

【膏方】清心温胆膏。

【组成】茯苓 250 g，姜半夏 100 g，瓜蒌 200 g，枳壳 150 g，石决明 200 g，牡蛎 250 g，牡丹皮 200 g，竹茹 250 g，茯神 250 g，陈皮 300 g，龙齿 150 g，白芍 200 g，赤芍 200 g，苦参 100 g，甘松 200 g，栀子 100 g，当归 150 g，白术 200 g，黄连 100 g，百合 100 g，生地黄 100 g。

【制法】上药共以水煎透，去渣再熬浓汁，加炼蜜 150 g、琼脂 100 g、黄酒 500 mL 收膏，冷藏备用。

【服法】早、晚饭后半小时服用 15 g，以温开水送服。

3. 阴虚火旺型

【主症】心烦而悸，烘热汗出，或伴有夜间手脚心热、口渴咽干、眼目干涩、耳鸣阵阵、腰膝酸软、小便短赤、大便干燥。舌红少苔，脉细弦。

【治法】滋阴清热，宁心安神。

【膏方】育阴清热定悸膏。

【组成】西洋参 100 g，麦冬 150 g，生地黄 200 g，丹参 150 g，玄参 150 g，桔梗 200 g，五味子 150 g，牡丹皮 150 g，赤芍 150 g，天花粉 100 g，远志 150 g，茯神 200 g，茯苓 200 g，百合 150 g，天冬 100 g，炙甘草 200 g，知母 100 g，玉竹 150 g，北沙参 150 g，海螵蛸 150 g，当归 100 g。

【制法】上药共以水煎透，去渣再熬浓汁，加龟甲胶 150 g、阿胶 100 g、黄酒 500 mL 收膏，冷藏备用。

【服法】早饭后半小时服用 10 g，晚饭后半小时服用 15 g，以温开水送服。

4. 气滞血瘀型

【主症】心悸时作，可伴胸闷、胸痛时作，与情绪相关，善太息，常伴胁肋部不适，或兼胃脘不适。唇舌紫暗，脉弦涩或结代。

【治法】活血化瘀，理气通络。

【膏方】疏肝活血定悸膏。

【组成】丹参 210 g，延胡索 280 g，益母草 280 g，枳壳 200 g，陈皮 300 g，生地黄 200 g，全当归 250 g，甘草 100 g，郁金 250 g，木香 70 g，白术 150 g，甘松 200 g，桃仁 100 g，红花 100 g，桔梗 150 g，香附 200 g，三七 50 g，法半夏 80 g，赤芍 200 g，柴胡 150 g，川芎 150 g，枳壳 150 g。

【制法】上药共以水煎透，去渣再熬浓汁，加鹿角胶 100 g、阿胶 150 g、炼蜜 200 g、黄酒 500 mL 收膏，冷藏备用。

【服法】早饭后半小时服用 10 g，晚饭后半小时服用 15 g，以温开水送服。

5. 心肾阳虚型

【主症】心悸时作，伴胸闷、乏力、气短，动则尤甚，可伴见畏寒肢冷、少气懒言、面色淡白、腰膝酸软，失眠多梦，阳痿、早泄，小便清长。舌淡，苔白，脉沉细弱。

【治法】温补心肾阳气，安神定悸。

【膏方】补肾养心膏。

【组成】桂枝 300 g，生地黄 200 g，熟地黄 300 g，炙黄芪 250 g，当归 150 g，丹参 200 g，山药 300 g，石决明 100 g，茯苓 200 g，茯神 250 g，远志 250 g，首乌藤 200 g，枸杞子 200 g，山萸肉 200 g，巴戟天 200 g，炙甘草 300 g，菟丝子 200 g，杜仲 250 g，附子 80 g，赤芍 200 g，川芎 150 g，肉苁蓉 200 g，五味子 120 g。

【制法】上药共以水煎透，去渣再熬浓汁，加鹿角胶 150 g、炼蜜 100 g、饴糖 150 g、黄酒 500 mL 收膏，冷藏备用。

【服法】早、晚饭后半小时服用 15 g，以温开水送服。

6. 水饮凌心型

【主症】心悸时作，伴胸闷胀满，乏力、气短，张口抬肩，渴不欲饮，下肢浮肿，可伴眩晕、恶心、呕吐，或出现喘促、不能平卧、夜间憋醒，小便少。舌淡胖，苔滑，脉滑或浮大。

【治法】温阳宁心，化气行水。

【膏方】温阳利心膏。

【组成】茯苓 300 g，桂枝 300 g，车前子 200 g（包煎），白术 250 g，猪苓 200 g，炙甘草 300 g，五加皮 250 g，葶苈子 250 g，杏仁 200 g，桔梗 200 g，枳壳 250 g，厚朴 200 g，丹参

100 g,川芎 200 g,陈皮 300 g,黄芪 300 g,白芍 200 g,泽兰 200 g,砂仁 150 g,当归 150 g,白豆蔻 150 g,淡豆豉 100 g,鸡内金 100 g。

【制法】上药共以水煎透,去渣再熬浓汁,加鹿角胶 150 g、琼脂 100 g、阿胶 100 g、黄酒 500 mL 收膏,冷藏备用。

【服法】早饭后半小时服用 15 g,晚饭后半小时服用 10 g,以温开水送服。

第四节　心肌病

一、心肌病的概念及临床表现

心肌病是一组异质性心肌疾病,由不同病因(遗传性多见)引起的心肌病变,导致心肌机械功能和(或)心电功能障碍,常表现为心室肥厚或扩张,严重者会导致进行性心力衰竭或心源性死亡。

根据病因和病理特点,心肌病通常分为原发性心肌病和继发性心肌病,其中原发性心肌病主要包括扩张型心肌病、肥厚型心肌病、限制型心肌病、右心室发育不良型心肌病、左心室致密化不全心肌病等;继发性心肌病主要包括感染性心肌病、心动过速性心肌病、围生期心肌病、心脏气球样变性等。

临床上以扩张型心肌病、肥厚型心肌病和限制型心肌病较多见。

1. 扩张型心肌病　扩张型心肌病多由于心肌纤维化,导致心腔扩大、室壁变薄、心肌收缩力减弱。临床表现为活动后的呼吸困难及运动耐量下降,若病情进展可出现左心功能衰竭及右心功能衰竭的全身表现,或出现血栓附壁形成,亦可出现心律失常,如房性期前收缩、室性期前收缩、心房颤动、房室传导阻滞等,严重者出现阿-斯综合征引起死亡。

针对扩张型心肌病,临床上主要进行抗心力衰竭、抗心律失常及抗栓治疗,严重心力衰竭药物治疗无效者可考虑心脏移植。

2. 肥厚型心肌病　肥厚型心肌病是一种遗传性心肌病,是青少年和运动猝死的主要原因。其病理表现为心室肥厚,尤其是室间隔肥厚,依据左心室流出道是否梗阻,可分为梗阻性和非梗阻性肥厚型心肌病。其临床表现可见乏力及劳力性呼吸困难,亦可伴有心律失常(以心房颤动多见),其中三分之一患者可伴劳力性胸痛,部分患者可于运动后出现昏厥。

临床上主张对症治疗,常用 β 受体阻滞剂及非二氢吡啶类钙通道阻滞剂以改善梗阻症状;发生持续性心房颤动者,应用抗心律失常及抗凝血药进行治疗;后期若出现进行性心力衰竭,应进行抗心衰治疗。对于药物治疗无效、心功能达到Ⅲ ~ Ⅳ级者,若存在严重流出道梗阻(压力阶差>50 mmHg),考虑行室间隔切除或消融术治疗。

3. 限制型心肌病　限制型心肌病是由于心肌纤维化、炎症细胞浸润、心内膜瘢痕形

成,心室壁僵硬度增加、舒张功能降低、充盈功能受限,导致心房增大、静脉回流受阻,引起右心衰竭。其临床表现为活动耐量下降、乏力、呼吸困难及肝淤血、腹水、全身水肿等右心衰竭表现。

原发性限制型心肌病无特异性治疗手段,主要为避免劳累、呼吸道感染等引起心衰加重的病因,及对症治疗。

二、中医病因病机

中医对于心肌病并无明确命名,依据临床表现将其归属于"心悸""胸痹""水肿""喘证""痰饮"范畴。心肌病的病因包含内因和外因两方面,内因包括先天禀赋不足、内伤七情;外因包含外感六淫、劳累过度、饮食不节、病久失治等。其病位在心,与肺、脾、肾密切相关。

一般而言,本病早期主要病变在心肺,病久累及脾肾,导致心血瘀阻,水饮泛溢而为病。素体肥胖或嗜食肥甘、辛辣滋味,脾胃受损,聚湿成痰,阻滞气机,其性黏滞难去,阻于心络,可导致胸闷、胸痛、心悸等症,痰浊留而不去,结聚成形,息而成积,可导致心体增大。痰阻于肺络,肺失宣发肃降而导致咳嗽、喘息、痰多、胸闷等症。痰湿中阻,则见纳呆、脘闷、腹胀、恶心欲吐等症。

病延日久,正气大衰,心肾阳虚,胸阳虚衰,心脉痹塞,则胸闷、胸痛加剧;瘀血日久阻于心络,血不利则为水,阳气不足,难以化水,水饮内停,上凌心肺,则喘急气短,咳吐泡沫样痰,夜晚尤甚,不能平卧;泛溢肌肤,则肢体凹陷性水肿。

三、中医辨证分型及膏方调治

1. 心气虚弱型

【主症】胸闷时痛、气短乏力、心悸不宁,活动后加重,可伴胆怯、畏惧巨大声响、怕冷、自汗出,面色苍白,入睡困难,睡时多梦。舌质淡红、边有齿痕,苔白润,脉细结代。

【治法】益气养心,活血通络。

【膏方】补气养心膏。

【组成】党参 200 g,黄芪 300 g,白术 250 g,麦冬 250 g,白芍 200 g,川芎 200 g,生地黄 150 g,熟地黄 200 g,桂枝 200 g,茯苓 150 g,瓜蒌 150 g,当归 200 g,酸枣仁 150 g,炙甘草 100 g,茯神 150 g,柏子仁 100 g,远志 100 g,五味子 100 g,夏曲 100 g。

【制法】上药共以水煎透,去渣再熬浓汁,加阿胶 100 g、鹿角胶 100 g、炼蜜 100 g、黄酒 500 mL 收膏,冷藏备用。

【服法】早饭后半小时服用 15 g,晚饭后半小时服用 10 g,以温开水送服。

2. 气阴两虚型

【主症】心悸少寐,胸闷隐痛,活动后加剧,气促,动则喘息不宁,或伴见自汗、盗汗、神疲倦怠、头晕、口干、便秘。舌质红,脉细弱或细数。

【治法】益气固心，养阴复脉。

【膏方】益气养阴救心膏。

【组成】人参 250 g，麦冬 300 g，生地黄 250 g，五味子 250 g，白术 200 g，黄芪 300 g，丹参 250 g，茯苓 250 g，益母草 150 g，黄精 250 g，远志 200 g，葶苈子 150 g，白芍 200 g，川芎 150 g，茯神 250 g，炙甘草 300 g，杜仲 150 g，陈皮 200 g，当归 200 g。

【制法】上药共以水煎透，去渣再熬浓汁，加阿胶 150 g、鳖甲胶 100 g、炼蜜 100 g、黄酒 500 mL 收膏，冷藏备用。

【服法】早、晚饭后半小时服用 10 g，以温开水送服。

3. 心肾阳虚型

【主症】头晕乏力，畏寒肢冷，得温热则舒，遇冷则胸闷胸痛即发，伴腰膝酸软、小便清长、尿频或小便不利，或见下肢凹陷性浮肿。舌质淡，苔白腻，脉细沉。

【治法】温阳利水，补养心肾。

【膏方】补阳益心膏。

【组成】人参 200 g，黄芪 300 g，当归 200 g，白术 250 g，茯苓 250 g，猪苓 150 g，益母草 300 g，麦冬 200 g，五味子 200 g，葶苈子 150 g，川芎 200 g，桂枝 250 g，延胡索 150 g，山药 300 g，杜仲 150 g，远志 300 g，仙茅 200 g，淫羊藿 200 g，车前子 200 g，通草 100 g，白芍 100 g，制附子 100 g，神曲 100 g。

【制法】上药共以水煎透，去渣再熬浓汁，加阿胶 250 g、鹿角胶 250 g、炼蜜 200 g、黄酒 500 mL 收膏，冷藏备用。

【服法】早、晚饭后半小时服用 15 g，以温开水送服。

第五节 低血压

一、低血压的概念及临床表现

低血压是人体心血管系统调节功能出现问题或血容量不足引起的收缩压和舒张压低于正常值，并维持一定时间，多具有家族遗传性，女性患病率高于男性。我国健康的成年人安静时的动脉血压正常值为(90～140)/(60～90)mmHg。一般成年人若血压测量多次，其收缩压小于 90 mmHg，舒张压小于 60 mmHg 时，可诊断为低血压。根据病因可分为生理性和病理性低血压，根据起病形式可分为急性和慢性低血压。

部分低血压患者完全没有症状，有些人则会出现耳鸣、头痛、头晕、眼花、出虚汗、消化不良、四肢冰冷、手脚发麻、疲倦、心情抑郁、思考力减退、注意力不集中、听力下降等表现，严重者会出现心悸、少尿、眩晕、黑矇，甚至发生突然的晕厥、休克。

血压偏低会导致机体重要脏器、组织的灌注不足，心脏的冠状动脉灌注不足可能会

引发心绞痛、心肌梗死。脑灌注不足时,可能会出现头晕、突然的昏厥。一旦发生突然的晕厥,很容易造成骨折等外伤。对于老年人来讲,本身脑动脉硬化,血压降低会增加脑梗死、脑缺血和脑缺氧的患病风险;对于脑梗死患者,血压降低时,其临床症状可能会加重。血压水平持续过低,肾脏长期灌注不足,容易影响肾功能。

二、中医病因病机

中医对于低血压没有明确的诊断,依据其临床表现将其归属于“心悸”“眩晕”“虚劳”“厥证”范畴。本病多由体质虚弱,气、血、阴、阳亏虚,脉道失充而致,其病机围绕一个“虚”字,与心、脾、肝、肾四脏相关。病因包括先天禀赋不足、饮食失节、劳逸不当、情志失调等。

肾为先天之本、阴阳之根,先天不足,肾气不充,累及后天,脾土失运,气血生化乏源,故可见形体瘦弱、四肢乏力、精神萎靡、手足不温等症;肾主骨生髓,肾精不足,髓海失养,遂生眩晕、耳鸣、健忘、眼花、腰膝酸软等症。部分年轻人追求动人身材,却不讲究正确方法,少食少饮,杜绝主食,以致气血化生不足,精气亏虚;或以水果代餐,大部分水果性质偏于阴寒,食用过多,消耗脾胃阳气;甚至于饥饿的同时大量运动、大量汗出,伤津耗液,损害脾气,长此以往形体虽得消瘦,但却大亏气血,致畏寒怕冷、手足失温、食欲减退、心悸失眠,某些女子出现月经失调甚至经停。

中医认为“久卧伤气、久坐伤肉”,坚持规律、适度的运动,才能够气机条达、血脉通畅、气血化生有常,长期缺乏运动、过逸而恶劳,也可以导致脾气虚弱、血脉不畅、气血不足。脾主运化,饮食物依靠脾胃运化成为人体气血津液,忧思伤脾,脾失健运,生化失职,运化失常,则可见眩晕、乏力、懒言、失眠、食后腹胀等症。

三、中医辨证分型及膏方调治

1. 气血亏虚型

【主症】血压偏低,伴心悸,神疲乏力,少气懒言,健忘,嗜睡多梦,精神萎靡,面色淡白。舌淡苔白,脉细弱。

【治法】补气健脾,养心补血。

【膏方】八珍加减升压膏。

【组成】当归 250 g,黄芪 300 g,党参 300 g,升麻 100 g(后下),柴胡 100 g,白术 200 g,陈皮 250 g,山药 250 g,茯神 200 g,生龙骨 200 g,生牡蛎 200 g,生地黄 250 g,麦冬 200 g,酸枣仁 200 g,熟地黄 250 g,川芎 150 g,白芍 200 g,炙甘草 300 g,大枣 200 g。

【制法】上药共以水煎透,去渣再熬浓汁,加阿胶 150 g、鹿角胶 100 g、炼蜜 100 g、黄酒 500 mL 收膏,冷藏备用。

【服法】早饭后半小时服用 15 g,晚饭后半小时服用 10 g,以温开水送服。

2. 气阴两虚型

【主症】血压偏低，可伴见心悸失眠，头晕目眩，遇动遇劳则甚，精神萎靡，口干咽燥，面色萎黄。舌红少苔，脉细数。

【治法】益气养阴，养心安神。

【膏方】养阴生脉膏。

【组成】党参 250 g，黄芪 300 g，五味子 250 g，麦冬 300 g，生地黄 250 g，熟地黄 250 g，茯神 250 g，远志 200 g，白术 200 g，陈皮 250 g，当归 200 g，柏子仁 120 g，白芍 200 g，川芎 150 g，木香 80 g，桑寄生 120 g，葛根 200 g，炙甘草 300 g，枳壳 150 g。

【制法】上药共以水煎透，去渣再熬浓汁，加入龟甲胶 100 g、阿胶 100 g、冰糖 100 g、黄酒 500 mL 收膏，冷藏备用。

【服法】早饭后半小时服用 15 g，晚饭后半小时服用 10 g，以温开水送服。

3. 心肾阳虚型

【主症】血压偏低，可伴见心悸眩晕，或胸闷、神倦嗜卧、腰背酸痛、形寒肢冷、面色苍白、便溏、阳痿遗精。舌淡或淡胖、边有齿痕或紫暗，苔白，脉细弱或沉迟。

【治法】温补心肾，振奋阳气。

【膏方】补肾助阳膏。

【组成】熟地黄 300 g，山萸肉 180 g，山药 250 g，茯苓 250 g，茯神 250 g，桂枝 200 g，党参 200 g，杜仲 250 g，当归 200 g，枸杞子 200 g，黄芪 300 g，牡丹皮 150 g，菟丝子 200 g，白芍 200 g，生地黄 200 g，升麻 100 g（后下）。

【制法】上药共以水煎透，去渣再熬浓汁，加阿胶 100 g、鹿角胶 100 g、炼蜜 100 g、黄酒 500 mL 收膏，冷藏备用。

【服法】早饭后半小时服用 15 g，晚饭后半小时服用 10 g，以温开水送服。

4. 肾精不足型

【主症】血压偏低，可伴见头晕目眩，心悸健忘，腰膝酸软，神疲乏力，脱发，口干咽燥，五心烦热，眠差盗汗，大便干结。舌红，苔少，脉细弦。

【治法】补肾填精，益阴生脉。

【膏方】填精生脉膏。

【组成】熟地黄 300 g，生地黄 300 g，枸杞子 250 g，升麻 100 g（后下），山药 250 g，牡丹皮 200 g，泽泻 200 g，五味子 150 g，黄精 250 g，知母 150 g，茯苓 200 g，茯神 200 g，黄柏 150 g，牛膝 200 g，天冬 200 g，麦冬 150 g，桑椹 100 g，黄芪 300 g，女贞子 100 g，火麻仁 100 g。

【制法】上药共以水煎透，去渣再熬浓汁，加阿胶 150 g、鳖甲胶 150 g、炼蜜 50 g、黄酒 500 mL 收膏，冷藏备用。

【服法】早饭后半小时服用 15 g，晚饭后半小时服用 10 g，以温开水送服。

第六节　高血压

一、高血压的概念及临床表现

高血压是以体循环动脉压升高为主要特征,可伴有心、脑、肾等器官功能或器质性损害的心血管综合征,是卒中和冠状动脉疾病的主要危险因素。全世界目前有近14亿成年人患有高血压。该病的病程长,进展缓慢,高血压的防治已经成为全球性的难题。

临床上根据是否存在原发疾病,将其分为原发性高血压(essential hypertension)和继发性高血压(secondary hypertension)。目前我国采用的血压分类和标准见表11-1。

表11-1　血压水平分类和标准　　单位:mmHg

分类	收缩压		舒张压
正常血压	<120	和	<80
正常高值血压	120~139	和(或)	80~89
高血压	≥140	和(或)	≥90
1级高血压(轻度)	140~159	和(或)	90~99
2级高血压(中度)	160~179	和(或)	100~109
3级高血压(重度)	≥180	和(或)	≥110
单纯收缩期高血压	≥140	和	<90

注:当收缩压和舒张压属于不同分级时,以较高的级别作为标准。以上标准适用于任何成年男性和女性。

1. 原发性高血压　约占所有高血压的95%,目前病因未明确,研究表明可能与以下因素相关:①遗传因素。高血压具有明显的家族遗传性,约60%高血压患者具有家族遗传史。②饮食习惯因素。长期摄入过多钠盐、饱和脂肪酸、高蛋白质或大量饮酒均可引起血压升高。③精神、心理、社会因素。从事高度紧张职业的脑力劳动者,其高血压的患病率比体力劳动者高,长期生活在噪声环境中,其高血压患病率也高于常人。④吸烟因素。吸烟可以促进去甲肾上腺素释放,引起血压升高。⑤体重因素。体重增加是血压升高的重要危险因素。流行病学资料显示,肥胖症者患高血压的概率比正常人高2~4倍,而腹型肥胖症患者更易发生高血压。

2. 继发性高血压　约占所有高血压的5%,可由以下疾病引起:①肾病如肾小球肾炎、慢性肾盂肾炎、肾动脉狭窄、肾肿瘤、多囊肾等。②内分泌疾病如嗜铬细胞瘤、原发性醛固酮增多症、甲状腺功能亢进症、甲状腺功能减退症、甲状旁腺功能亢进症等。③心血管疾病,如主动脉瓣关闭不全、完全性房室传导阻滞、主动脉缩窄、多发性大动脉炎等。

④颅脑病变，如脑肿瘤、脑外伤、脑干感染等。⑤其他疾病，如睡眠呼吸暂停综合征、妊娠高血压综合征、红细胞增多症等。⑥应用某些药物，如口服避孕药、非甾体抗炎药、肾上腺皮质激素、拟交感神经药、麻黄碱等。

高血压起病缓慢，常无特殊临床表现或症状不明显，且因人而异。多于劳累、精神紧张、情绪波动后发生血压升高，可伴有头晕、头痛、颈项板紧、疲劳、焦虑、心悸等症状，部分患者休息后可恢复正常。原本患有高血压的患者在某些因素的刺激下，血压突然明显升高（超过 180/120 mmHg），出现剧烈头痛、呕吐、心悸、眩晕等症状，甚至意识不清、抽搐，称为高血压急症。

高血压可导致脑、心、肾、周围血管等靶器官损伤。靶器官受损的早期可无明显症状，病情逐渐进展则会影响器官功能。

（1）心脏：长期血压过高，可引起心肌细胞肥大、间质纤维化，导致左心室肥厚和扩张，称为高血压性心脏病，可进展为心力衰竭，出现胸闷、咳嗽、呼吸困难等症状。

（2）脑：长期高血压引起脑动脉发生粥样硬化，粥样斑块破裂可引起脑血栓形成，导致脑梗死、脑出血等疾病发生。

（3）肾脏：长期持续高血压引起肾小球纤维化、萎缩，肾动脉硬化，导致肾缺血、肾单位坏死，引起慢性肾衰。

（4）视网膜：高血压引起眼底动脉痉挛、硬化，视网膜渗出、出血，长期失治可能会导致失明。

二、中医病因病机

依据临床症状，中医将原发性高血压归属于“眩晕”“头痛”范畴。病因包括情志失常、饮食失节、年老体虚、劳累过度、外伤等方面。其病势迁延，多为本虚标实之证，“虚”者为气血亏虚、髓海不足、清窍失养等因；“实”者为风、痰、火、瘀上扰清窍。“诸髓者，皆属于脑”“头为诸阳之会”，本病病位在头窍，与肝、脾、肾三脏密切相关。

（1）情志失常：肝属木，体阴而用阳，其性主升主动，若长期恼怒忧思、紧张焦虑，以致肝气郁滞，化火生风，火热上炎，则发为眩晕。

（2）年老体衰、久病体虚、劳累过度：肾为先天之本，脑为髓之海，肾主骨生髓，年老体弱或久病伤肾，肾精不足，髓海消减，脑失所养，可发为眩晕。肝肾阴虚于下，或素体阴虚者，或纵欲伤精者，阴不制阳，肝阳上亢，扰及清窍可导致眩晕、头痛发作。

（3）饮食不节：脾为后天之本，亦为生痰之源。若饥饱无常，嗜食肥甘厚味、烟酒辛辣之品，损伤脾胃，脾胃受损，酿湿生痰，痰浊日久又可郁而化火，痰浊中阻或火热夹痰上犯均可导致眩晕。

高血压大多迁延日久，各证候之间可相互转化或相互兼夹，如脾虚气血不足者，可兼痰湿，痰湿日久化热，火热又可煎熬津液，导致阴亏，故临床多见虚实夹杂病情复杂者。

肝阳上亢，疏泄失职，气机郁滞日久可见血瘀，痰浊、瘀血阻于心络可导致心悸、胸痛等症。肾精亏虚日久，阴损及阳，阴阳俱虚，肾气亦伤，可见夜尿频多、精神萎靡、牙齿松动、形寒肢冷、大便溏泄等症。“眩晕乃中风之渐”，若眩晕日久，肝肾阴虚阳亢者，如遇饮食起居不当，情志剧烈变化或突受外邪，可致阴阳失调，气血上冲，风阳上扰，夹痰夹火，阻于经络，发为中风，症见卒然昏仆、舌强语謇、不省人事、半身不遂等。

三、中医辨证分型及膏方调治

1. 肝肾阴虚型

【主症】多见于中老年人，见血压升高，伴头晕、头痛，耳鸣、耳痒，腰膝酸软，双目干涩或视物模糊，口干、口渴，五心烦热，大便干。舌红、少苔、色暗淡，脉细弦或沉弦。

【治法】滋补肝肾，平肝降压。

【膏方】杞菊地黄降压膏。

【组成】党参 200 g，苍术 100 g，黄柏 100 g，生地黄 200 g，熟地黄 200 g，麦冬 150 g，山药 250 g，女贞子 100 g，天麻 200 g，钩藤 100 g（后下），牡丹皮 200 g，川芎 150 g，杜仲 200 g，牛膝 200 g，黄精 300 g，茯苓 150 g，山萸肉 100 g，香附 200 g，石决明 150 g，白芍 200 g，枸杞子 150 g，菊花 200 g，泽泻 150 g。

【制法】上药共以水煎透，去渣再熬浓汁，加鳖甲胶 150 g、阿胶 100 g、龟甲胶 200 g、炼蜜 100 g，黄酒 500 mL 收膏，冷藏备用。

【服法】早饭后半小时服用 15 g，晚饭后半小时服用 10 g，以温开水送服。

2. 肝阳上亢型

【主症】血压升高，可伴眩晕、头胀痛、颈项强，烦躁、易怒，面赤，口苦口渴，失眠、多梦，小便黄，大便秘。舌红，苔薄黄，脉弦。

【治法】平肝潜阳，降火息风。

【膏方】天麻钩藤减压膏。

【组成】天麻 250 g，钩藤 150 g（后下），石决明 200 g，杜仲 200 g，黄芩 200 g，菊花 250 g，白芍 200 g，赤芍 200 g，牡丹皮 150 g，川芎 200 g，生龙骨 250 g（先煎），生牡蛎 300 g（先煎），麦冬 250 g，桑寄生 200 g，牛膝 150 g，栀子 100 g，夏枯草 150 g，葛根 100 g，陈皮 150 g，百合 200 g。

【制法】上药共以水煎透，去渣再熬浓汁，加鳖甲胶 100 g，炼蜜 150 g，黄酒 500 mL 收膏，冷藏备用。

【服法】早饭后半小时服用 15 g，晚饭后半小时服用 10 g，以温开水送服。

3. 肝郁气滞型

【主症】血压反复升高，或伴头晕、头胀、后颈部麻木僵硬，或伴有两胁部的不适、腹胀，容易生气，时有烦躁、抑郁，纳差，食后腹胀、打嗝，大便稀或便秘，或伴有失眠。舌红

苔薄白，脉弦。

【治法】疏肝行气，滋养肝肾。

【膏方】疏肝理气降压膏。

【组成】枳壳200 g，香附250 g，柴胡100 g，白芍200 g，川芎150 g，西洋参200 g，益母草200 g，当归150 g，白术200 g，茯苓200 g，木香100 g，杜仲150 g，草决明200 g，茯神200 g，葛根100 g，白芷80 g，泽泻100 g，菊花200 g，竹茹150 g，厚朴200 g，法半夏60 g。

【制法】上药共以水煎透，去渣再熬浓汁，加炼蜜100 g、龟甲胶200 g、黄酒500 mL，收膏，冷藏备用。

【服法】早饭后半小时服用15 g，晚饭后半小时服用10 g，以温开水送服。

4. 气虚血瘀型

【主症】血压升高，可伴头晕肢麻，倦怠乏力，活动后加重，或见于脑梗死后血压维持不佳者，肢体活动欠灵，走路无力，动则气短，面色皖白，甚至半身麻木，小便失禁，口渴。舌质暗红、边有瘀点，脉弦涩。

【治法】益气养阴，理气化瘀。

【膏方】益气活血降压膏。

【组成】黄芪300 g，太子参120 g，茯苓200 g，白术150 g，川芎100 g，三七60 g，白芍150 g，赤芍200 g，当归200 g，甘草100 g，桃仁100 g，丹参200 g，山药250 g，地龙100 g，红花60 g，钩藤200 g，香附200 g，牛膝150 g，生地黄200 g，熟地黄200 g，大枣150 g，鸡内金200 g，天麻120 g。

【制法】上药共以水煎透，去渣再熬浓汁，加阿胶100 g、鳖甲胶100 g、炼蜜150 g、黄酒500 mL收膏，冷藏备用。

【服法】早饭后半小时服用15 g，晚饭后半小时服用10 g，以温开水送服。

5. 阴阳两虚型

【主症】多见于患病时间较久或年龄较大者，症见血压升高，可伴畏寒肢冷，心悸、胸闷，乏力，头痛、耳鸣，腰膝酸软，记忆力减退，下肢浮肿，夜尿频多。舌淡少苔，脉细沉或细弦。

【治法】温阳育阴，补肾降压。

【膏方】补阳育阴平压膏。

【组成】熟地黄250 g，生地黄250 g，山药300 g，石菖蒲150 g，郁金150 g，人参150 g，茯苓200 g，白术200 g，牡丹皮150 g，山萸肉100 g，杜仲150 g，黄芪150 g，桑寄生200 g，牛膝150 g，枸杞子200 g，泽泻200 g，当归250 g，川芎90，肉桂90，肉苁蓉150 g，淫羊藿100 g，天冬100 g，桂枝100 g，防己90 g。

【制法】上药共以水煎透，去渣再熬浓汁，加龟甲胶100 g、鹿角胶100 g、炼蜜100 g、黄酒500 mL收膏，冷藏备用。

【服法】早、晚饭后半小时服用15 g，以温开水送服。

第十二章　神经疾病的膏方调治

第一节　眩　晕

一、眩晕的概念及临床表现

眩晕是患者感到自身或周围环境物体旋转或摇动的一种主观感觉障碍,常伴有客观的平衡障碍,一般无意识障碍。患者发病时感到天旋地转,如坐舟车,可以是觉得自己在转、晃动或者向某个方向倾倒,也可以感觉周围的物体在转或者好像要倒的感觉。发病时两眼紧闭,双手握床,唯恐从床上摔下来,伴恶心呕吐,严重时口吐苦水,腹痛、腹泻,面色苍白、出冷汗等。症状虽严重,但患者意识清醒,有些患者也可感到周围景物左右摆动,或上下浮动,以上症状称为眩晕。眩晕不是一种疾病,而是某些疾病的综合症状。

引起眩晕的疾病种类很多,不同疾病的病因也有所不同。但是人之所以感觉到眩晕,归根结底是平衡感遭到破坏,而维持平衡需要人的前庭系统、视觉系统和深感觉系统共同参与,其中哪个系统出了问题都可能引起眩晕。按照病变部位的不同,眩晕可分为前庭性眩晕和非前庭性眩晕,前庭性眩晕又可以分为前庭周围性眩晕和前庭中枢性眩晕两大类。前庭周围性眩晕多数与五官科疾病有关,发作时多伴有耳蜗症状,如听力的改变、耳鸣,以及恶心、呕吐、出冷汗等自主神经系统症状。部分疾病可呈反复发作性眩晕,且能自行缓解。前庭中枢性眩晕多为旋转性眩晕,眩晕发作常于2~5 min达高峰,维持数分钟后,常伴有共济失调,但多无耳鸣及听力下降。前庭中枢性眩晕又称脑性眩晕,其常见病因总结如下。

(1)颅内血管性疾病:脑缺血或脑梗死造成供应前庭器官、前庭中枢的血液不足,脑出血压迫脑干、小脑的前庭中枢都可以导致眩晕。

(2)颅内占位性病变:可见于听神经瘤、小脑肿瘤、第四脑室肿瘤和其他部位肿瘤,其中最常见的肿瘤是长在小脑间的听神经瘤和长在脑干的肿瘤,患者可能伴有单侧听力障碍和头痛。

(3)颅内感染性疾病:多见于颅后凹蛛网膜炎、小脑脓肿等。

(4)颅内脱髓鞘疾病及变性疾病:见于多发性硬化和延髓空洞症。

(5)前庭神经炎:常常都发生在感冒后不久,出现严重的眩晕、呕吐。患者的听力正常,头脑清醒,但眩晕很严重,躺在床上不敢动,伴剧烈眼震,这种眩晕常持续10天左右,然后恢复正常。

(6)其他:如脑震荡、脑挫伤及脑寄生虫病等。

二、中医病因病机

眩晕属中医"眩晕"的范畴,为临床常见病证,是由于情志、饮食内伤、体虚久病、失血劳倦及外伤、手术等病因,风、火、痰、瘀上扰清窍,或精亏血少,清窍失养。本病病位在清窍,由肝阳上亢、痰火上逆、瘀血阻窍而扰动清窍,或气血亏虚、肾精不足致脑髓空虚,清窍失养发生眩晕,故与肝、脾、肾三脏关系密切。眩晕的病性以虚者居多,故张景岳谓"虚者居其八九",如肝肾阴虚易致肝风内动,气血亏虚则脑失所养,肾精亏虚则髓海不足。眩晕实证多由痰浊壅遏,升降失常,痰火上蒙,上犯清窍,瘀血凝滞,痹阻清窍而成。眩晕的发病过程中,各种病因病机可以相互影响及转化,虚实夹杂;或阴损及阳,阴阳两虚。其主要病因病机总结如下。

(1)素体阳盛,加之恼怒过度,肝阳上亢,阳升风动,发为眩晕;或因长期忧郁恼怒,气郁化火,使肝阴暗耗,肝阳上亢,阳升风动,上扰清空,发为眩晕。

(2)饮食不节,损伤脾胃,脾失健运,气血生化无源,清窍失养而发眩晕;或过食肥甘,伤于脾胃,健运失司,以致水湿内停,聚湿生痰,痰湿中阻,浊阴不降,清阳不升,引起眩晕。

(3)外伤或术后引起气滞血瘀,痹阻清窍,发为眩晕。

(4)大病久病或失血之后,虚而不复,或劳倦过度,气血两虚,气虚则清阳不展,血虚则脑失所养,发为眩晕。

(5)肾为先天之本,藏精生髓,若先天不足,肾精不充,或年老肾亏,或久病伤肾,或房劳过度,均可致肾精亏虚,髓海失充,而脑为髓之海,髓海不足,可发生眩晕。或肾阴素亏,肝失所养,以致肝阴不足,阴不制阳,肝阳上亢,发为眩晕。

三、中医辨证分型及膏方调治

1. 肝阳上亢型

【主症】平时爱生气,易恼怒,或长期恼怒抑郁,眩晕耳鸣,头胀痛,头重脚轻,面红目赤;急躁易怒,失眠多梦,五心烦热,面部潮热。舌红,苔少,脉弦有力或弦细数。

【治法】平肝潜阳,清火息风。

【膏方】平肝息风止晕膏。

【组成】天麻100 g,钩藤150 g,石决明150 g,杜仲150 g,牛膝150 g,枸杞子150 g,桑寄生100 g,黄芩100 g,栀子100 g,白芍100 g,川芎100 g,葛根150 g,白芷100 g,石菖蒲

100 g,菊花 100 g,益母草 150 g,蔓荆子 150 g,煅龙骨 100 g,煅牡蛎 100 g。

【制法】上药共以水煎透,去渣再熬浓汁,加入阿胶 250 g、冰糖 200 g、黄酒 500 mL 收膏,冷藏备用。

【服法】早、晚饭后半小时服用 10 g,以温开水送服。

2. 痰浊中阻型

【主症】平素饮食方面没有节制,大量饮酒或者过食肥甘,症见胸闷、恶心、食少;眩晕,头昏头重,爱睡觉。苔白腻,脉濡滑。

【治法】健脾祛湿,化痰和胃。

【膏方】健脾化痰清窍膏。

【组成】半夏 150 g,陈皮 150 g,苍术 150 g,白术 150 g,茯苓 300 g,薏苡仁 150 g,天麻 100 g,厚朴 100 g,山药 100 g,太子参 100 g,焦神曲 100 g,焦麦芽 100 g,焦山楂 100 g,泽泻 90 g,石菖蒲 100 g,制南星 100 g,川芎 100 g,桃仁 100 g,竹茹 100 g。

【制法】上药共以水煎透,去渣再熬浓汁,加入阿胶 250 g、冰糖 200 g、黄酒 500 mL 收膏,冷藏备用。

【服法】早、晚饭后半小时服用 10 g,以温开水送服。

3. 瘀血阻窍型

【主症】眩晕伴头痛,多为刺痛,痛处固定不移,入夜加重;或见失眠,健忘,心悸。面唇紫暗,舌暗、有瘀斑,脉涩。

【治法】化瘀生新,活血通窍。

【膏方】活血通窍止晕膏。

【组成】川芎 100 g,赤芍 100 g,桃仁 100 g,红花 100 g,石菖蒲 150 g,当归 100 g,地龙 60 g,生姜 100 g,大枣 100 g,香附 100 g,柴胡 90 g,白芷 100 g,生黄芪 200 g,桂枝 100 g,枳壳 150 g,三七 60 g(另兑),生地黄 150 g,山萸肉 100 g,山药 100 g,菟丝子 100 g,牛膝 150 g,杜仲 100 g。

【制法】上药共以水煎透,去渣再熬浓汁,加入阿胶 250 g、冰糖 200 g、黄酒 500 mL 收膏,冷藏备用。

【服法】早饭后半小时服用 10 g,晚饭后半小时服用 15 g,以温开水送服。

4. 气血亏虚型

【主症】长期久病,耗阴伤血者,或大失血后没有及时恢复,或平时身体劳累思虑过度,引起眩晕,动则加剧,劳累即发,神疲倦怠,心悸少寐,面色㿠白,唇甲不华,发色不泽。舌淡,苔薄白,脉细弱。

【治法】益气补血,调养心脾。

【膏方】气血双补清眩膏。

【组成】白术 100 g,黄芪 150 g,党参 120 g,茯苓 100 g,熟地黄 150 g,当归 100 g,远志

100 g,茯神 100 g,酸枣仁 100 g,茯神 100 g,生地黄 150 g,大枣 100 g,生姜 100 g,桂枝 100 g,白芍 150 g,龙眼肉 150 g,酸枣仁 90 g,葛根 100 g,合欢皮 200 g,首乌藤 150 g,鸡内金 90 g。

【制法】上药共以水煎透,去渣再熬浓汁,加入阿胶 300 g、冰糖 200 g、黄酒 500 mL 收膏,冷藏备用。

【服法】早、晚饭后半小时服用 10 g,以温开水送服。

5. 肾精不足型

【主症】精神萎靡,觉少梦多,健忘,腰膝酸软,两眼干涩,或遗精耳鸣;或见五心烦热,咽干,舌红,少苔,脉细数;或见四肢不温,形寒怯冷,舌淡胖,苔白,脉沉细无力。

【治法】补益肝肾,填精益髓。

【膏方】滋补肝肾定眩膏。

【组成】熟地黄 300 g,山茱萸 150 g,山药 150 g,紫河车 60 g,杜仲 150 g,牛膝 150 g,枸杞子 150 g,女贞子 100 g,墨旱莲 100 g,益智仁 150 g,火麻仁 90 g,菊花 150 g,远志 150 g,茯苓 100 g,茯神 100 g,益母草 100 g。

【制法】上药共以水煎透,去渣再熬浓汁,加入阿胶 250 g、冰糖 200 g、鹿角胶 150 g、龟甲胶 150 g、黄酒 500 mL 收膏,冷藏备用。

【服法】早、晚饭后半小时服用 10 g,以温开水送服。

第二节　头　痛

一、头痛的概念及临床表现

头痛是以患者自觉头部疼痛为特征的一种常见病证,也是一个常见症状,可单独出现,也可以发生在多种急、慢性疾病中,有时亦是某些相关疾病加重或恶化的先兆。就现代医学而言,头痛包括周期性头痛、紧张性头痛、丛集性头痛及慢性阵发性偏头痛等,属多发病与常见病。头痛的临床表现取决于头痛的类型。不同原因导致的头痛发作频率和症状强度也可能不同。常见的头痛症状包括头沉不适、搏动性头痛、刺痛、钝痛,可能伴有颈后不适、畏光、头晕及恶心呕吐症状。

二、中医病因病机

中医学将头痛分为外感头痛和内伤头痛。外感头痛多因外感风寒、风湿、风热所致,其发病急,疼痛较剧,多属实证;内伤头痛多因肝阳上亢、痰浊上扰、瘀血阻滞或精血亏虚致使脉络拘急或失养,清窍不利引起头痛,大多属虚实夹杂或虚证。

三、中医辨证分型及膏方调养

1. 肝阳上亢型

【主症】头胀痛而眩，心烦易怒、胁痛、夜眠不宁、口苦，舌红，苔薄黄，脉沉弦有力。

【治法】平肝潜阳息风。

【膏方】平肝滋肾安神膏。

【组成】天麻、首乌藤、鳖甲胶、黑芝麻各 200 g，钩藤（后下）250 g，石决明、茯神、蜂蜜各 300 g，黄芩、炒山栀、炒杜仲各 100 g，怀牛膝、桑寄生各 150 g，黄酒 300 mL。

【制法】上药除鳖甲胶、黑芝麻、黄酒、蜂蜜外，余药加水煎煮 3 次，滤汁去渣，合并滤液，加热浓缩为清膏，再将鳖甲胶加适量黄酒浸泡后隔水炖烊，黑芝麻炒干至微香研碎后，冲入清膏和匀，最后加蜂蜜收膏即成。

【服法】每次服 10～15 g，每日 2 次，开水调服。

2. 肾虚型

【主症】头痛而空，每兼眩晕，腰痛酸软、神疲乏力、遗精、带下、耳鸣少寐，舌红少苔，脉沉细无力。

【治法】养阴补肾，填精生髓。

【膏方】肾虚填精止痛膏。

【组成】熟地黄 250 g，山茱萸、山药、枸杞子、当归、炒杜仲、怀牛膝、鹿角胶、鳖甲胶、核桃肉各 200 g，人参 100 g，牡丹皮 150 g，蜂蜜 300 g，黄酒 300 mL。

【制法】上药除鹿角胶、鳖甲胶、核桃肉、蜂蜜、黄酒外，余药加水煎煮 3 次，滤汁去渣，合并滤液，加热浓缩为清膏，再将鹿角胶、鳖甲胶加适量黄酒浸泡后隔水炖烊，核桃肉研碎后，冲入清膏和匀，最后加蜂蜜收膏即成。

【服法】每次服 10～15 g，每日 2 次，开水调服。

3. 气血亏虚型

【主症】头痛而晕、心悸不宁，遇劳则重，自汗、气短、畏风、神疲乏力、面色㿠白，舌淡，苔薄白，脉沉细而弱。

【治法】养血滋阴，和络止痛。

【膏方】气血双补膏。

【组成】人参 100 g，茯苓、生地黄、当归、黑芝麻、阿胶各 200 g，炒白术、蜂蜜各 300 g，川芎、赤芍各 150 g，甘草 60 g，黄酒 200 mL。

【制法】上药除阿胶、黑芝麻、蜂蜜、黄酒外，余药加水煎煮 3 次，滤汁去渣，合并滤液，加热浓缩为清膏，再将阿胶加适量黄酒浸泡后隔水炖烊，黑芝麻炒干至微香研碎后，冲入清膏和匀，最后加蜂蜜收膏即成。

【服法】每次服 10～15 g，每日 2 次，开水调服。

4. 痰浊型

【主症】头痛昏蒙、胸脘满闷、呕恶痰涎，舌胖大、边有齿痕，苔白腻，脉沉弦或沉滑。

【治法】健脾燥湿，化痰降逆。

【膏方】祛风化痰膏。

【组成】制半夏、天麻、白芷各150 g，青皮、茯苓、陈皮各200 g，生姜100 g，生白术、薏苡仁、蜂蜜各300 g。

【制法】上药加水煎煮3次，滤汁去渣，合并滤液，加热浓缩为清膏，再加蜂蜜收膏即成。

【服法】每次服10～15 g，每日2次，开水调服。

5. 瘀血头型

【主症】头痛经久不愈，其痛如刺，固定不移，或头部有外伤史者，舌紫或有瘀斑、瘀点，苔薄白，脉沉细或细涩。

【治法】活血化瘀，通窍止痛。

【膏方】逐瘀止痛膏。

【组成】当归、郁金、香附、蔓荆子、川芎各150 g，白芷、天麻各100 g，生地黄90 g，桃仁、红花、赤芍、鹿角胶各200 g，蜂蜜300 g，黄酒300 mL。

【制法】上药除鹿角胶、蜂蜜、黄酒外，余药加水煎煮3次，滤汁去渣，合并滤液，加热浓缩为清膏，再将鹿角胶加适量黄酒浸泡后隔水炖烊，冲入清膏和匀，最后加蜂蜜收膏即成。

【服法】每次服10～15 g，每日2次，开水调服。

四、家庭自制膏方

1. 菊花粳米膏　菊花末15 g，粳米100 g。先用粳米煮粥成膏状，调入菊花末，稍煮一二沸即可。每日清晨或早、晚分服，适用于肝火、肝阳头者。

2. 当归山鸡粳米膏　当归、熟地黄各20 g，山鸡250 g，粳米100 g。先将当归、熟地黄、山鸡同煮1 h，滤汁，山鸡肉切碎，再放入滤汁中加粳米煎煮，成膏状即可。每日清晨或早、晚分服，适用于肾虚头痛。

3. 杞子大枣蜂蜜膏　枸杞子15～30 g，大枣6～8枚，蜂蜜200 g。枸杞子、大枣同煮，煮熟后捣烂，大枣去核，加蜂蜜再煮片刻即可。每日清晨或早、晚分服，适用于气血亏虚头痛。

4. 萝卜薏米膏　萝卜250 g，薏米100 g，加水煎煮成膏状即可，每日清晨或早、晚分服，适用于痰浊头痛。

5. 川芎黑木耳膏　川芎25 g，黑木耳20 g。川芎加水煎煮，去渣取浓汁，黑木耳切碎，放入浓汁中再煮，加饴糖100 g，搅匀即可。每日清晨或早、晚分服，适用于瘀血头痛。

五、调养要点

(1)确定和检查引起头痛的身体原因,并予以针对性处理。如鼻窦长期炎症者可采用负压引流的方法,以去除鼻窦长期炎症刺激引起的头痛。

(2)培养良好的生活习惯。按时作息,避免熬夜,保证睡眠充足。

(3)保持情绪稳定,避免精神过度紧张,树立乐观开朗的人生观。采用一定的心理治疗技术及辅助一定的药物达到解除心理痛苦的目的,减轻负性心理暗示,帮助缓解甚至去除头痛症状。

(4)季节更替时注意饮食、生活的调摄,不能过度贪冷恋凉,汗多时应适当补充淡盐水。

(5)均衡膳食,忌食烟酒、辛辣、肥甘之品。多食含镁离子等矿物质丰富的食物,如小米、荞麦面等谷类,黄豆、蚕豆、豌豆等豆类及豆制品,雪菜、冬菜、冬菇、花生等蔬菜,以及水果。

第三节　失　眠

一、失眠的概念及临床表现

失眠是以长时间、高频次入睡困难或无法持久维持睡眠,并导致达不到正常的睡眠满意度为特征的睡眠障碍。

睡眠障碍是指尽管有适当的睡眠机会和睡眠环境,依然对睡眠时间和(或)质量感到不满足,并且影响日间社会功能的一种主观体验。主要症状表现为入睡困难(入睡潜伏期超过 30 min)、睡眠维持障碍(整夜觉醒次数≥2 次)、早醒、睡眠质量下降和总睡眠时间减少(通常少于 6 h),同时伴有日间功能障碍。睡眠障碍引起的日间功能障碍主要包括疲劳、情绪低落或激惹、躯体不适、认知障碍等。近年来,国际失眠诊断的主要参考标准《睡眠障碍国际分类》对失眠的分类进行了修订。不再按照以往根据病因划分为原发性失眠、继发性失眠及各种亚型,而是根据病程划分为慢性失眠和短期失眠,两者间以失眠病程 3 个月作为界限。选择以病程作为主要分类依据,主要是基于临床上观察到病程超过 3 个月的患者通常会合并精神心理方面的改变,尤其多见合并焦虑、抑郁等情绪障碍。随着近年来研究的逐步深入,特别是功能神经影像学的研究,失眠患者病程延长伴随中枢神经递质水平改变,提示失眠患者存在一定中枢功能性变化。临床上在关注患者睡眠不足表现的同时,还要注意对患者情绪等多系统问题综合加以考虑。

失眠是抑郁症的主要危险因素之一,也可能作为抑郁症发生的风险预测因素。失眠已成为全球第二大流行的精神疾病,据估计,失眠人群约占全球人口的三分之一。失眠

会导致患者认知功能下降、情绪不稳定、工作效率降低及养成不良生活习惯等问题，给患者带来精神、物质上的多种损失，因此失眠的及时发现和治疗非常重要。

二、中医病因病机

失眠属中医学“不寐”的范畴，古代典籍中亦有称“不得眠”“不得卧”“目不冥”“夜不冥”等。历代中医对失眠的病因病机虽多有论述，但不外乎内外两因，外因与外邪所伤有关，内因与七情失调、忧思过劳、饮食和房事不节、久病体虚等几个方面有关。无论内外因，基本病机不外乎“阴阳失调，心神受扰”。年轻人最常见的不寐多因肝郁化火，老年人或久病者以阴虚火旺、心脾两虚证多见。在补虚泻实，调整脏腑气血阴阳的基础上安神定志是膏方治疗不寐的基本治疗方法。

阴阳失调为本病重要的内在因素。《灵枢・口问》云“阳气尽，阴气盛，则目瞑；阴气尽而阳气盛，则寐矣”，阴阳调和，才能维持人体正常的睡眠规律。《灵枢・营卫生会》中有：“人受气于谷，谷入于胃，以传与肺，五脏六腑皆以受气，其清者为营，浊者为卫。”营为阴，卫为阳，营卫为五脏阴阳，阳入于阴而寐，阳出于阴而瞑。《景岳全书・不寐》中描述：“寐本乎阴，神其主也，神安则寐，神不安则不寐。”《灵枢・大惑论》中曰“卫气不得入于阴，常留于阳，留于阳则阳气满，阳气满则阳跷盛，不得入于阴则阴气虚，故目不冥矣”，被认为是失眠“阳不入阴”理论的确立。东汉张仲景对于失眠的病机认识大体分为三类，即气血阴阳失调、热邪滋扰、胃腑失合。后世对本病病机的认识又在此基础上不断发展，但病机都不外乎阴阳失调，心神受扰。可见阴阳失调是失眠的基本病机。

失眠患者的膏方处方原则在于根据辨证分析结果，审察病机、病位，辨明属虚、属实，以及疾病的轻重程度。实证宜泻其有余，在疏肝解郁、降火涤痰的基础上安神定志；虚证宜补其不足，在益气养血、健脾补肝益肾的基础上安神定志。实证日久，气血耗伤，可转为虚证。虚实夹杂，治宜攻补兼施。

在失眠的治疗中还应注意各年龄段及特殊人群失眠的病机各有不同，如青壮年为阳气偏盛之体，失眠的产生大多由于学习、工作、生活压力所导，常伴有心烦、口苦、便秘等症，治疗中应注重引上阳交通下阴；女性更年期前后，因肾渐衰、肾阴亏虚，且心肝火旺，常伴有虚烦、易怒、烘热、汗出等症，故治疗应多从肾入手，兼清热除烦等；老年人群的失眠有发生率较高，睡眠时间较短易早醒，深度较为表浅等特点。因为随着年龄的增长，人体脏腑经络功能随之减退、气血津液不断减少、机体内环境稳定性也随之降低，各方面的虚象会越来越甚。随着机体的虚衰，无论内生之邪还是外来之邪均易侵袭机体，而致不同程度的痰浊和瘀血存于体内，而影响其睡眠质量。因此，老年人群失眠的治疗中应注重补虚兼顾养血活血。由此可见，在失眠的治疗过程中，除辨清主证外还需注意不同人群的不同特点，兼顾次证，总体把握，再进行施膏。

三、中医辨证分型及膏方调治

1. 肝郁化火型

【主症】失眠多梦，精神兴奋，纳呆，嗳气泛酸，头痛，心悸不安，大便干结，舌红，脉弦数。

【治法】清肝和胃，镇心安神。

【膏方】降火安神助眠膏。

【组成】柴胡 90 g，赤芍 150 g，黄芩 150 g，石决明 150 g，珍珠母 300 g，煅龙骨 300 g，煅牡蛎 300 g，夜交藤 300 g，茯苓 300 g，钩藤 300 g，菊花 90 g，丹参 90 g，合欢皮 90 g，淮小麦 300 g，石斛 300 g，竹茹 150 g，远志 90 g，川楝子 90 g，煅瓦楞 90 g，黄连 30 g，佛手 90 g，肉桂 60 g，阿胶 250 g(烊)。

2. 心脾两虚型

【主症】难以入眠，多梦易醒，心脾健忘，肢倦神疲，头晕腹胀，便溏，面色少华，舌淡，苔白，脉细弱。

【治法】补益心脾，养血安神。

【膏方】健脾养心安神膏。

【组成】人参 150 g(另煎)，党参 120 g，炙黄芪 300 g，生地黄 300 g，熟地黄 300 g，酸枣仁 150 g，柏子仁 120 g，当归 90 g，白芍 90 g，远志 90 g，云茯苓 90 g，怀山药 120 g，木香 45 g，龙眼肉 90 g，丹参 150 g，川芎 90 g，白术 120 g，大枣 90 g，半夏 90 g，玉竹 150 g，夜交藤 300 g，枸杞子 200 g，佛手 60 g，枳壳 50 g，桔梗 50 g，杜仲 90 g，谷麦芽 300 g，阿胶 200 g(烊)，龟甲胶 250 g(烊)。

3. 阴虚火旺型

【主症】心烦不寐，多梦易惊，伴心悸、健忘，头晕耳鸣，腰膝酸软，梦遗，五心烦热，舌红，脉细数。

【治法】滋阴降火，交通心神，安神。

【膏方】养阴降火助眠膏。

【组成】龙骨 200 g，牡蛎 200 g，酸枣仁 200 g，柏子仁 120 g，远志 150 g，五味子 120 g，夜交藤 200 g，白芍 120 g，知母 150 g，黄柏 150 g，地骨皮 120 g，玄参 120 g，生地黄 120 g，麦冬 120 g，天冬 120 g，淡竹叶 90 g，黄连 30 g，香附 120 g，磁石 200 g，肉桂 90 g，女贞子 90 g，枸杞子 120 g，墨旱莲 90 g，杭白菊 90 g，丹参 120 g，牡丹皮 120 g，怀山药 120 g，怀牛膝 60 g，西洋参 150 g(另煎)，阿胶 100 g(烊)，龟甲胶 200 g(烊)。

第四节　痴　呆

一、痴呆的概念及临床表现

痴呆不是一个单一的病，它包括多种原因引起的痴呆，其中主要的有阿尔茨海默病和血管性痴呆。阿尔茨海默病是一种中枢神经系统退行性疾病。一般起病非常隐匿，且进展缓慢，临床主要症状有渐进性的记忆障碍，失语，认知功能障碍，伴有人格及行为改变等神经精神症状。严重影响老年人的社交及生活质量。

血管性痴呆是指由缺血性和出血性卒中，以及造成记忆、认知和行为等脑区低灌注的脑血管疾病所致的严重认知功能障碍综合征。血管性痴呆常合并多种危险因素，如高血压、糖尿病、高脂血症、吸烟等，这些危险因素都会引起血管性痴呆。

痴呆的病因迄今未明，从目前研究来看，该病在多种因素的共同作用下发病。其中家族史、头部外伤、脑变性疾病、脑血管病、颅内感染、颅内占位性病变、低氧血症、铅汞有机物中毒、营养缺乏性脑病、甲状腺疾病、低教育水平、母育龄过高或过低、病毒感染等，以及丧偶、独居、经济困难、生活颠簸等社会心理因素均与该病发病有关。

二、中医病因病机

痴呆属于中医学"痴呆"的范畴，病位在脑，与心、肝、脾、肾功能失调关系密切。其病机特点是"虚、瘀、浊、毒"，病理性质为本虚标实。本虚为肾精不足则髓海空虚，气血亏虚则脑脉失养。标实为痰浊、瘀血、邪毒痹阻脑络。痰和瘀既是病理产物，又是致病因素。痰是体内水液运化、输布失常，停积于某些部位。脾虚痰浊内生而蒙蔽清窍，神识不清。瘀血与老年人气虚无力推动血液运行，血停于脑络，形成瘀血有关，气血运行受阻，脑髓失养，神机失用。毒系脏腑功能或气血运行失常使体内的生理或病理产物不能及时排出，蕴久化火，上扰清窍。毒邪其性恶而好窜，易侵经袭络，既腐经络，又损血气，络脉结滞，髓减脑损，则为痴呆。

其病因病机总结如下。

(1)肾精亏虚：患者年老体衰，肾精亏虚，精不能生髓，髓海空虚，神机失用发为痴呆。

(2)情志所伤：患者平时抑郁，爱生气，肝气不疏乘脾，脾虚或生湿聚痰，痰蒙清窍，神机失用；脾虚或气血生化乏源，脑失所养；若肝郁日久化火，可上扰神明，哭笑无常而成痴呆。

(3)慢性疾病耗损：慢性疾病日久耗气伤阴，气血亏虚，脑失所养；或日久气虚血行不畅，痹阻脑络，神机失用。

三、中医辨证分型和膏方调治

1. 髓海不足型

【主症】智力减退，记忆力、计算力、判断力、定向力减退，表情淡漠，懒惰思卧，齿枯发焦，头晕耳鸣，腰膝酸软。舌瘦色淡，苔薄白，脉沉细弱。

【治法】补肾生精，填髓养神。

【膏方】七福益髓膏。

【组成】人参 100 g，白术 150 g，炙甘草 60 g，熟地黄 300 g，黄精 150 g，枸杞子 300 g，杜仲 150 g，怀牛膝 150 g，石菖蒲 150 g，远志 150 g，当归 100 g，川芎 60 g，黄柏 60 g，紫河车 60 g，仙茅 150 g，山药 200 g，菟丝子 150 g，桑椹 100 g，制首乌 100 g，女贞子 100 g。

【制法】上药共以水煎透，去渣再熬浓汁，加入阿胶 250 g、龟甲胶 150 g、冰糖 200 g 收膏，紫河车须烘干研细末，再加入膏中调和，冷藏备用。

【服法】早饭后半小时服用 10 g，晚饭后半小时服用 15 g，以温开水送服。

2. 脾肾两虚型

【主症】表情呆滞，行动迟缓，记忆力减退，言语迟钝，说话颠倒，伴腰膝酸软，肌肉萎缩，食少纳呆，口涎外溢；四肢不温，腹痛喜按，五更泄泻。舌淡体胖，苔白；或舌红少苔，脉细弱无力，尺脉尤甚。

【治法】健脾益气，补肾生精。

【膏方】补脾益肾还少膏。

【组成】熟地黄 300 g，枸杞子 300 g，茯苓 300 g，山茱萸 150 g，巴戟天 150 g，肉苁蓉 150 g，杜仲 150 g，怀牛膝 150 g，石菖蒲 150 g，远志 100 g，白术 150 g，人参 100 g，山药 150 g，薏苡仁 300 g，砂仁 90 g，木香 60 g，神曲 100 g，苍术 150 g，白芍 150 g，桂枝 100 g，大枣 150 g，麦冬 150 g，五味子 150 g。

【制法】上药共以水煎透，去渣再熬浓汁，加入阿胶 250 g、龟甲胶 150 g、冰糖 200 g、黄酒 500 mL 收膏，冷藏备用。

【服法】早饭后半小时服用 10 g，晚饭后半小时服用 15 g，以温开水送服。

3. 痰浊蒙窍型

【主症】平素喜好生气，急躁易怒，可见精神抑郁，表情呆钝，静而少言，或默默不语，或喃喃自语，头重如裹，不思饮食，脘腹胀满，口多痰涎，气短乏力。舌质淡，苔白腻，脉沉滑。

【治法】健脾化浊，豁痰开窍。

【膏方】健脾化痰开窍膏。

【组成】人参 100 g，苍术 150 g，白术 150 g，茯苓 200 g，法半夏 100 g，胆南星 100 g，陈皮 100 g，枳壳 150 g，石菖蒲 300 g，郁金 150 g，酸枣仁 300 g，远志 150 g，夜交藤 300 g，桔

梗 30 g，炒山楂 100 g，生甘草 60 g，合欢皮 200 g，茯神 150 g，厚朴 100 g，红曲 180 g。

【制法】上药共以水煎透，去渣再熬浓汁，加入阿胶 250 g、冰糖 200 g、黄酒 500 mL 收膏，冷藏备用。

【服法】早、晚饭后半小时服用 10 g，以温开水送服。

4. 瘀血内阻型

【主症】多有中风病史，或久病，症见神情淡漠，反应迟钝，寡言少语，健忘、睡中易惊，伴见肌肤甲错，口干不欲饮，面色晦暗。舌质紫暗，或见瘀斑、瘀点，苔薄白，脉细涩。

【治法】行气活血，通窍醒脑。

【膏方】活血通窍益聪膏。

【组成】石菖蒲 150 g，远志 100 g，郁金 100 g，当归 100 g，白芍 100 g，桃仁 100 g，红花 100 g，赤芍 100 g，川芎 100 g，丹参 300 g，地龙 30 g，五味子 100 g，益智仁 100 g，柴胡 90 g，桂枝 100 g，牛膝 90 g，炙黄芪 200 g，麦芽 100 g，山楂 150 g，鸡内金 150 g，蒲黄 100 g。

【制法】上药共以水煎透，去渣再熬浓汁，加入阿胶 250 g、冰糖 200 g、黄酒 500 mL 收膏，冷藏备用。

【服法】早、晚饭后半小时服用 10 g，以温开水送服。

第五节　脑卒中恢复期

一、脑卒中的概念及临床表现

脑卒中又称“中风”，是一种急性脑血管疾病，是由于脑部血管突然破裂或因血管阻塞导致血液不能流入大脑而引起脑组织损伤的一组疾病，包括出血性卒中和缺血性卒中。

1. 出血性卒中　即脑出血，是指非外伤性脑实质内血管破裂引起的出血，临床上表现为头痛、呕吐等颅内压增高的症状，以及偏瘫、言语不利和意识障碍等神经系统病理体征。脑出血发生的原因主要与脑血管的病变有关，可见于以下情况：①微动脉瘤。绝大多数是由于高血压伴有脑内小动脉变性、坏死而形成微动脉瘤，在血压骤然升高时，微动脉瘤破裂而出血，出血后在脑实质内形成一种急性占位性损害。②其他脑血管病变。包括脑血管畸形、脑膜动静脉畸形、脑淀粉样血管病、囊性血管瘤、颅内静脉血栓形成等。③抗凝、抗血小板或溶栓治疗，白血病，血栓性血小板减少症及颅内肿瘤、酒精中毒等均可引起脑出血。

出血性卒中的常见诱因有情绪激动、气候变化、过度劳累、用力过猛等。本病的预后较差，死亡率很高，存活者留有严重的后遗症。脑出血的临床分期如下。

（1）超急期：本期是指脑出血发病后 6 h 内，此期是疾病预后转归的关键，因为脑出血 6 h 后，血肿的脑组织周边即发生不可逆性坏死，所以这 6 h 是治疗的黄金 6 h。一般血肿小、颅内压增高不明显者，以内科保守治疗为主；血肿量大，中线移位明显者应考虑手术治疗。

（2）急性期：本期是指脑出血发病后 6 h 至 2 周，此期影响病情发展变化的主要因素是脑水肿，患者表现为病情重、变化多，是脑出血引起死亡的又一个高峰期。

（3）恢复期：本期是指脑出血发病后 2 周至 6 个月，急性期也就是病后 2 周开始，大多数患者病情稳定，脑水肿、颅内压增高征象消退，脑功能开始恢复，进入恢复期。此期有效的内科治疗结合康复训练，可获得理想的临床效果，显著降低致残率。

（4）后遗症期：本期是指脑出血发病后 6 个月，此时病情稳定，重症患者可后遗偏瘫、言语障碍，甚或关节的挛缩、变形，此期可坚持中药治疗，结合以功能锻炼为主的康复治疗仍是此期一项重要的工作。只要方法正确，持之以恒，大多可有明显改善。

2. 缺血性卒中　又称脑梗死，它是由于局部脑组织区域出现血液供应障碍，脑组织发生缺血缺氧性病变，因而产生相应的神经功能缺失的临床症状。根据脑梗死的发病机制的不同，可分为脑血栓形成、脑栓塞和腔隙性脑梗死等主要类型：①脑血栓形成。由于供应脑部血液的动脉出现粥样硬化和血栓形成，管腔狭窄甚至闭塞。②脑栓塞。因异常固体、液体或气体沿血液循环进入脑动脉或供应脑血液循环的颈部动脉，血流中断或血流量骤减而产生相应支配区域脑组织坏死。③腔隙性脑梗死。高血压伴小动脉硬化引起的脑部动脉深穿支闭塞形成的脑梗死。

脑梗死的临床症状多样，常与脑损害的部位、缺血性血管大小、缺血的严重程度等有关，轻者可以完全没有症状，也可表现为反复发作的肢体瘫痪或眩晕；重者可以有肢体瘫痪，甚者伴急性昏迷。脑梗死的临床分期如下。

（1）超早期：本期为脑梗死发病后的 6 h 内。此期是治疗的最理想时机，若用溶栓等方法治疗，患者可能完全恢复。

（2）早期：本期为脑梗死发病后的 6～72 h 内。脑组织缺血中心部分坏死，治疗目的是防止“中心梗死区”扩大。

（3）急性后期：本期为脑梗死发病后的 72 h 到 1 周内。治疗目的是改善脑组织水肿。这一时期病情不稳定，变化迅速。

（4）恢复期：本期为脑梗死发病后的 1 周后到 6 个月期间。患者可遗留偏瘫及语言障碍等。此阶段患者病情趋于稳定，有效的内科治疗及康复训练可使患者病情得到大幅度改善。

（5）后遗症期：本期为脑梗死发病后的 6 个月以后。该阶段病情改善缓慢，但长期应用中药调治和坚持康复锻炼后，仍可使病情进一步得到改善。

二、中医病因病机

脑卒中可分为脑出血和脑梗死两部分，二者均属于中医学“中风”的范畴。出血性中风初期大多有肝阳暴张，痰热上壅，血随气逆，溢出脉络而出血；而缺血性中风多以气血亏虚或肝肾阴虚，风痰夹瘀阻滞脉络所致。二者皆可因劳累恼怒，酗酒饱食等因素诱发，以致阴阳失调，气血逆乱而发中风。其病因病机总结如下。

(1)阴虚体质：或因先天不足，或久病，均可引起阴血亏虚，脉络空虚，风邪入中；或因年老体衰，肝肾阴虚，阴不制阳，肝风内动。

(2)情志因素：平时抑郁恼怒，肝气郁结，郁久化火，灼伤阴液，或火盛炼液为痰，又因肝风内扰，风火痰阻滞经络而发病。

(3)过度劳累：或烦劳过度，耗气伤阴；或房事不节，耗伤肾阴，均可引起阴不制阳，阳气暴张，气血上逆，扰乱清窍。

(4)饮食不节：平时大量饮酒或过食肥甘，损伤脾胃，脾虚生湿，聚湿为痰；或素体肥胖，痰湿体质，日久均可痰郁化火，阻滞经络，或痰热生风。

无论是出血性中风还是缺血性中风，其初期病理变化虽有不同，但瘀血为二者恢复期的基本病理转归。缺血性中风因血滞脉络而发生瘀阻；出血性中风因血溢脉外，滞留成瘀。所以出血性或缺血性中风或因离经之血瘀于脑腑，或因气虚血滞，风痰夹瘀阻滞脉络所致，而血瘀是本病的根本病理基础。因此，活血化瘀是治疗中风恢复期的基本法则。

三、中医辨证分型及膏方调治

1. 痰瘀阻络型

【主症】半身不遂，肢体麻木，口眼歪斜，舌强语謇，口中多涎沫，色白，纳差，食后腹胀，失眠，多梦。舌质紫暗或有瘀斑，苔滑腻，脉弦滑或涩。

【治法】活血化瘀，祛痰通络。

【膏方】活血祛痰通络膏。

【组成】熟地黄 300 g，当归 100 g，川芎 100 g，赤芍 100 g，枳壳 150 g，半夏 100 g，苍术 150 g，白术 150 g，胆南星 100 g，茯苓 300 g，陈皮 100 g，杜仲 150 g，牛膝 150 g，石菖蒲 100 g，白僵蚕 90 g，厚朴 100 g，焦神曲 100 g，焦麦芽 100 g，焦山楂 100 g，郁金 100 g，佛手 100 g。

【制法】上药共以水煎透，去渣再熬浓汁，加入阿胶 250 g、冰糖 200 g、黄酒 500 mL 收膏，冷藏备用。

【服法】早、晚饭后半小时服用 10 g，以温开水送服。

2. 气虚血瘀型

【主症】多见于久病者,症见面色暗淡无华、肢软无力,纳差,畏寒肢冷,半身不遂,肢体麻木。舌淡紫或有瘀斑,苔薄白,脉细涩或无力。

【治法】益气活血,化瘀通络。

【膏方】补阳还五通络膏。

【组成】黄芪 300 g,炙甘草 60 g,桃仁 100 g,红花 100 g,赤芍 100 g,川芎 100 g,当归 100 g,杜仲 150 g,牛膝 150 g,枸杞子 150 g,地龙 60 g,丹参 100 g,鸡血藤 90 g,麸炒白术 100 g,桂枝 100 g,白芍 100 g,山药 100 g,焦神曲 100 g,焦麦芽 100 g,焦山楂 100 g。

【制法】上药共以水煎透,去渣再熬浓汁,加入阿胶 250 g、冰糖 200 g、黄酒 500 mL 收膏,冷藏备用。

【服法】早饭后半小时服用 15 g,晚饭后半小时服用 10 g,以温开水送服。

3. 肝肾亏虚型

【主症】半身不遂,伴患肢僵硬拘挛变形,或偏瘫,肢体肌肉萎缩,头昏,耳鸣,腰膝酸软,虚烦少寐。舌红少苔,脉细数;或舌淡红,脉弦细。

【治法】滋养肝肾,濡养筋脉。

【膏方】肝肾双补脑通膏。

【组成】熟地黄 300 g,山茱萸 150 g,枸杞子 150 g,杜仲 150 g,牛膝 150 g,当归 100 g,白芍 100 g,山药 150 g,菟丝子 100 g,狗脊 100 g,木瓜 90 g,石斛 100 g,五味子 150 g,石菖蒲 150 g,远志 100 g,肉苁蓉 100 g,巴戟天 150 g,车前子 150 g,川芎 150 g,红花 100 g。

【制法】上药共以水煎透,去渣再熬浓汁,加入阿胶 250 g、冰糖 200 g、鹿角胶 250 g 收膏,冷藏备用。

【服法】早饭后半小时服用 10 g,晚饭后半小时服用 15 g,以温开水送服。

第六节　脑卒中后遗症

一、脑卒中后遗症的概念及临床表现

脑卒中是危害人类健康的重大疾病,其发病率、病死率、致残率均很高,且随着年龄的增长而增加。本病与冠心病、肿瘤同为老年人的三个高病死率病种。脑卒中可分为出血性卒中和缺血性卒中:脑出血和蛛网膜下腔出血属于出血性卒中;脑血栓形成和脑梗死属于缺血性卒中。脑卒中发病半年以上者,即为卒中后遗症期。常见的症状有偏瘫、口舌歪斜、失语或不语、感觉减退或消失。

二、中医病因病机

脑卒中后遗症按照中医辨证属本虚标实,本虚以气虚、阴虚为主,标实则以血瘀、痰

浊为主。临床分型为气虚血瘀型和阴虚风动型。

三、中医辨证分型及膏方调治

1. 气虚血瘀型

【主症】半身不遂、口舌歪斜、言语謇涩或不语,偏身麻木、面色㿠白、气短乏力、口角流涎、自汗出、手足肿胀,舌有瘀斑,脉虚弱。

【治法】补气化瘀,活血通络。

【膏方】益气活血通络膏。

【组成】当归 50 g,生黄芪 500 g,党参、丹参、阿胶各 200 g,红花 100 g,川芎、桃仁、赤芍、地龙、僵蚕、郁金、川续断、怀牛膝各 150 g,蜂蜜 300 g,黄酒 300 mL。如有言语不利,加远志 100 g、石菖蒲 150 g。如有肢体麻木,加木瓜 150 g、伸筋草 200 g。如有小便失禁,加桑螵蛸、益智仁各 150 g。

【制法】上药除阿胶外,余药加水煎煮 3 次,滤汁去渣,合并滤液,加热浓缩为清膏,再将阿胶加适量黄酒浸泡后隔水炖烊,冲入清膏和匀,最后加蜂蜜收膏即成。

【服法】每次服 15 ~ 30 g,每日 2 次,开水调服。

2. 阴虚风动型

【主症】半身不遂、口舌歪斜、言语謇涩或不语,偏身麻木、眩晕耳鸣、烦躁失眠、手足心热,舌红,脉细弦。

【治法】滋阴息风,平肝潜阳。

【膏方】滋阴息风通络膏。

【组成】天冬、玄参、杭白菊、天麻、钩藤(后下)、赤芍、怀牛膝、夏枯草、龟甲胶、鳖甲胶各 150 g,代赭石、生白芍、生麦芽、石决明各 200 g,地龙 100 g,川楝子 80 g,生龙骨、生牡蛎、蜂蜜各 300 g,黄酒 300 mL。如有心烦失眠者,加黄芩、炒山栀各 150 g,首乌藤 300 g。如有肢体强痉,加全蝎粉 20 g、僵蚕 150 g。

【制法】上药除龟甲胶、鳖甲胶外,余药加水煎煮 3 次,滤汁去渣,合并滤液,加热浓缩为清膏,再将龟甲胶、鳖甲胶加适量黄酒浸泡后隔水炖烊,冲入清膏和匀,最后加蜂蜜,收膏即成。

【服法】每次服 15 ~ 30 g,每日 2 次,开水调服。

四、家庭自制膏方

1. 黄芪猪肉粳米膏　黄芪 30 g,猪肉、粳米各 100 g。先将黄芪、猪肉加水煎煮,再将猪肉拿出切碎,滤汁去渣,滤液中加粳米和碎猪肉末煎煮成膏状即可,每日清晨或早、晚分服,适用于卒中阴虚风动型。

2. 龟血冰糖膏　乌龟血 50 g,冰糖 30 g,粳米 100 g。先把粳米加水煎煮成粥膏状,再

将乌龟血、冰糖加入其中搅匀即可，每日清晨或早、晚分服，适用于气虚血瘀型脑卒中后遗症。

五、调养要点

(1)平时注意调节情绪，性格开朗，知足常乐。

(2)顺应四时规律，不可过劳或过逸。

(3)调节饮食，避免膏粱厚味。

(4)过度饮酒可致体内湿热蕴积，所以应该避免酗酒。

第十三章　血液疾病的膏方调治

第一节　贫　血

一、贫血的概念及临床表现

贫血是指人体外周血红细胞容量减少，低于正常范围下限的一种常见的临床症状。临床上常以血红蛋白（Hb）浓度来界定。在我国海平面地区成年男性 Hb<120 g/L，成年女性（非妊娠）Hb<110 g/L，孕妇 Hb<100 g/L 考虑可能出现贫血。

出现贫血后，血液携氧能力及血容量下降，最早出现的症状有头晕、乏力、困倦，而最常见、最突出的体征是面色苍白。症状的轻重取决于发生贫血的速度、贫血的程度和机体的代偿能力。

贫血常规检查是血常规，血常规检查能够反映有无贫血及贫血严重程度，还可显示是否伴白细胞或血小板数量的变化，并为进一步检查提供线索。骨髓检查能够反映骨髓细胞及造血组织的增生程度，细胞成分、比例和形态变化等，对贫血、白血病、骨髓坏死、髓外肿瘤细胞浸润等具有诊断价值。还可以进行贫血的发病机制检查，比如缺铁性贫血的铁代谢及引起缺铁的原发病检查，巨幼细胞贫血的血清叶酸和维生素 B_{12} 水平测定及导致此类造血原料缺乏的原发病检查，失血性贫血的原发病检查等，这些都对找到贫血的病因提供帮助。

二、中医病因病机

本病属于中医学“血虚”“虚劳”的范畴，多由先天不足，以及后天过耗造成。如先天禀赋不足，体质薄弱，久病失养，或者长期积劳内伤，形神过度消耗，逐渐元气亏损，精血虚少，以及各脏腑功能衰退，气血生化不足、消耗过度所致。

三、中医辨证分型及膏方调治

1. 气血亏虚型

【主症】神疲乏力，面色苍白，头晕目眩，夜寐不安，平时气短，活动后加重，食欲减退，心悸心慌，容易感冒，妇女可见到月经周期延长，经量减少，颜色淡红。舌质淡红，舌苔薄白，舌边有明显齿痕，脉细软无力。

【治法】补气健脾，扶正生血。

【膏方】气血双补生血膏。

【组成】黄芪250 g，党参250 g，熟地黄250 g，白术250 g，大枣200 g，女贞子200 g，旱莲草200 g，茯苓150 g，桑椹150 g，酸枣仁150 g，柏子仁150 g，赤芍150 g，牛膝150 g，当归150 g，龙眼肉150 g，山药150 g，莲子肉150 g，枸杞子150 g，炙甘草100 g，陈皮90 g，广木香90 g，合欢皮90 g，川芎90 g，远志50 g。

【制法】上药共以水煎透，去渣再熬浓汁，加蜂蜜200 g、阿胶300 g、黄酒500 mL收膏，冷藏备用。

【服法】早、晚饭后半小时服用10 g，以温开水送服。

2. 心肾阳虚型

【主症】心悸眩晕，或胸闷、神倦嗜卧、腰背酸痛、形寒肢冷、面色苍白、便溏、阳痿遗精。舌淡或淡胖、边有齿痕或紫暗，苔白，脉细弱或沉迟。

【治法】温补心肾，振奋阳气。

【膏方】补肾助阳生血膏。

【组成】黄芪300 g，熟地黄300 g，山药250 g，茯苓250 g，茯神250 g，党参200 g，杜仲250 g，当归200 g，枸杞子200 g，牡丹皮150 g，菟丝子200 g，白芍200 g，生地黄200 g，桂枝100 g，山萸肉180 g，桑螵蛸90 g。

【制法】上药共以水煎透，去渣再熬浓汁，加阿胶200 g、鹿角胶100 g、炼蜜100 g、黄酒500 mL收膏，冷藏备用。

【服法】早饭后半小时服用15 g，晚饭后半小时服用10 g，以温开水送服。

3. 心肝血虚型

【主症】心悸，双目干涩，眩晕，视力减退或夜盲，面白无华，肢体麻木，胆怯易惊，易于疲惫，健忘，失眠多梦，入睡困难。舌淡，苔薄白，脉细沉。

【治法】补心养肝生血。

【膏方】补心养肝生血膏。

【组成】黄芪200 g，当归150 g，麸炒白术150 g，茯苓150 g，茯神100 g，远志100 g，鸡内金90 g，党参90 g，炙甘草150 g，酸枣仁100 g，生地黄150 g，熟地黄100 g，龙眼肉90 g，白芍100 g，木香90 g，川芎90 g，麦冬150 g，黄精100 g。

【制法】上药共以水煎透，去渣再熬浓汁，加入阿胶300 g、冰糖200 g、黄酒500 mL收膏，冷藏备用。

【服法】早、晚饭后半小时服用10 g，以温开水送服。

4. 肾精不足型

【主症】精神萎靡，觉少梦多，健忘，腰膝酸软，两眼干涩，或遗精耳鸣；或见五心烦热，咽干，舌红少苔，脉细数；或见四肢不温，形寒怯冷。舌淡胖，苔白，脉沉细无力。

【治法】补益肝肾，填精益髓。

【膏方】滋补肝肾生血膏。

【组成】熟地黄 300 g，山茱萸 150 g，山药 150 g，紫河车 60 g，杜仲 150 g，牛膝 150 g，枸杞子 150 g，女贞子 100 g，墨旱莲 100 g，益智仁 150 g，火麻仁 90 g，菊花 150 g，远志 150 g，茯苓 100 g，茯神 100 g，益母草 100 g。

【制法】上药共以水煎透，去渣再熬浓汁，加入阿胶 250 g、冰糖 200 g、鹿角胶 150 g、龟甲胶 150 g、黄酒 500 mL 收膏，冷藏备用。

【服法】早、晚饭后半小时服用 10 g，以温开水送服。

5. 血虚发热型

【主症】自觉低热，手足心热，全身肌肉发热，午后出汗，可伴眩晕，心烦、失眠，周身乏力，反应迟钝、注意力减退，食欲减退，大便难。舌红，少苔，脉细弦数。

【治法】补养阴血清虚热。

【膏方】清热生血膏。

【组成】生地黄 150 g，百合 150 g，黄连 100 g，牡丹皮 100 g，白芍 200 g，香附 150 g，酸枣仁 100 g，浮小麦 100 g，五味子 100 g，磁石 150 g，栀子 150 g，淡豆豉 100 g，桂枝 100 g，川芎 90 g，麦冬 100 g，火麻仁 100 g。

【制法】上药共以水煎透，去渣再熬浓汁，加入阿胶 250 g、冰糖 200 g、鳖甲胶 150 g、黄酒 500 mL 收膏，冷藏备用。

【服法】早、晚饭后半小时服用 10 g，以温开水送服。

第二节　白细胞减少症

一、白细胞减少症的概念及临床表现

白细胞减少症（leukopenia）指外周血液中白细胞计数持续低于 $4.0\times10^9/L$。白细胞成分中 50%~70% 为中性粒细胞，外周血中性粒细胞计数低于 $2.0\times10^9/L$，称为粒细胞减少症；低于 $0.5\times10^9/L$ 或消失，称为粒细胞缺乏症。该病起病缓，多为慢性过程，少数人可无症状，仅在检查血常规时发现。多数可见头晕、乏力、心悸、食欲减退、四肢酸软、低热、失眠、多梦、腰痛等非特异性表现。如中性粒细胞低于 $1\times10^9/L$，患者可有口腔炎、中耳炎、支气管炎、肺炎、肾盂肾炎等继发感染。

二、常见病因

白细胞减少症的病因有很多，肿瘤化疗尤为常见，其他的还包括细菌、病毒感染，药物因素（如抗甲状腺药物等）。一般来说，引起白细胞减少症的因素大致有以下几个方面。

（1）化学、物理因素：苯、农药、放射线、某些药物（如氨基比林、保泰松、安乃近、氯丙嗪、苯妥英钠、三甲双酮、磺胺类、氯霉素、异烟肼、有机砷及汞剂等）。

（2）感染：某些细菌性、病毒性、立克次体性、原虫性感染，败血症或其他严重的感染，特别是老年人或衰弱者易引起白细胞减少症。

（3）继发于其他疾病：结缔组织病（如系统性红斑狼疮、类风湿关节炎、干燥综合征等）、消化系统疾病（如肝硬化、脾功能亢进、肝炎等）、血液系统疾病（如恶性血液病、再生障碍性贫血、巨幼细胞贫血、阵发性睡眠性血红蛋白尿等）。

（4）其他：大气及水质等污染。

三、中医病因病机

中医根据白细胞减少症的常见症状将其归入“虚劳”“眩晕”范畴，认为其与五脏密切相关，其中与脾、肾的关系尤为密切。因此，脾肾两虚是造成疾病的根本，而热毒侵袭和瘀血凝结也是诱发和加重本病的重要原因。

（1）本虚：脾为后天之本，气血生化之源，五脏六腑赖以滋养，若脾虚气血无以生化，则成血虚之证；肾为先天之本，主骨生髓，受五脏六腑之精而藏之，若肾气不足，髓海不充，气血生成也受影响。脾虚，运化水谷精微的滋养功能失常，可致肾气虚弱；而肾阳不足，则不能温煦脾阳，两者相互影响，以致脾肾两虚，营卫气血不足，发为本病。

（2）热毒：由放化疗引起的白细胞减少症，中医一般认为是热毒之邪侵犯人体，营阴被劫之故，大部分表现为气阴两虚之证，少数则兼有血热之证。

（3）血瘀：根据“久病必瘀”的传统认识，白细胞减少症患者久治不愈，往往伴见血瘀的临床症状表现。

四、中医辨证分型及膏方调治

1. 脾肾阳虚型

【主症】面色㿠白，精神不振，失眠，头昏，倦怠气短，不思饮食，大便稀溏，或黎明即泻，小便清长，畏寒肢冷，腰际酸楚，男子阳事不举、精冷，女子带下。舌质淡，苔薄，脉沉细。

【治法】温肾健脾。

【膏方】温肾暖脾升白膏。

【组成】党参 300 g，白术 150 g，白芍 150 g，茯苓 150 g，山药 150 g，菟丝子 150 g，莲子 150 g，芡实 150 g，阿胶 150 g，赤石脂 150 g，大枣 150 g，禹余粮 150 g，补骨脂 150 g，肉豆蔻 100 g，五味子 100 g，干姜 100 g，谷芽 100 g，乌药 90 g，甘草 90 g，吴茱萸 60 g。

【制法】上药共以水煎透，去渣再熬浓汁，加蜂蜜 200 g、阿胶 300 g、鹿角胶 100 g、黄酒 500 mL 收膏，冷藏备用。

【服法】早、晚饭后半小时服用 10 g，以温开水送服。

2. 肝肾阴虚型

【主症】眩晕、倦怠，耳鸣，面色少华，心烦失眠，消瘦；腰膝酸软，遗精盗汗，月经不调。舌红或淡红，苔少，脉细数或细弱。

【治法】滋养肝肾。

【膏方】滋阴益肾生白膏。

【组成】夜交藤 200 g，益母草 180 g，合欢皮 150 g，党参 150 g，鸡血藤 150 g，山药 150 g，当归 150 g，制何首乌 150 g，茯神 150 g，熟地黄 150 g，补骨脂 120 g，白芍 120 g，山楂肉 120 g，菟丝子 120 g，制香附 120 g，白术 90 g，桂枝 90 g，木香 60 g，丹参 100 g，陈皮 100 g。

【制法】上药共以水煎透，去渣再熬浓汁，加蜂蜜 200 g、阿胶 300 g、鳖甲胶 100 g、黄酒 500 mL 收膏，冷藏备用。

【服法】早、晚饭后半小时服用 10 g，以温开水送服。

3. 气血亏虚型

【主症】头晕目眩，语声低微，心悸气短，四肢无力，饮食无味，面色苍白，月经量少色淡。舌红或淡红，苔少，脉细数或细弱。

【治法】益气养血。

【膏方】益气养血升白膏。

【组成】炙黄芪 150 g，党参 150 g，熟地黄 150 g，麦芽 150 g，白术 120 g，白芍 120 g，茯苓 120 g，茯神 120 g，当归 150 g，川芎 100 g，制何首乌 90 g，女贞子 90 g，墨旱莲 90 g，枸杞子 90 g，炒酸枣仁 100 g，龙眼肉 90 g，远志 120 g，陈皮 150 g，大枣 100 g。

【制法】上药共以水煎透，去渣再熬浓汁，加蜂蜜 200 g、阿胶 300 g、黄酒 500 mL 收膏，冷藏备用。

【服法】早、晚饭后半小时服用 10 g，以温开水送服。

第三节　血小板减少性紫癜

一、血小板减少性紫癜的概念及临床表现

血小板减少性紫癜是一种以血小板减少为特征的出血性疾病，主要表现为皮肤及脏器的出血性倾向及血小板显著减少，可分为特发性血小板减少性紫癜、继发性血小板减少性紫癜和血栓性血小板减少性紫癜。

临床常表现为皮肤紫癜、瘀斑、瘀点，或见鼻腔、牙龈、口腔等黏膜出血，对于女性月经过多有时是唯一症状。出血常反复发作，每次出血可持续数天到数月。实验室检查包括血常规、外周血涂片、骨髓涂片及抗血小板自身抗体检测等。

二、中医病因病机

本虚标实、因虚致瘀是血小板减少性紫癜的总体特征。“虚”是指气虚、血虚、阴虚，多由于气虚不能摄血、气虚不能生血和阴虚血热而来；“实”是指实热，多由于邪热迫血妄行、瘀血阻络而致；“瘀”是指瘀血贯穿病机始终。脾肾两虚是造成疾病的根本，而热毒侵袭和瘀血凝结是诱发和加重本病的重要原因，因此止血、养血是治疗的核心和关键。

三、中医辨证分型及膏方调治

1. 阴虚火旺型

【主症】面色㿠白，精神不振，失眠，头昏，倦怠气短，不思饮食，大便稀溏，或黎明即泻，小便清长，畏寒肢冷，腰际酸楚，阳事不举，精冷，带下。舌质淡，苔薄，脉沉细。

【治法】滋阴降火。

【膏方】滋阴降火生血膏。

【组成】玄参 150 g，生地黄 150 g，紫草 150 g，地骨皮 150 g，赤芍 100 g，牡丹皮 150 g，藕节炭 100 g，白及 100 g，地榆炭 100 g，地锦草 100 g，墨旱莲 100 g，仙鹤草 100 g，麦冬 100 g，天冬 100 g，炒麦芽 100 g，金银花 100 g，甘草 100 g，侧柏炭 100 g，鳖甲 100 g。

【制法】上药共以水煎透，去渣再熬浓汁，加蜂蜜 200 g、阿胶 100 g、龟甲胶 200 g、黄酒 500 mL 收膏，冷藏备用。

【服法】早、晚饭后半小时服用 10 g，以温开水送服。

2. 气不摄血型

【主症】眩晕、倦怠，耳鸣，面色少华，心烦失眠，消瘦；腰膝酸软，遗精盗汗，月经不调。舌红或淡红，苔少，脉细数或细弱。

【治法】补气养血止血。

【膏方】补气益血消癜膏。

【组成】仙鹤草 100 g,炙黄芪 200 g,陈皮 150 g,茯苓 150 g,白术 100 g,炙甘草 100 g,炒当归 100 g,丹参 150 g,制何首乌 90 g,白芍 100 g,生地黄 150 g,熟地黄 150 g,大枣 150 g,木香 150 g,龙眼肉 150 g,酸枣仁 150 g,艾叶炭 100 g,地榆炭 100 g,人参 100 g,三七 60 g。

【制法】上药共以水煎透,去渣再熬浓汁,加蜂蜜 200 g、阿胶 100 g、龟甲胶 200 g、黄酒 500 mL 收膏,冷藏备用。

【服法】早、晚饭后半小时服用 10 g,以温开水送服。

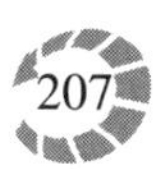

第十四章　五官疾病的膏方调治

第一节　耳　鸣

一、耳鸣的概念及临床表现

耳鸣是指患者自觉耳中或头颅鸣响而周围环境中并无相应的声源，可以是耳部或全身多种疾病的症状之一，也可单独成病，与患者的心理、精神因素及体质条件有一定的关联。耳鸣很常见，但只有引起身心不适而造成患者看病时才可称为“耳鸣”。耳鸣的人群患病率较高，有过耳鸣体验的占人群总数的40%~50%，持续5 min以上的耳鸣约占人群总数的20%，在老年人中约占30%。男女发病相似，发病年龄以50~70岁为最多，左耳发生率高于右耳。

由于临床上观察到耳蜗病变患者常发生耳鸣，所以传统的耳鸣机制研究主要围绕在耳蜗的功能方面。但许多实验研究和临床观察发现，即使切断听神经仍不能完全消除耳鸣。现在一般认为，耳鸣的产生与神经的异常兴奋性有关，产生耳鸣的机制归于听神经纤维及各级中枢神经元自发性放电节律失常，高级听觉中枢错误地将听觉通路这种异常神经活动感知为声音。1990年，Jastreboff提出，耳鸣产生于皮质下听觉中枢对末梢微弱的神经活动的信号处理过程，最后被大脑颞叶皮质觉察而表现为耳鸣。在听觉传导通路各级皮质下中枢对该信号进行处理的过程中，焦虑、恐惧等因素可通过边缘系统增强自主神经系统对耳鸣觉察的反应，通过正反馈而加重耳鸣。目前耳鸣的机制尚未完全阐明，给诊断和治疗带来了困难。大部分患者由于对耳鸣现象的不理解而产生恐惧、焦虑、抑郁等心理症结，存在不同程度的心理问题，极少数的患者因无法摆脱耳鸣的困扰而产生自杀的念头。因此，对耳鸣情况的详细咨询了解，以及合适的心理疏导显得尤为重要。

对于感音神经性耳鸣的辨别须注意几个问题：①应与幻听区别。耳鸣为单调的鸣响声，如果患者表述为复杂的有意义的声音，如语言、音乐或者唱歌的声音，则为幻听。②应与生理性耳鸣区别。数秒钟或者1~2 min的一过性耳鸣多属于生理性耳鸣，具有医学意义的耳鸣通常持续时间超过5 min。③应与症状性耳鸣区别。耵聍栓塞、中耳炎、暴聋、耳源性眩晕等疾病都可引起耳鸣，此时耳鸣只是这些疾病的症状之一。④应与客观

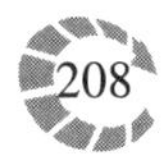

性耳鸣区别。耳鸣通常指的是别人无法听到的主观性耳鸣，而血管搏动、肌肉颤动等有客观声源的鸣声既能被患者自己听到，也能被别人听到，属于“客观性耳鸣”。

上述耳鸣都能找到原因，治疗较为容易，但临床上大约有40%的耳鸣患者找不到原始病因，临床疗效不尽如人意，中医综合疗法治疗耳鸣具有一定的优势。

二、中医病因病机

耳鸣有虚实之分，一般来说，年老、体虚、耳鸣缓起、鸣声小者多属虚证；年轻、体壮、耳鸣急起、鸣声大者多为实证。实证耳鸣多因外邪或脏腑实火上扰耳窍，抑或瘀血、痰饮蒙蔽清窍所致。虚证耳鸣多为脏腑虚损、清窍失养所致。肺经之结穴在耳中，寒暖失调，外感风热，或风寒化热，肺失宣降，致外邪循经上犯，蒙蔽耳窍，失去“清能感音，空可纳音”的功能而致耳鸣。若外邪不解，入里侵犯少阳；或情志抑郁、暴怒伤肝，致肝失调达，气郁化火，均可导致肝胆火热循经上扰耳窍，引发耳鸣。若饮食不节，过食肥甘厚腻，使脾胃受伤，或思虑过度，伤及脾胃，致清阳不升，气血生化不足，气血亏虚，不能上奉于耳，耳窍经脉空虚，以致耳鸣。若脾虚水湿不运，聚而生痰，久则痰郁化火，痰火上升，郁于耳中，壅闭清窍，导致耳鸣。若患者情志抑郁不遂，致肝气郁结，气机不畅，气滞血瘀；或因跌仆暴震、陡闻巨响等伤及气血，致瘀血内停；抑或久病及血，均可造成耳窍经脉壅阻，清窍闭塞，发生耳鸣。肾开窍于耳，又若先天肾精不足，或后天病后失养，恣情纵欲，伤及肾精，或年老肾精渐亏等，均可导致肾精亏损。肾阴不足，虚火内生，上扰耳窍；肾阳不足，则耳窍失于温煦，二者均可引起耳鸣。

三、中医辨证分型及膏方调治

（一）膏方临证经验

耳鸣证有虚实，实证者一般不宜服膏方，虚证者可服用膏方。

古人发现，用手按耳，耳鸣消除或减轻的多属虚证；用手按耳，耳鸣加重的多为实证。虚证耳鸣以气血亏虚证和肾精亏损证为主，又以肾精亏虚证为最多见。两证之间又有不可分割的联系，气不耗归于肝为血，血不耗归于肾为精，精不耗归于脑为髓，脑为髓之海。气能生血，血能生精，精能化气。

气血亏虚证耳鸣时轻时重，劳累后或突然起立时耳鸣可加重，当以补气养血为主，补益元气药常用黄芪、党参、白术、茯苓、炙甘草、怀山药、白扁豆、莲子肉、五味子等，四君子汤常作为基础方。膏方还可根据患者元气亏虚的程度选加各种大补元气的人参，如药力较为平缓的生晒参、药力雄峻的生晒山参及补气药力至尊的野山参，阴盛阳虚明显者可用红参温阳补气。养血补血药常用熟地黄、赤芍药、何首乌、枸杞子、淮小麦、大红枣、全当归、川芎等，血虚严重者可用有补血止血、滋阴润燥作用的阿胶，这些药物相互配伍，具有活血、养血、和血的作用。耳鸣初起虽可因于心、肺、肝、脾，但及其甚也，则四脏相移，

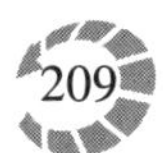

必归脾肾。所以对气血亏虚证耳鸣,在补气养血的同时,尚需注意调理脾肾。宜酌情选加砂仁、香附、陈皮、鸡内金、炒谷芽、炒麦芽、神曲、木香等健脾醒脾药,以及淫羊藿、巴戟天、补骨脂、菟丝子、仙茅、肉苁蓉等补益肾气药。脾虚耳鸣,多为中气下陷、清阳不升所致,在健脾益气的同时,须注意升阳通窍药的运用,如升麻、柴胡、葛根、蔓荆子等,忌用磁石、龙骨、牡蛎、珍珠母等重坠潜阳之品。人年四十而阴气自半,肾气渐衰,肾精亏虚。肾虚之证均分阴阳,耳鸣肾阴虚者"耳中哄哄然",取左归丸、六味地黄丸之类,常用药物为熟地黄、枸杞子、山茱萸、鳖甲、龟甲、白芍、狗脊、黄精等。肾阳虚者"耳中潮声蝉声无休止时,妨害听闻",用右归丸、金匮肾气丸之属。常用药物为附子、肉桂、杜仲、肉苁蓉、巴戟天、淫羊藿、续断、补骨脂、益智仁、菟丝子、仙茅等。肾精亏虚较甚者,可选用鹿茸、海马、紫河车、坎炁等填精之力较强的血肉有情之品。肾虚耳鸣以肾阴虚为多见,由于阴虚阳亢、虚火上炎所致,治疗时在滋阴补肾的同时,须结合运用重坠潜阳之品,如磁石、龙骨、牡蛎、珍珠母等。

耳鸣虚证常常伴随气滞血瘀病机,在辨证施治的基础上可酌情加入丹参、川芎、桃仁、红花等活血化瘀之品。耳鸣常影响患者睡眠,而睡眠不足又可加重耳鸣,因此辨证时尚需辨别患者是否存在"心肾不交"病机。《济生方・耳门》说:"肾气通于耳,心寄窍于耳,心气不平,上逆于耳,亦致聋聩耳鸣。"对于肾阴不足、心火上炎以致心肾不交之耳鸣,治法宜"泄南方之火,补北方之水",可选加"两归汤",药用熟地黄、麦冬等以补肾水,黄连、茯神等以泄心火,使心肾之气交,上通于耳而耳鸣得止,还可选加酸枣仁、远志、夜交藤、合欢皮等宁心安神药。耳为清窍,喜清喜空喜通。石菖蒲气味芳香,具有通窍的作用,对耳鸣有特殊的治疗作用,各型耳鸣中均可应用。

(二)辨证分型施膏

1. 肝肾阴虚型

【主症】耳鸣,五心烦热,失眠多梦,健忘,腰膝酸软,舌红,少苔,脉细数。

【治法】滋阴补肾,补血养肝。

【膏方】滋养肝肾膏。

【组成】熟地黄 200 g,怀山药 150 g,山萸肉 150 g,枸杞子 200 g,女贞子 150 g,墨旱莲 150 g,制首乌 150 g,白芍药 150 g,五味子 100 g,菟丝子 150 g,川牛膝 150 g,川杜仲 200 g,牡蛎 300 g,酸枣仁 150 g,全当归 150 g,桑椹 200 g,炒麦芽 150 g,金毛狗脊 150 g,芡实 200 g,广陈皮 100 g,茯神 150 g,合欢花 100 g,桃仁 150 g,红花 100 g,泽泻 100 g,厚朴 100 g,灵磁石 300 g,石菖蒲 150 g,炙甘草 100 g,生晒参 100 g,鳖甲胶 300 g(烊),饴糖 300 g。

2. 肾阳亏损型

【主症】耳鸣,腰膝酸软,头晕眼花,畏寒肢冷,舌质淡胖,苔白,脉沉细弱。

【治法】补肾填精,温阳化气。

【膏方】温阳益肾膏。

【组成】熟附子 100 g,肉桂 60 g,熟地黄 200 g,怀山药 200 g,山萸肉 150 g,杜仲 150 g,巴戟天 150 g,续断 150 g,补骨脂 150 g,益智仁 150 g,枸杞子 200 g,菟丝子 150 g,川牛膝 150 g,沙苑子 200 g,制首乌 200 g,白芍药 200 g,五味子 150 g,全当归 200 g,紫河车 120 g,广陈皮 100 g,龙骨 300 g,牡蛎 300 g,桃仁 150 g,云茯苓 200 g,夜交藤 200 g,甘菊花 120 g,泽泻 200 g,石菖蒲 100 g,炙甘草 100 g,生晒参 100 g,鹿角胶 300 g(烊),冰糖 400 g。

3. 气血亏虚型

【主症】耳鸣,倦怠乏力,少气懒言,面色无华,舌质淡红,苔薄白,脉弱。

【治法】益气健脾养血。

【膏方】补养气血膏。

【组成】潞党参 150 g,炙黄芪 150 g,炒白术 100 g,云茯苓 150 g,全当归 150 g,赤芍药 150 g,川芎 100 g,熟地黄 150 g,龙眼肉 150 g,制首乌 150 g,怀山药 150 g,莲子肉 150 g,五味子 150 g,柴胡 100 g,炙甘草 150 g,大红枣 150 g,砂仁 60 g,广陈皮 100 g,广木香 100 g,升麻 100 g,淫羊藿 150 g,枸杞子 150 g,鸡血藤 200 g,夜交藤 300 g,合欢皮 100 g,神曲 150 g,生晒参 100 g,阿胶 300 g(烊),饴糖 300 g。

第二节　过敏性鼻炎

一、过敏性鼻炎的概念及临床表现

过敏性鼻炎,又称变应性鼻炎,是机体对某些变应原敏感性增高而发生在鼻腔黏膜的Ⅰ型变态反应性疾病,也是呼吸道变态反应常见的表现形式,有时与支气管哮喘同时存在。

过敏性鼻炎以鼻痒、打喷嚏、流清涕、鼻塞为主要表现,其特点是呈阵发性、反复性发作,起病急,恢复快,早、晚容易发作。局部检查可见鼻腔黏膜苍白或灰白、水肿,鼻分泌物涂片可见嗜酸性粒细胞增多。该病是耳鼻喉科的常见病、多发病,占全部鼻病的 40% 左右,可发生于任何年龄,但多见于青少年。一年四季均可随时发病,以秋冬气候改变时为多见,或在气候突变和异味刺激时发作。发病率近年显著增加,国外统计发病率在 10%~20%,我国发病率为 37.74%,虽然发病率在性别上无显著差异,但雌激素可加重变态反应。可能与大气污染、空气中二氧化硫(SO_2)浓度增高、饮食结构改变及“过度清洁”的生活方式有关。

过敏性鼻炎本身虽不是严重疾病,但可显著影响患者的生活质量。如可影响睡眠、导致工作效率下降、影响学童记忆力,给社交、娱乐带来麻烦。过敏性鼻炎还与结膜炎、分泌性中耳炎、鼻窦炎和鼻息肉的发病关系密切。尤为值得注意的是,本病还是诱发支气管哮喘的重要危险因素之一。

二、中医病因病机

过敏性鼻炎属于中医学“鼻鼽”范畴。虽病在鼻部,却与肺、脾、肾三脏虚损关系密切。肺气虚寒,卫表不固,则腠理疏松,外邪乘虚而入,邪聚鼻窍,邪正相搏,肺气不宣,津液停聚,遂致喷嚏、流清涕、鼻塞等,发为鼻鼽。大多为感受寒邪,发为肺气虚寒证,少数为感受热邪,发为肺经伏热证。脾气虚弱,气血化生不足,鼻窍失养,外邪、异气易从口鼻侵袭,停聚鼻窍而发为鼻鼽。肾阳不足,则摄纳无权,气不归元,温煦失职,腠理、鼻窍失于温煦,则外邪、异气易侵,而发为鼻鼽。

三、中医辨证分型及膏方调治

(一)膏方临证经验

过敏性鼻炎临床以虚寒证为多见,少数可表现为肺经郁热证。临诊应详辨虚实寒热。虚,主要为肺、脾、肾三脏的气虚和阳虚;寒,主要是指易感寒邪;热,主要是指热邪侵犯。感受寒、热外邪后容易出现鼻部的标实症状,但其病机则基于肺气虚弱,所以本病的发作属于虚实夹杂之证,气虚、阳虚为本,寒、热之邪为标。脾为肺之母,肺为肾之母,子能令母实,盛冬时节正是(肾)水旺之时,水旺则(肺)金旺,金旺则(脾)土亦旺。因此,辨清肺脾肾何脏虚损,冬令服用膏方调补,可以缓解过敏性鼻炎的症状,减少发作次数,甚至予以根治。过敏性鼻炎患者常在早晨和夜晚容易发作,其机制是肺开窍于鼻,外合皮毛,皮毛之阳,元本虚弱,加上晨暮之时阴气较盛,阳气未张,故患者容易打喷嚏、流清涕。肺气虚,卫表不固,患者常自汗出、遇风冷则发病或症状加重,治当温肺散寒、益气固表。常用药物有人参、甘草、诃子、细辛、荆芥、桔梗等。脾主升清,上输水谷精微以养肺,肺气虚者往往兼见脾气虚,所以常伴有大便稀软,劳累后加重,治当益气健脾、升阳通窍。常用药物有黄芪、党参、白术、陈皮、防风、升麻、当归、柴胡、炙甘草等。肾阳为一身阳气之本,肾阳衰而阴寒内生,不能收束津液,则鼻流清涕量多不止,故常伴有神疲、四肢不温、怕冷等症,治当温补肾阳、固肾纳气。常用药物有干地黄、山药、山茱萸、茯苓、牡丹皮、泽泻、菟丝子、枸杞子、桂枝、附子等。本病肺经郁热证容易在遇热蒸汽或在闷热天气时流清涕,可伴有口干,治当清宣肺气、通利鼻窍。常用药物有黄芩、栀子、石膏、知母、桑白皮、辛夷花、枇杷叶、升麻、百合、麦冬等。由于本病以气虚、阳虚为本,所以治疗以益气温阳为主,即便是肺经郁热证,用药也不可过于苦寒,因为郁热只是暂时现象,可在清热方中适量加入黄芪、党参之类以固护阳气。一旦热象不明显,旋即法以益气温阳治其本。总之,过敏性鼻炎的治疗以益气温阳为主,临诊可随证加减。

诃子、五味子、乌梅、石榴皮等药具有酸敛止涕的作用,清涕较多者,膏方可酌情选

加;地龙、蝉蜕、徐长卿、豨莶草、紫草、茜草、墨旱莲、柴胡、银柴胡等药能较好地控制鼻痒、打喷嚏,膏方应根据药物的性味辨证选加;对于虚寒明显者,应当加强温阳散寒之力,可选加干姜、高良姜、附子、肉桂、桂枝、淫羊藿、鹿角等,但处方用量要适度,避免因过量而致口干、咽燥、大便秘结,甚至鼻衄等副作用,在温补膏方中宜配伍几味药性偏凉的药物以监制温药,不致温热太过。气能行血,阳气虚衰则血行艰涩,膏方中宜配伍几味养血活血药,如当归、赤芍、桃仁、红花之类。通窍法是治疗耳鼻咽喉疾病常配合使用的治法。膏方应根据病因病机,按通窍药的特长分别选择配用。如芳香通窍的常用药为苍耳子、辛夷花、白芷、石菖蒲、川芎、细辛、薄荷等;化浊通窍的常用药为藿香、佩兰、厚朴、砂仁、陈皮、白豆蔻、草豆蔻等;升阳通窍的常用药为柴胡、升麻、葛根等。

(二)辨证分型施膏

1. 肺气虚寒型

【主症】鼻痒,喷嚏频频,清涕如水,畏风怕冷,自汗,气短懒言,舌质淡,苔薄白,脉虚弱。

【治法】温肺散寒,益气固表。

【膏方】益肺固表膏。

【组成】炙黄芪 200 g,炒白术 100 g,生晒参 100 g,茯苓 150 g,甘草 60 g,大枣 100 g,荆芥 100 g,防风 100 g,桂枝 60 g,川芎 100 g,细辛 30 g,苍耳子 60 g,辛夷 100 g,黄芩 100 g,乌梅 150 g,白芷 100 g,诃子 100 g,桔梗 60 g,干姜 90 g,花椒 60 g,枳壳 100 g,厚朴 100 g,蝉蜕 60 g,半夏 60 g,柴胡 100 g,赤芍 100 g,红花 60 g,紫河车 100 g,鹿角胶 200 g(烊),冰糖 400 g。

2. 脾气虚弱型

【主症】鼻痒,喷嚏突发,清涕连连,鼻塞,面色萎黄无华,食少纳呆,腹胀便溏,倦怠乏力,少气懒言,舌淡胖、边有齿痕,苔薄白,脉弱。

【治法】益气健脾,升阳通窍。

【膏方】补脾祛敏膏。

【组成】炙黄芪 200 g,炒白术 120 g,生晒参 100 g,党参 150 g,当归 100 g,半夏 60 g,陈皮 100 g,茯苓 200 g,砂仁 60 g,香附 100 g,炙甘草 100 g,高良姜 100 g,辛夷 60 g,黄芩 100 g,苍耳子 60 g,细辛 30 g,花椒 60 g,地龙 100 g,麻黄 50 g,柴胡 100 g,桂枝 100 g,六神曲 100 g,升麻 100 g,山药 300 g,厚朴 100 g,红花 60 g,三七 60 g,灵芝草 200 g,肉桂 60 g,紫河车 100 g,鹿角胶 200 g(烊),饴糖 300 g。

3. 肾阳不足型

【主症】清涕长流,鼻痒,喷嚏频频,鼻塞,面色苍白,形寒肢冷,腰膝酸软,舌质淡,苔白,脉沉细。

【治法】温补肾阳,化气行水。

【膏方】温阳止鼽膏。

【组成】熟附子 100 g,干姜 100 g,熟地黄 200 g,山药 200 g,泽泻 100 g,山茱萸 150 g,茯苓 200 g,黄芪 150 g,白术 100 g,防风 100 g,辛夷 150 g,黄芩 100 g,炙甘草 60 g,地龙 100 g,花椒 60 g,桂枝 100 g,女贞子 150 g,沙苑子 200 g,知母 100 g,五味子 120 g,厚朴 100 g,枳壳 100 g,陈皮 100 g,龙眼肉 100 g,红花 60 g,三七 60 g,紫河车 100 g,黄精 100 g,红参 100 g,海马 60 g,巴戟天 100 g,淫羊藿 100 g,鹿角胶 150 g(烊),龟甲胶 150 g(烊),冰糖 400 g。

第三节　慢性咽炎

一、慢性咽炎的概念及临床表现

慢性咽炎为咽黏膜、黏膜下及淋巴组织的慢性炎症,以咽部异物感、干燥感、刺激感、咽痛、分泌物不易咳出为主要临床表现,多发于反复上呼吸道感染者。根据病理变化及症状的不同,分为慢性单纯性咽炎、慢性肥厚性咽炎、慢性萎缩性及干燥性咽炎、慢性过敏性咽炎、慢性反流性咽炎。慢性咽炎一般无明显全身症状,局部表现为咽部有异物感、干燥感、灼热感,作痒及微痛等。常有黏稠分泌物附于咽后壁不易清除,夜间尤甚。分泌物可引起刺激性咳嗽,甚或恶心、呕吐。

(1)慢性单纯性咽炎:检查可见咽部黏膜弥漫性充血,色暗红,并附有少量黏稠分泌物。

(2)慢性肥厚性咽炎:检查可见黏膜增厚,咽后壁多个颗粒状滤泡隆起,呈慢性充血状,在淋巴颗粒隆起的顶部可形成囊状白点,破溃时可见黄白色渗出物。

(3)慢性萎缩性咽炎或慢性干燥性咽炎:主要表现为黏膜层及黏膜下层萎缩变薄,咽后壁有痂皮附着,分泌减少。

(4)慢性过敏性咽炎:表现为咽痒咳嗽,咽喉红肿疼痛,午后或劳累后加重,声音嘶哑,呼吸时咽喉有灼热感,可伴胸部胀闷、头晕、头痛、失眠多梦等。

(5)慢性反流性咽炎:表现为咽异物感或癔球感,声音嘶哑及发音困难,慢性咳嗽,多为刺激性干咳。

二、中医病因病机

根据临床表现,中医将慢性咽炎归属于“喉痹”“梅核气”范畴。慢性咽炎最早见于《素问·阴阳别论》,“一阴一阳结,谓之喉痹”,痹者,闭也,闭塞不通之意。其病位在咽喉,与肝、脾、胃、肺、肾相关。其病因包括外感六淫、饮食不节、作息无常、用嗓过度、七情郁结等。

《灵枢·忧恚无言》曰："咽喉者，水谷之道也，喉咙者，气之所以上下者也。会厌者，音声之户也。"咽喉为肺胃之门户，脾胃为后天之本，脾与胃相表里，脾为胃行其津液，脾为气血生化之源，主运化，输布津液，只有脾胃健运，才能使水谷精微运化正常，津液充盈，上润咽喉，咽喉得津液濡养才能发挥其正常功能。若脾胃功能失常，津液不能正常上承，则出现咽喉干燥等症。

肺主气，主治节，咽为饮食之道，又为肺气通行之路，喉乃肺气通行之门户。肺气的宣降为喉门开合提供了动力，而喉门的开合又为肺气的宣降、呼吸的通畅提供了条件。肺气通行咽喉，咽喉在通行呼吸之气的同时，亦受肺气的温煦、肺阴的滋养，咽喉方能温润荣泽，窍道通畅。倘若肺气虚弱，卫阳不足，咽失充养，则咽喉易感邪毒；若肺阴不足，津不上承，咽喉失养，则可见咽喉干燥失荣，干涩不适；若肺气壅滞，肺热内生，上蒸咽喉，则可致咽喉肿痛不利等。

肝藏血，主疏泄，调畅气机，肝经循行经过咽喉部。肝气疏泄，功能正常，气机条达，情志调和，则喉门开合顺利，声道通畅，呼吸之气通行亦顺利。若情志不畅，肝气郁滞，痰气相互搏结于咽喉，或肝郁化火，肝火循经上炎，可致咽喉不利、咽部异物感、咳嗽、咳痰等症。

肾为先天之本，主一身元阴元阳，肾经络于咽喉，若肾水不足，不能上助肺胃之阴，或阴虚阳亢，虚火上炎，消灼肺金，可见咽干、咽燥、咽痒，甚至咽痛等症。肾阳虚衰，阳气不足，咽喉部失于温养，可致咽喉病证；或肾阳不足，外感于寒，易致邪客咽喉。

三、中医辨证分型及膏方调治

1. 痰气互结型

【主症】咽部有异物感，空咽时明显，咳嗽，痰色白，黏稠量多，胸脘痞满，体倦乏力，食少纳差。舌淡，苔白腻，脉滑。

【治法】理气化痰，利咽散结。

【膏方】半夏厚朴梅核气膏。

【组成】陈皮 150 g，厚朴 100 g，柴胡 90 g，半夏 90 g，茯苓 120 g，苍术 100 g，白术 100 g，生甘草 100 g，香附 100 g，桔梗 100 g，苏梗 100 g，竹茹 100 g，当归 100 g，白芍 100 g，枳壳 90 g，山药 100 g，百合 100 g，淡豆豉 100 g，橘红 100 g，砂仁 100 g，郁金 100 g。

【制法】上药共以水煎透，去渣再熬浓汁，加冰糖 200 g、蜂蜜 100 g、琼脂 100 g 收膏，冷藏备用。

【服法】早、晚饭后半小时服用 15 g，以温开水送服。

2. 阴虚火旺型

【主症】口干咽燥，喉部微疼刺痒，干咳或干呕，痰少，颈前方有紧迫感，喉中异物感，喜清嗓，夜间加重，可伴五心烦热，腰膝酸软，失眠，头晕，耳鸣，盗汗。舌红，苔少，脉细数。

【治法】滋阴润燥，泻火利咽。

【膏方】清火利咽膏。

【组成】生甘草100 g，桔梗100 g，黄芩100 g，浙贝母60 g，麦冬100 g，生地黄150 g，白芍100 g，赤芍100 g，射干60 g，薄荷60 g（后下），沙参100 g，石斛100 g，菊花100 g，玉竹100 g，玄参100 g，牛膝100 g，太子参100 g，桑白皮100 g，杏仁100 g。

【制法】上药共以水煎透，去渣再熬浓汁，加龟甲胶100 g、鳖甲胶100 g、阿胶100 g、黄酒500 mL收膏，冷藏备用。

【服法】早、晚饭后半小时服用10 g，以温开水送服。

3. 气滞血瘀型

【主症】咽部刺痛，干痒，日轻夜重，病情反复，或伴胸胁刺痛，女性可有痛经，经血色紫有块。舌质紫暗或有瘀斑、瘀点，脉弦沉或涩。

【治法】行气散瘀，通络利咽。

【膏方】活血理气利咽膏。

【组成】当归100 g，川芎100 g，射干60 g，桃仁90 g，红花90 g，柴胡100 g，黄芩100 g，姜半夏100 g，太子参150 g，蝉蜕50 g，香附100 g，陈皮150 g，牛蒡子100 g，桔梗100 g，赤芍90 g，丹参100 g，牛膝90 g，白术100 g，薄荷60 g（后下），枳壳100 g，厚朴100 g，佛手100 g。

【制法】上药共以水煎透，去渣再熬浓汁，加冰糖200 g、蜂蜜100 g、阿胶100 g、龟甲胶100 g，黄酒500 mL收膏，冷藏备用。

【服法】早、晚饭后半小时服用10 g，以温开水送服。

4. 肝郁化热型

【主症】咽部异物感、压迫感，与情绪相关，伴胸胁闷胀不舒，喜叹息，口苦，咽干，烦躁易怒，眠差。舌红，苔黄，脉弦。

【治法】疏肝清热，解郁利咽。

【膏方】疏肝清热利咽膏。

【组成】白芍100 g，赤芍100 g，川楝子90 g，栀子100 g，麦冬100 g，生地黄100 g，黄芩100 g，生甘草100 g，桔梗150 g，当归100 g，薄荷60 g（后下），牡丹皮100 g，郁金100 g，柴胡90 g，金银花150 g，连翘100 g，山豆根50 g，泽泻100 g，牡蛎150 g。

【制法】上药共以水煎透，去渣再熬浓汁，加龟甲胶100 g、冰糖200 g、阿胶200 g、黄酒500 mL收膏，冷藏备用。

【服法】早、晚饭后半小时服用10 g，以温开水送服。

5. 气血两虚型

【主症】咽部干涩，神疲乏力，形体瘦弱，头晕目眩，面色无华。舌淡，苔薄白，脉细弱。

【治法】补益气血，养阴利咽。

【膏方】补气养血利咽膏。

【组成】黄芪 200 g,当归 150 g,生地黄 100 g,熟地黄 100 g,白芍 100 g,川芎 90 g,党参 100 g,麦冬 150 g,桔梗 100 g,牛蒡子 100 g(包煎),炙甘草 100 g,茯苓 100 g,白术 100 g,桂枝 100 g,枸杞子 90 g,山药 100 g,山萸肉 90 g,桃仁 100 g,黄精 150 g,核桃仁 100 g,菟丝子 100 g,大枣 100 g,生姜 100 g。

【制法】上药共以水煎透,去渣再熬浓汁,加阿胶 150 g、蜂蜜 100 g、鹿角胶 100 g、黄酒 500 mL 收膏,冷藏备用。

【服法】早、晚饭后半小时服用 10 g,以温开水送服。

第四节　慢性喉炎

一、慢性喉炎的概念及临床表现

慢性喉炎是指喉部黏膜的非特异性病菌感染所引起的慢性炎症。本病是最常见的喉科疾病之一,主要表现为双侧声带黏膜炎性病变。近年随着人们沟通和语言交流的增多等因素,慢性喉炎发病率有增加趋势。

慢性喉炎临床上以声音嘶哑为主要症状,初起为间歇性,逐渐变为永久性,但失声较少见,患者常感喉部微痛不适及干燥感、异物感等,常喜干咳以缓解喉部不适。喉镜检查可见喉黏膜弥漫性充血,声带失去原有的珠白色而呈浅红色或深红色,声带表面或见舒张的小血管。喉黏膜表面可见稠厚黏液,常在声门间悬挂连成黏丝,或见声带边缘圆厚,表面粗糙不平,呈结节状或息肉样突起,室带亦常肥厚或掩蔽声带。该病多因急性喉炎反复发作或迁延不愈所导致。用声过度,发声不当,某些刺激性致病因子,鼻、鼻窦、咽部、肺、气管及支气管感染等也是诱因。

二、中医病因病机

慢性喉炎属于中医学“喉喑”范畴,又称“久喑”。本病的发生与肺、脾、肾脏腑功能失调关系密切,临床上有气虚喉喑、阴虚喉喑及痰瘀喉喑等。肺肾阴虚证多因素体虚弱,燥热伤肺,过劳伤肾,或久病失养,以致肺肾阴亏,肺津无以上布,不能润泽咽喉,又因阴虚生内热,虚火上炎,熏灼喉窍,致声户开合不利所致。肺脾气虚证则可因过度用嗓,气耗太甚,加之久病失调,或劳倦太过,肺脾气虚,喉窍失养,气虚无力鼓动声户所致。血瘀痰凝证多因病后余邪未清,结聚于喉,或发音不当,耗气伤阴,均可致局部脉络受损,气滞血瘀痰凝,致使声带肿胀,甚至形成小结或息肉而为喑。慢性喉炎向下蔓延可引起气管、支气管炎,病理性嗓音迁延不愈者,还有可能导致喉癌。

三、中医辨证分型及膏方调治

（一）膏方临证经验

喉属肺系，声音嘶哑与肺的功能失调关系密切。喉喑有虚实之分，实证喉喑的病机是“金实不鸣”，而虚证喉喑的病机则为“金破不鸣”。慢性喉炎多为虚证，以肺、脾之虚为多，亦可兼有肾虚。金破者，非气虚即精虚也。所以虚证喉喑包括肺肾阴虚证和肺脾气虚证。膏方治疗以辨证补虚为主，同时应注意灵活运用开音法。肺肾阴虚虚火灼喉者，宜滋阴养肺以润音，肺脾气虚无力鼓动者，当益气敛肺以悦音。血瘀痰凝证为虚实夹杂证，不一定属于“金实不鸣、金破不鸣”范畴。“久喑”多与发声不当有关，患者大多性子比较急，治疗还应兼顾疏肝柔肝。

肺肾阴虚者多见声音嘶哑，喉干痛，喉痒、干咳日久，声带微红肿胀，声带边缘肥厚，或喉黏膜及声带干燥、变薄，声门闭合不全；兼有头晕耳鸣、颧红唇赤、虚烦少寐、腰膝酸软、手足心热，舌红少津，脉细数。治以滋养肺肾，降火利喉开音。膏方以百合固金汤为基础方，常用药物有百合、生地黄、熟地黄、麦冬、玄参、当归、白芍、桔梗、甘草、贝母等。可选加凤凰衣、鲜梨汁、干冬菜、鸡子白等养阴润音；喉窍干涩不利者，可选加北沙参、百合、天冬、麦冬、玉竹等以清润利喉；若虚火旺，加黄柏、知母以降火坚阴。肺脾气虚者多见声音嘶哑，劳则加重，语音低沉，高音费力；声带松弛无力，声门闭合不全；可兼有倦怠乏力、少气懒言、纳呆便溏、面色萎黄等，舌体胖、边有齿痕，苔白，脉细弱。治以补益肺脾、益气开音。膏方以补中益气汤为基础方补益肺脾之气，养喉宏声，常用药物有人参、黄芪、白术、炙甘草、陈皮、当归、升麻、柴胡等。可选用诃子、人参叶、人参须等敛气益气以悦音；痰浊滞喉者，可选用半夏、茯苓、扁豆、桔梗、僵蚕、竹沥、皂角、天竺黄、石菖蒲等化痰祛浊以启音。血瘀痰凝者多见声嘶日久，讲话费力，喉内异物感或痰黏着感，常需清嗓，胸闷不舒；检查见声带边缘有小结及息肉状组织突起，常有黏液附其上；舌质暗红或有瘀点，苔薄白或薄黄，脉细涩。治以行气活血、化痰开音。膏方以会厌逐瘀汤为基础方，常用药物有当归、赤芍、红花、桃仁、生地黄、枳壳、柴胡、桔梗、甘草、玄参等。若痰多，可加贝母、瓜蒌仁、浮海石以化痰散结。

上述各证可酌情选用白芍、枸杞子、绿萼梅、制首乌、桑椹等药以柔肝；并选用柴胡、佛手花、制香附、郁金、炒枳壳、陈香橼皮、玫瑰花、野蔷薇花等芳香轻宣理气之品以疏肝，协同主方开音利喉。

（二）辨证分型施膏

1. 肺肾阴虚型

【主症】声音嘶哑日久，咽喉干涩、微痛，干咳，痰少而黏，时时清嗓，或兼颧红唇赤、头晕、虚烦少寐、腰膝酸软、手足心热等症状。舌红少津，脉细数。

【治法】滋阴降火，润喉开音。

【膏方】滋养肺肾膏。

【组成】百合 150 g，生地黄、熟地黄各 200 g，玄参 150 g，麦冬 150 g，石斛 200 g，南北沙参各 120 g，玉竹 120 g，牡丹皮 120 g，浙贝母 120 g，怀山药 200 g，山萸肉 150 g，枸杞子 200 g，女贞子 200 g，墨旱莲 200 g，制首乌 200 g，知母 120 g，桔梗 100 g，千层纸 60 g，当归 100 g，诃子 100 g，锁阳 60 g，生甘草 60 g，枳壳 100 g，党参 120 g，炒白术 120 g，茯苓 120 g，西洋参 100 g，龟甲胶 200 g（烊），鳖甲胶 200 g（烊），冰糖 400 g。

2. 肺脾气虚型

【主症】声音嘶哑日久，语音低沉，高音费力，不能持久，劳则加重，少气懒言，倦怠乏力，纳呆便溏，面色萎黄。舌淡胖、边有齿痕，苔白，脉细弱。

【治法】补益肺脾，益气开音。

【膏方】益气养喉膏。

【组成】黄芪 300 g，白参 100 g，党参 200 g，炒白术 150 g，茯苓 150 g，白扁豆 150 g，薏苡仁 200 g，炙甘草 100 g，当归 100 g，龙眼肉 250 g，川芎 100 g，苦桔梗 100 g，橘皮 120 g，广木香 100 g，佛手皮 100 g，升麻 100 g，柴胡 100 g，诃子 100 g，石菖蒲 100 g，制半夏 100 g，砂仁 60 g，苏梗 100 g，藿香梗 100 g，厚朴花 60 g，紫河车 100 g，枸杞子 200 g，干姜 60 g，肉苁蓉 60 g，鹿角胶 200 g（烊），龟甲胶 200 g（烊），饴糖 400 g。

第五节　复发性口疮

一、复发性口疮的概念及临床表现

复发性口疮是口腔黏膜病中最常见的疾病。主要表现为口腔黏膜反复出现孤立的、圆形或椭圆形的溃疡，溃疡表浅，呈淡黄色或白色，边缘整齐，周围绕以红晕，可单发或多发，有明显的灼痛，有自限性，一般在 10 d 左右自愈，容易反复发作，中间有间隙期。在普通感冒、消化不良、精神紧张、郁闷不乐等情况下均可发生。因其反复发作，故称复发性口疮或复发性阿弗他溃疡、复发性阿弗他口炎、复发性口腔溃疡。其发病不受年龄限制，起病年龄在 10～20 岁。本病好发于青壮年，女性较多，一年四季均能发生，冬春季较多。

复发性阿弗他溃疡首先与免疫有着很密切的关系。有的患者表现为免疫缺陷，有的患者则表现为自身免疫反应。其次与遗传有关系，在临床中，复发性阿弗他溃疡的发病有明显的家族遗传倾向，父母一方或多方若患有复发性阿弗他溃疡，他们的子女就比一般人更容易患病。另外，复发性阿弗他溃疡的发作还与一些疾病或症状有关，比如消化系统疾病（胃溃疡、十二指肠溃疡、慢性或迁延性肝炎、结肠炎等），以及偏食、消化不良、发热、睡眠不足、过度疲劳、工作压力大、月经周期的改变等。随着一种或多种因素的活跃、交替出现机体免疫力下降，致使复发性阿弗他溃疡频繁发作。临床可以分为轻型阿弗他溃疡、重型阿弗他溃疡和疱疹样阿弗他溃疡，症状稍有区别。

(1)轻型阿弗他溃疡：主要症状为溃疡初起为局灶性黏膜充血水肿，呈粟粒状红点，灼痛明显，继而形成浅表的溃疡，圆形或者椭圆形，直径在5～10 mm，5 d左右溃疡开始愈合。此时溃疡无肉芽组织形成、创面缩小、红肿消退、疼痛减轻，10～14 d溃疡愈合，不留瘢痕。

(2)重型阿弗他溃疡：主要症状为溃疡大而深，似弹坑状，可深达黏膜下层腺体及腺周组织，直径可大于1 cm，周围组织红肿微隆起，基底微硬，表面有灰黄色假膜或灰白色坏死的组织，溃疡持续时间较长，可达1个月或更长。并且患者可以伴有全身的症状，如低热、乏力或者局限性的淋巴结肿痛。

(3)疱疹样阿弗他溃疡：主要症状为溃疡数目较多、散在分布，表现为满天星状，相邻的溃疡可以融合成片，黏膜充血发红，疼痛明显，唾液分泌增加，可伴有头痛、低热或全身发热及淋巴结肿大等症状。

二、中医病因病机

本病属中医学“口疮”范畴。口疮的发病与心、脾、肾三脏关系密切。明代薛己所著《口齿类要·口疮》说：“口疮，上焦实热，中焦虚寒，下焦阴火，各经传变所致，当分别而治之。”上焦实热多为心脾积热，中焦虚寒则是脾肾阳虚，下焦阴火乃属肾亏阴虚火旺。心脾积热证多由操心劳神过度，情志之火内发，心火妄动，或过食辛辣厚味，损伤脾胃，致脾胃积热，循经上炎于口，热腐黏膜，发为口疮。阴虚火旺证多因素体阴虚，加之病后或劳伤过度，或思虑太过，亏耗真阴，伤及心肾，心肾不交则火失其制，虚火上炎，灼于口舌肌膜而生疮。脾肾阳虚证多是素体阳虚，或久病阴损及阳，或贪凉饮冷，或伤寒误治，损伤脾肾之阳，清阳不升，浊阴上干，寒湿困口发为口疮。

三、中医辨证分型及膏方调治

(一)膏方临证经验

口疮用膏须辨清脏腑病位及虚实寒热。外感邪毒，脏腑郁热所致的实火口疮，治疗以清热解毒泻火为主，不适宜服食膏方，但治疗切不可过用苦寒，以免损伤正气，转化为虚证口疮。虚证口疮主要包括阴虚火旺证和脾肾阳虚证。阴虚火旺者，口疮疼痛较轻，午后加重，口疮此愈彼起，绵延不止；可兼有手足心热，失眠多梦，口舌干燥不欲饮，舌红少苔，脉细数；检查见溃疡面积小，个数少，疮面灰白，周边红肿不甚。治以滋阴降火敛疮，膏方以知柏地黄汤为基础方，常用药物如知母、黄柏、熟地黄、山茱萸、怀山药、茯苓、泽泻、牡丹皮等。可酌加当归、川芎、赤芍、生地黄等以助养血；或加玄参、麦冬以助养阴清热。若虚火甚，少加肉桂反佐，引火归原；若心阴不足明显，心烦不寐，舌质龟裂，可加黄连、阿胶、枸杞子、酸枣仁、柏子仁以滋阴养血，清火安神。脾肾阳虚者，口疮疼痛较轻，难以愈合；可兼有倦怠乏力，面色㿠白，四肢厥冷，厌恶寒冷饮食，腰膝或少腹以下冷痛，小便清，舌淡苔白，脉沉迟；检查见口疮疮面色白或暗，周边淡红或不红。治以温肾健脾敛疮，膏方以附子理中汤为基础方，常用药物有人参、白术、干姜、甘草、黑附子等。若阳虚水泛，口疮白浊，可加肉桂温通经脉，加苍术、五倍子健脾燥湿；若见形寒肢冷、夜尿频多，可加熟地黄、山茱萸、当归、肉桂、山药、枸杞子、菟丝子、杜仲、芡实、鹿角等；病久者，应酌加桃仁、红花、赤芍、当归、三七等药活血祛瘀。

《黄帝内经》说："诸痛痒疮，皆属于心。"心主火，开窍于舌，黄连泻火，又专入心经，张景岳称黄连"味大苦，气大寒。味厚气薄，沉也，降也，降中微升，阴中微阳。专治诸火"，张洁古又专门强调"诸疮必用黄连"。所以，各种证型的口疮病可酌情适量加入黄连，以助疗疮。

口疮一病虽有虚实之分，但并无绝对。临床上实证口疮和虚证口疮可相互演变，若实火口疮热毒未清，阴液损伤明显，此时虚火口疮变得显著；若虚火口疮又复感邪热，那么实火口疮尤为突出；若实火口疮或虚火口疮，误用苦寒清泻太过，削伐阳气，就可能转变为阳虚口疮。临诊当辨清寒热虚实孰轻孰重，择机施膏。

（二）辨证分型施膏

1. 阴虚火旺型

【主症】口腔此愈彼起，绵延不止，手足心热，失眠多梦，舌红少苔，脉细数。

【治法】滋阴补肾，降火敛疮。

【膏方】口疮补阴膏。

【组成】生地黄、熟地黄各 200 g，山茱萸 150 g，牡丹皮 100 g，茯苓 150 g，知母 100 g，黄柏 100 g，党参 100 g，西洋参 100 g，浙贝母 200 g，麦冬 100 g，天冬 100 g，当归 150 g，赤芍 150 g，紫草 150 g，地骨皮 150 g，生甘草 60 g，玄参 100 g，黄芩 60 g，黄连 100 g，锁阳 100 g，枸杞子 100 g，鳖甲胶 200 g（烊），阿胶 200 g（烊），冰糖 500 g。

2. 脾肾阳虚型

【主症】口疮久难愈合，倦怠乏力，面色苍白，腰膝或少腹以下冷痛，小便清长，纳呆便溏，舌淡苔白，脉沉迟。

【治法】温肾健脾，化湿敛疮。

【膏方】口疮温阳膏。

【组成】生晒参 100 g，党参 150 g，黄芪 200 g，当归 120 g，炒白术 100 g，熟附子 60 g，干姜 100 g，砂仁 60 g，陈皮 90 g，升麻 60 g，柴胡 100 g，枳壳 120 g，厚朴 100 g，乌梅 150 g，肉桂 60 g，枸杞子 50 g，菟丝子 100 g，女贞子 150 g，五味子 120 g，黄连 60 g，桃仁 150 g，红花 100 g，炙甘草 100 g，芡实 150 g，鹿角胶 200 g（烊），龟甲胶 200 g（烊），冰糖 400 g。

第十五章　皮肤疾病的膏方调治

第一节　黄褐斑

一、黄褐斑的概念及临床表现

黄褐斑是一种常见于面部的、对称性褐色色素沉着性皮肤病。临床以面颊部出现大小不定、形状不规则、边界清楚的淡褐色或黄褐色斑为特征。亚洲育龄期女性发病率高达30%，易复发，难治愈。本病属于中医学“面尘”“黧黑斑”“肝斑”范畴。

黄褐斑对称发生于颜面，尤其以颧部、两颊多见，可累及额部、鼻、唇等处，但不累及眼睑。皮损为黄褐色至深褐色，色素斑的深浅常随季节变化而改变，夏季加深，冬季减轻；大小不等，形状各异，孤立散在或融合成片，边缘较明显，一般多呈蝴蝶状；压之不退，表面与皮肤相平，无渗水及脱屑。患者无自觉症状，日晒后加重，病程慢性。如发生于孕妇，分娩后可逐渐消失，也有不消退者。

男女均可发生黄褐斑，以中年女性多见。常发生于孕妇或经血不调的妇女，部分患者可与长期服用某些药物有关。化妆品使用不当、日光照射、精神压力亦可诱发本病。

二、中医病因病机

《医宗金鉴》记载：“黧黑䵟黯，此症一名黧黑斑，初起色如尘垢，日久黑似煤形，枯暗不泽，大小不一，小者如粟粒、赤豆、大者如莲子、芡实，或长或斜或圆，与皮肤相平，有思虑抑郁，血弱不华，火燥结滞而生面上，妇女多有之。”

本病病因病机多与肝、脾、肾三脏功能失调，气血不能上荣于面有关。黄褐斑多出现在中年女性。由于生理、心理及社会等因素的影响，精神长期处于紧张状态，加之经带胎产伤及于血，阴血不足，心肝失养，气郁血虚，故肝郁气滞是黄褐斑患者临床最多见的病因病机之一。肝郁而气滞，滞而血瘀。情志不畅，肝郁气滞，郁而化热，熏蒸于面，灼伤阴血，致使颜面气血失和，燥结瘀滞而生斑。肝肾不足，水火不济，虚火上炎，燥结成斑。饮食不节，忧思过度，损伤脾胃，脾失健运，痰瘀内生，清阳不升，浊阴不降，浊气上犯，蕴结

肌肤，均易形成黄褐斑。冲任失调，如妇科病患者，由于久病成瘀，气血运行不畅，脉络瘀阻，气滞血瘀，面失所养而生斑。

三、中医辨证分型及膏方调治

（一）膏方临证经验

本病多因肝郁气滞，气血失和，甚或肝肾不足，致使颜面气血燥结瘀滞而发病。也有因脾虚失运，痰湿秽浊之气上熏于面而成者。治疗应多从肝、脾、肾三脏及气血失和进行论治，尤以疏肝理气、活血化瘀、补益肝肾为目前治疗黄褐斑的常用方法。

肝气郁滞证患者常面生深褐色斑，弥漫分布；伴有情绪抑郁，爱生闷气，或急躁易怒，胸胁胀满，口苦咽干，女子月经不调，经前乳房胀痛；舌质红，苔薄，脉弦细。治宜疏肝理气，清泄内热。方选丹栀逍遥散加减。月经不调者，可加女贞子、香附、当归；斑色深褐而面色晦黯者加桃仁、红花、益母草。脾虚湿热证者斑色灰褐或污黄，如尘面附着；伴纳呆、便秘、乏力；舌质红，脉滑数。治以健脾化浊、清热利湿。方选参苓白术散加减。湿甚者，加苍术、黄柏、白扁豆。气滞血瘀证者，面色黧黑，斑色灰褐；或伴有慢性肝病，两胁胀痛；或月经色黯有血块，或痛经；舌紫或有瘀斑，苔薄，脉弦细。治宜理气活血，化瘀消斑。方选桃红四物汤加减。两胁胀痛者，加郁金、柴胡、白芍；面色黧黑者，加白菊花、白蒺藜；痛经者，加香附、益母草。

（二）辨证分型施膏

1. 肝气郁滞型

【主症】面生深褐色斑，弥漫分布，伴有情绪抑郁，爱生闷气，或急躁易怒，胸胁胀满，口苦咽干，女子月经不调，经前乳房胀痛，舌质红，苔薄，脉弦细。

【治法】疏肝解郁，清泄内热。

【膏方】疏肝美白祛斑膏。

【组成】柴胡 90 g，白芍 120 g，川芎 90 g，枳壳 90 g，香附 90 g，积雪草 150 g，甘草 90 g，当归 150 g，茯苓 150 g，白术 100 g，牡丹皮 120 g，栀子炭 90 g，合欢皮 150 g，冬瓜子 100 g，橘皮 120 g，桃仁 90 g，益母草 120 g，莲须 90 g，杏仁 90 g，莲子肉 100 g，核桃仁 250 g，大枣 150 g，黑芝麻 250 g，饴糖 300 g，阿胶 250 g（烊），鳖甲胶 150 g（烊），龟甲胶 150 g（烊），明胶 50 g（烊）。

2. 脾虚湿热型

【主症】斑色灰褐或污黄，如尘面附着，伴纳呆、便秘、乏力，舌质红，脉滑数。

【治法】健脾化浊，清热利湿。

【膏方】健脾美白祛斑膏。

【组成】茯苓 90 g，白术 90 g，党参 120 g，黄芪 120 g，白扁豆 100 g，陈皮 60 g，甘草

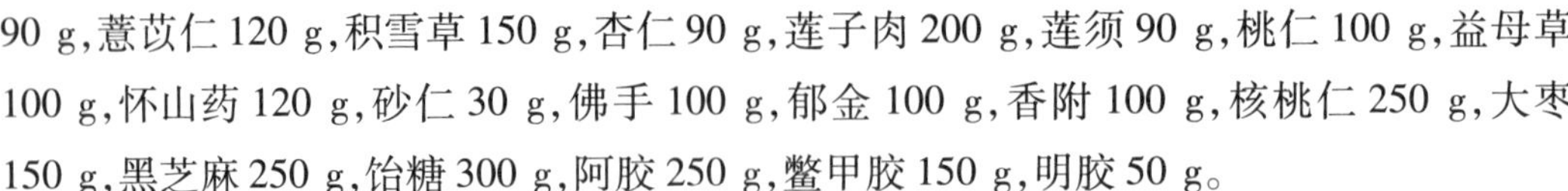

90 g,薏苡仁 120 g,积雪草 150 g,杏仁 90 g,莲子肉 200 g,莲须 90 g,桃仁 100 g,益母草 100 g,怀山药 120 g,砂仁 30 g,佛手 100 g,郁金 100 g,香附 100 g,核桃仁 250 g,大枣 150 g,黑芝麻 250 g,饴糖 300 g,阿胶 250 g,鳖甲胶 150 g,明胶 50 g。

3. 气滞血瘀型

【主症】面色黧黑,斑色灰褐,或伴有慢性肝病,两胁胀痛,或月经色黯、有血块,或痛经,舌紫或有瘀斑,苔薄,脉弦细。

【治法】治宜理气活血,化瘀消斑。

【膏方】活血美白祛斑膏。

【组成】桃仁 100 g,红花 30 g,川芎 100 g,地黄 120 g,当归 120 g,丹参 100 g,白芍 100 g,益母草 100 g,积雪草 150 g,杏仁 90 g,莲子肉 200 g,莲须 90 g,枳壳 100 g,冬瓜子 100 g,陈皮 60 g,青皮 60 g,核桃仁 250 g,大枣 150 g,黑芝麻 250 g,饴糖 300 g,阿胶 250 g(烊),鹿角胶 150 g(烊),明胶 50 g(烊)。

第二节 脂溢性脱发

一、脂溢性脱发的概念及临床表现

脂溢性脱发即雄激素性脱发,是一种非瘢痕性脱发,通常发病于青春期,表现为进行性头发直径变细、头发密度降低和脱发,直至出现不同程度的秃发,通常伴有头皮油脂分泌增多的症状。男女均可罹患。在我国,男性患病率约为 21.3%,女性患病率约为 6.0%。

脂溢性脱发是一种具有遗传倾向的多基因隐性遗传病。患者以 20 ~ 40 岁的男性青壮年为主,女性较少,多有家族史。其脱发常从前两侧发际开始,逐渐向头顶部扩展,前头与头顶部头发逐渐变得稀疏、纤细,终而大部分脱落。新生长的头发越来越细,柔软无力,失去光泽,脱发区皮肤光滑或仅遗留少许毳毛,前发际线从两侧后退,因而前额变高,形成俗称的“高额”。也有部分患者从头顶部开始脱发,脱发区皮肤光滑或呈一片均匀、稀疏、细软的头发,最终头顶部毛发大部或全部脱落,但枕后及头部两侧毛发基本保持正常。女性症状较轻,头顶毛发稀疏,但不会完全脱落。伴头皮油腻或头屑多。可有不同程度瘙痒。病程大多缓慢,脱发的速度与程度因人而异,可在数年内达到老年脱发程度,多为永久性脱发。但其仅发生头部脱发而胡须及其他处毛发不受侵犯。

二、中医病因病机

脂溢性脱发一般病程较长,多为虚实夹杂或本虚标实,属于中医学“发蛀脱发”“蛀发

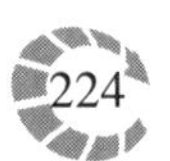

癣”范畴。本虚多为肾精亏虚，精不化血，血不养发，发无生长之源而脱落。正如中医所说的“发为肾之候”“发为血之余”，头发的生长多需要精和血。标实多为风、湿、热、瘀。

平素血热之体，复感风邪，或过食辛辣，或五志化火，耗血伤阴、化燥，致使阴血不能上奉巅顶，荣养毛发，毛根干涸，故发焦脱落。饮食失节，过食肥甘厚味，损伤脾胃，导致体内湿热内蕴，脾胃运化失职，水湿内聚化热，致使湿热上蒸巅顶，侵蚀发根，堵塞毛孔，精血难以荣养毛发而脱落。过度思虑用脑，耗阴伤血，久之劳伤肝肾，肝肾精血不足，不能荣养毛发，毛根失养，头发脱落致秃。

三、中医辨证分型及膏方调治

（一）膏方临证经验

本病初期以肝郁气滞、脾胃湿热为主，后期可出现气滞血瘀、肝肾不足之证。治疗以疏肝理气、健脾化湿、补肾活血生发为主。需辨明虚实，切忌见脱发就补肾。现代生活节奏紧张，人们压力较大，操劳、思虑过度，青壮年男性往往易出现脱发。初期从前两侧发际开始，逐渐向头顶部扩展，常常伴有精神抑郁，脾气暴躁，急躁易怒，善太息，舌质红，脉弦紧，证属肝郁气滞。治以疏肝、理气、活血，方选柴胡疏肝散加减。睡眠不佳者，加远志、合欢皮、夜交藤。血瘀阻塞血络，长期脱发，兼有舌质暗有瘀斑者，可适当加入活血化瘀药物，促进头部气血运行，可促进头发生长。如平素饮酒过多，暴饮暴食，嗜食油腻，或者过度减肥节食，损伤脾胃，见头发稀疏、油亮，状如涂油，有淡黄色的鳞屑固着难脱，自觉头皮瘙痒，舌质红，苔黄腻，脉细数，证属脾胃湿热。治以健脾、清热、除湿，方选萆薢渗湿汤加减。油腻甚者，加苍术、白术、茯苓、皂荚。如病程较长，头发焦枯发蓬，缺乏光泽或灰白色鳞屑飞扬，伴头昏，耳鸣，眼花，腰膝酸软，舌质淡红，苔厚腻，脉沉细，证属肝肾不足，脾虚湿盛。治以补肾健脾，方选七宝美髯丹合二陈汤加减。腰膝酸软、头昏、耳鸣，加桑寄生、杜仲、续断；头发油腻明显者，加泽泻、薏苡仁。

（二）辨证分型施膏

1. 肝郁气滞型

【主症】脱发从前两侧发际开始，逐渐向头顶部扩展，常常伴有精神抑郁，脾气暴躁，急躁易怒，善太息，舌质红，脉弦紧。

【治法】疏肝理气活血。

【膏方】疏肝活血生发膏。

【组成】柴胡 100 g，青皮 60 g，陈皮 60 g，川芎 100 g，枳壳 60 g，香附 100 g，赤芍 120 g，佛手 100 g，郁金 100 g，当归 120 g，丹参 120 g，桃仁 100 g，红花 60 g，侧柏叶 100 g，鸡血藤 100 g，枸杞子 60 g，黑芝麻 250 g，核桃仁 100 g，莲子肉 200 g，大枣 90 g，五味子 60 g，远志 100 g，阿胶 150 g（烊），龟甲胶 150 g（烊），鳖甲胶 150 g（烊）。

2. 脾胃湿热型

【主症】头发稀疏，头皮油亮，状如涂油，有淡黄色的鳞屑固着难脱，自觉头皮瘙痒，舌质红，苔黄腻，脉细数。

【治法】健脾清热除湿。

【膏方】清热除湿生发膏。

【组成】白花蛇舌草 100 g，公丁香 60 g，知母 90 g，连翘 90 g，鸡内金 60 g，泽泻 100 g，茯苓 100 g，白术 100 g，焦山栀 60 g，山楂 100 g，神曲 60 g，黄芩 90 g，当归 100 g，川芎 100 g，甘草 60 g，莲子肉 200 g，核桃仁 100 g，大枣 90 g，黑芝麻 100 g，饴糖 300 g，阿胶 250 g（烊）。

3. 肝肾不足，脾虚湿盛型

【主症】头发焦枯发蓬，缺乏光泽或灰白色鳞屑飞扬，伴头昏，耳鸣，眼花，腰膝酸软，舌质淡红，苔厚腻，脉沉细。

【治法】补肾健脾。

【膏方】补肾健脾生发膏。

【组成】女贞子 100 g，墨旱莲 100 g，丹参 100 g，当归 100 g，生地黄、熟地黄 150 g，仙鹤草 100 g，山楂 60 g，黄柏 60 g，薏苡仁 150 g，泽泻 100 g，白芷 60 g，灵芝 60 g，黑芝麻 250 g，核桃仁 100 g，莲子肉 200 g，大枣 90 g，酸枣仁 60 g，合欢皮 100 g，阿胶 150 g（烊），龟甲胶 150 g（烊），鳖甲胶 150 g（烊）。

第三节　湿　疹

一、湿疹的概念及临床表现

湿疹是指由多种内外因素引起的具有明显渗出倾向的皮肤炎症性反应。皮疹呈多形性，瘙痒明显，常对称分布，易复发，慢性期皮损局限而具有浸润和肥厚的特征。该病是皮肤科常见病，我国一般人群患病率约为 7.5%。随着全球工业化发展及环境气候的改变，其发病率正在全球范围内持续增长。湿疹相当于中医学“湿疮”“浸淫疮”等范畴。

根据病程和临床特点，湿疹一般分为急性、亚急性、慢性湿疹。急性湿疹表现为在红斑、水肿基础上出现粟粒大丘疹、丘疱疹、水疱、糜烂及渗出，病变中心往往较重，而逐渐向周围蔓延，外围又有散在丘疹、丘疱疹，故境界不清。治疗不当可转变成亚急性或慢性湿疹。亚急性湿疹红肿和渗出减轻，糜烂面结痂，可有少许鳞屑及轻度浸润，自觉有剧烈瘙痒。如经久不愈，则可发展为慢性湿疹；慢性湿疹表现为患部皮肤浸润性暗红斑，粗糙肥厚、苔藓样变，可伴有色素改变，明显瘙痒，延续数月或更久。

二、中医病因病机

湿疹的中医名称较多:如泛发全身,浸淫遍体,渗水极多者名“浸淫疮”;周身遍起红粟,瘙痒极甚为“粟疮”;抓之出血者名“血风疮”;若局限于一处,称为“湿毒疮”。发病部位不同,湿疹又有不同名称,如发于耳郭者称“旋耳疮”等。其他还有“湿癣”“四弯风”等名称。

该病是由于禀赋不耐,饮食失节,或过食辛辣刺激荤腥动风之物,脾胃受损,失其健运,湿热内生,又兼外受风邪,内外两邪相搏,风湿热邪浸淫肌肤所致。湿邪为外邪中之最,同样也是湿疮的基本病理因素,急性者以湿热为主;亚急性者多与脾虚湿恋有关;慢性者则多病久耗伤阴血,血虚风燥,乃至肌肤甲错。《医宗金鉴・血风疮》指出:“此证由肝、脾二经湿热,外受风邪,郁于肺经,致遍身生疮。形如粟米,瘙痒无度,抓破时,津脂水浸淫成片,令人烦躁、口渴、瘙痒,日轻夜甚。”《素问・至真要大论》指出“诸痛痒疮,皆属于心”“诸湿肿满,皆属于脾”,故皮损的发生与内在脏腑病变存在着密切的联系。赵炳南认为,其发病原因十分复杂,一句话概之,即内在之湿热与外在之感受热湿之邪相互搏结而致。综上,本病与风、湿、热邪以致心、肝、脾、肺等脏腑受累有关。

三、中医辨证分型及膏方调治

(一)膏方临证经验

本病治则以标本兼顾,内外并治,整体与局部相结合为基本原则。以控制症状,减少和预防复发,提高患者生活质量为基本目的。湿疹早期当驱邪为主,后期则以扶正祛邪为主。湿邪易与他邪合而致病,且黏滞缠绵,故健运除湿应贯穿治疗的始终。

湿疹初期,以疏风清热除湿为主。临床用药如车前草、土茯苓、茯苓皮、泽泻等,药味甘淡利湿而不伤阴,可用于阴伤与湿邪并见之证;黄芩、黄柏、苦参、槐花、蒲公英、白鲜皮苦寒燥湿;苍术、厚朴、薏苡仁、藿香芳香化湿;附子、吴茱萸、干姜、小茴香可以温化寒湿;金银花、连翘、羌活、防风、徐长卿可祛风利湿止痒;陈皮、半夏、枳壳、山楂、山药、甘草运脾和胃,符合“脾主运化”的特点;湿邪积聚日久成瘀,可用山棱、莪术、川芎、丹参活血化瘀。如肝火盛,可用龙胆草、栀子、柴胡、枳壳疏肝清肝之品;如肺热明显,可用桑白皮、地骨皮以泻肺热。

湿疹后期,体虚血弱,阴阳失调或儿童因脏腑娇嫩,形气未充,当选用党参、黄芪益气健脾,补肺生津;当归及熟地黄补血生气,养血祛风;玄参、南北沙参、麦冬、石斛养阴润肤。此外,为避免膏方过于滋腻妨碍脾胃运化,可配理气之品如半夏、陈皮、佛手及砂仁等。

(二)辨证分型施膏

1. 阴虚内热型

【主症】皮损潮红或暗红,遇热则痒,夜间为甚,瘙痒剧烈,抓破后少量渗液,部分皮疹

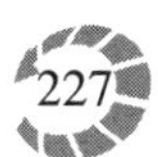

增厚苔藓化，全身皮肤干燥，伴心烦口渴，身热不扬，大便干，小便短赤，舌红，苔薄白或黄，脉滑或数。

【治法】滋阴清热，润肤止痒。

【膏方】养阴润肤膏。

【组成】知母 90 g，黄柏 90 g，车前草 90 g，木贼 90 g，当归 120 g，防风 90 g，菊花 60 g，桑白皮 150 g，焦栀子 120 g，地黄 120 g，白芍 120 g，陈皮 90 g，牡丹皮 120 g，丹参 120 g，玉竹 90 g，南沙参 150 g，北沙参 150 g，石斛 120 g，麦冬 90 g，茯苓 150 g，炒白术 100 g，薏苡仁 200 g，山药 200 g，地肤子 100 g，冬瓜子 100 g，白鲜皮 100 g，红枣 150 g，冰糖 300 g，明胶 50 g(烊)，鳖甲胶 250 g(烊)，核桃肉 250 g，龟甲胶 150 g(烊)。

2. 脾虚湿蕴型

【主症】皮损潮红，有丘疹，丘疱疹，瘙痒，抓后糜烂渗出，伴纳少，腹胀便溏，易食物过敏，易疲乏；舌淡胖，苔白腻，脉濡缓。

【治法】理气健脾，化湿止痒。

【膏方】健脾润肤膏。

【组成】党参 120 g，焦白术 120 g，陈皮 100 g，鸡内金 60 g，枳壳 100 g，山楂炭 100 g，金银花 100 g，黄芩 100 g，土茯苓 150 g，茯苓皮 150 g，桑白皮 100 g，白鲜皮 100 g，厚朴 100 g，苍术 100 g，徐长卿 100 g，薏苡仁 150 g，山药 200 g，甘草 60 g，北沙参 120 g，明胶 50 g(烊)，黑芝麻 250 g，阿胶 200 g(烊)，冰糖 100 g。

3. 气滞血瘀型

【主症】皮肤色暗或色素沉着，皮肤粗糙肥厚，苔藓化，干燥脱屑，散发结节性痒疹，剧痒难忍，伴有口干不欲饮，纳差，舌暗，苔少，脉弦细。

【治法】行气活血，化瘀止痒。

【膏方】活血润肤膏。

【组成】桃仁 100 g，红花 30 g，牡丹皮 120 g，川芎 100 g，地黄 120 g，当归 120 g，丹参 100 g，白芍 100 g，益母草 100 g，枳壳 100 g，陈皮 60 g，青皮 60 g，地肤子 100 g，白鲜皮 100 g，麦冬 100 g，石斛 60 g，茯苓皮 150 g，桑白皮 100 g，核桃仁 250 g，大枣 150 g，阿胶 250 g(烊)，龟甲胶 150 g(烊)，明胶 50 g(烊)。

第四节　老年性皮肤瘙痒症

一、老年性皮肤瘙痒症的概念及临床表现

老年性皮肤瘙痒症是以全身皮肤瘙痒为主要症状而无原发性皮损的皮肤病，以老年人为多见。主要表现为皮肤干燥伴剧烈瘙痒，搔抓后可引起抓痕、血痂、皮肤肥厚和苔藓

样变等皮损。该病好发于秋冬季节，少数也有夏季发病。

皮肤瘙痒是皮肤或黏膜的一种引起搔抓欲望的不愉快感觉。许多活性物质（主要包括组胺、蛋白酶、前列腺素E、神经肽类物质等）可为瘙痒的化学介质。全身性瘙痒往往表现为痒无定处，瘙痒程度不尽相同，常为阵发性且夜间加重；局限性瘙痒症表现为局部阵发性剧痒，好发于女阴、阴囊、肛周、小腿、头皮等部位。现代医学认为，老年性皮肤瘙痒症是由于老人皮脂腺萎缩、分泌减少，表皮角质层中所含水分减少，痒阈降低导致，躯干多见。女性患者可能是绝经后综合征的一种表现。

二、中医病因病机

本病属中医学"风痒""血风疮""痒风"等范畴。《诸病源候论》一书中记载："风瘙痒者，是乃体虚受风、风如腠理，与气血相搏，往来于皮肤之间，邪气微，无法冲击为痛，进而瘙痒。"表明老年性皮肤瘙痒症的发病主要由血虚风燥、肌肤失痒，又受风邪而致。清代《外科证治全书·痒风》中形容该病临床表现为"遍身瘙痒，并无疮疥，搔之不止"。

老年性皮肤瘙痒症的发病与机体营卫气血、经络脏腑息息相关。肌肤腠理受邪，必渐趋于内；脏腑有病，亦可形之诸于外。老年人气血日衰，久至气血不足，或久病耗伤阴血，皆可致血虚，生风化燥，肌肤失养。风从内生，风胜则燥，风燥又伤血，故血虚皮肤失润，肤燥发痒。此外，饮食不节，过食辛辣、油腻，或饮酒，损伤脾胃，湿热内生，化热生风，内不得舒泄，外不得透达，郁于皮肤腠理亦可发病。该病特点为皮肤阵发性瘙痒，搔抓后常出现抓痕、血痂、色素沉着和苔藓样变等继发性损害。患者常因瘙痒剧烈而影响睡眠，伴有头晕、精神忧郁及食欲减退等临床症状。

三、中医辨证分型及膏方调治

（一）膏方临证经验

本病治以养血润肤、祛风止痒。若并发内部疾病，应及时寻找原因，采用标本兼顾、内外兼治的方法治疗。

久病易致气血虚弱，而气能生血，故可重用黄芪、党参以补脾益气。瘙痒日久不愈者加全蝎、乌梢蛇、地骨皮以通经络；阴虚口干甚者加芦根、天花粉、麦冬以滋内阴；舌红剥苔者重用生地黄、白茅根以清热滋阴；口干兼大便干结者加知母、黄柏以滋阴通便；伴失眠多梦者加枣仁、合欢皮、柏子仁等以养心安神。老年性皮肤瘙痒症若因搔抓过度继发湿疹样皮疹或皮肤感染，此为血虚阴亏基础之上，复感风湿热之邪，可加金银花、黄连、蒲公英、徐长卿等祛风清热，除湿解毒之品。皮损苔藓化表现明显者可加阿胶、丹参以活血补血。

（二）辨证分型施膏

该病以血虚风燥型为主。

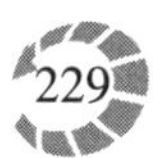

【主症】皮肤干燥,抓破后可有少量脱屑,抓痕累累。

【治法】养血润肤,祛风止痒。

【膏方】补血润肤止痒膏。

【组成】当归 150 g,川芎 90 g,地黄 150 g,炒白芍 100 g,白蒺藜 90 g,防风 90 g,荆芥 90 g,黄芪 150 g,蜜炙甘草 90 g,丹参 120 g,山药 150 g,茯苓 150 g,炒白术 100 g,桃仁 90 g,桑椹 90 g,酸枣仁 90 g,仙鹤草 90 g,陈皮 60 g,玉竹 90 g,麦冬 90 g,南沙参 150 g,北沙参 150 g,生山楂 150 g,红枣 150 g,冰糖 300 g,陈阿胶 250 g(烊),黑芝麻 250 g,鳖甲胶 250 g(烊),龟甲胶 150 g(烊)。

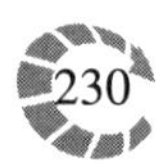

第十六章 常见癌症的膏方调治

第一节 肺 癌

一、肺癌的概念及临床表现

肺癌是原发于肺部的一种起源于肺泡上皮、支气管上皮的恶性肿瘤。近年来,肺癌的发病率逐年升高,成为目前发病率最高的癌症,严重威胁人民生命健康。肺癌的临床表现常为无痰或少痰的刺激性干咳或刺激性呛咳,痰内可间断或持续性带血,病情严重者可出现咯血。向支气管内生长的肿瘤阻塞部分气道时,可出现呼吸困难、喘息,甚至哮鸣等症,可同时伴见发热、消瘦等全身症状。肺部肿瘤压迫神经时,患者可出现声音嘶哑、眼睑下垂、眼球内陷、瞳孔缩小、颈部少汗等症。当肺部肿瘤侵犯胸膜或胸壁时,可导致胸膜或胸壁疼痛、压痛,引起呼吸困难、胸膜渗出及胸腔积液。部分患者可见"杵状指"体征。

二、常见病因

肺癌的病因和发病机制尚不完全清楚,研究表明与以下因素有关。

(1)吸烟:目前认为吸烟是肺癌的重要危险因素,烟叶、烟雾中含有的焦油和苯等多种致癌剂,可导致肺癌发生。

(2)大气污染:汽车排出的废气、道路与房屋建筑中使用的沥青等都含有致癌物质,工业发达国家的肺癌发病率高于工业落后的国家,城市高于农村,这可能与大气污染有关。

(3)职业致癌因子:烟尘、二氯甲醚、烟、焦油、镍冶炼、铬、有机砷化合物、沥青、煤、石棉和氯乙烯等都是致癌因子。

(4)电离辐射:放射线的照射可造成肺癌等多种恶性肿瘤,职业性接触放射线者发生肺癌的危险性增高。

(5)肺部慢性疾病:病毒感染、真菌感染和慢性支气管炎等慢性感染均可能增加吸烟者发生肺癌的危险性。

(6)遗传因素:肺癌还存在遗传倾向。

(7)其他原因:机体免疫功能。此外,肺癌的发生还与心理因素和饮食营养等有关。

三、中医病因病机

本病的发生与正气盛衰和邪毒入侵有较密切的关系。

(1)正气内虚:所谓“正气存内,邪不可干”“邪之所凑,其气必虚”,正气内虚,脏腑阴阳失调,是罹患肺癌的主要基础。年老体衰者,因患慢性肺部疾病,以致肺气耗损;或七情内伤,气逆气滞,气机升降失调;或过度劳累,肺气亏虚,外邪乘虚而入,客邪留滞不去,气机不畅,终致肺部血行瘀滞,结而成实。

(2)烟毒内侵:“烟为辛热之魁”,长期吸烟,热灼津液,阴液内耗,致肺阴不足,久则气阴亏虚,加之烟毒之气内蕴,羁留肺窍,阻塞气道,而致痰湿瘀血凝结,日久成实。

(3)邪毒侵肺:肺为娇脏,若邪毒侵袭,致使肺气肃降失司,肺气瘀滞不宣,进而血瘀不行,毒瘀互结,久而成实。

(4)痰湿聚肺:脾主运化,脾虚运化失调,水谷精微不能生化输布,致湿聚生痰,留于脏腑;或饮食不节,水湿痰浊内聚,痰贮于肺络,肺气宣降失常,痰凝气滞;或肾阳不足,失于温化水饮,水饮上犯于肺,进而导致气血瘀阻,毒聚邪留,郁结胸中,久而成实。

四、中医辨证分型和膏方调治

1. 阴虚内热型

【主症】咳嗽无痰,或痰少难咳,痰中带血丝,或少量咯血,心烦口干,胸痛气急,潮热盗汗,尿短赤,形体消瘦。舌质红少津,苔少或花剥,脉细数。

【治法】滋阴清热,润肺生津,佐以抗癌。

【膏方】清热抗癌膏。

【组成】百合 100 g,生地黄 100 g,熟地黄 100 g,玄参 150 g,麦冬 150 g,当归 100 g,白芍 100 g,浙贝母 150 g,杏仁 100 g,桑白皮 100 g,瓜蒌 100 g,黄芩 150 g,半枝莲 100 g,白花蛇舌草 100 g,南沙参 100 g,人参 100 g,五味子 150 g,天冬 150 g,百部 100 g,生薏苡仁 100 g,枇杷叶 100 g,败酱草 100 g,牡丹皮 100 g,栀子 100 g。

【制法】上药共以水煎透,去渣再熬浓汁,加蜂蜜 200 g、阿胶 100 g、龟甲胶 200 g、黄酒 500 mL 收膏,冷藏备用。

【服法】早、晚饭后半小时服用 10 g,以温开水送服。

2. 脾虚痰湿型

【主症】咳嗽痰多,清稀色白,神疲乏力,胸闷纳少,腹胀便溏,肢体浮肿,面色㿠白,动则气促。舌胖,舌边有齿印,舌质淡,苔薄白腻,濡缓或濡滑。

【治法】益气健脾,化痰抗癌。

【膏方】祛湿救肺膏。

【组成】黄芪 200 g，麦冬 150 g，五味子 100 g，白术 100 g，茯苓 150 g，姜半夏 100 g，山药 200 g，白花蛇舌草 100 g，陈皮 150 g，枳实 100 g，杏仁 120 g，人参 150 g，延胡索 90 g，炙甘草 100 g，厚朴 90 g，焦神曲 150 g，焦麦芽 150 g，焦山楂 150 g，水红花子 100 g，生薏苡仁 100 g。

【制法】上药共以水煎透，去渣再熬浓汁，加蜂蜜 200 g、阿胶 200 g、黄酒 500 mL 收膏，冷藏备用。

【服法】早饭后半小时服用 15 g，晚饭后半小时服用 10 g，以温开水送服。

3. 气阴两虚型

【主症】咳嗽痰少，痰中带血丝，或咳血痰，神疲乏力，气短懒言，动则喘促，畏风自汗，胸闷纳呆。舌质淡红或偏红，舌体胖，边有齿痕，苔薄白或薄黄，脉沉细或细弱。

【治法】益气养阴，解毒抗癌。

【膏方】益气养阴抗癌膏。

【组成】人参 150 g，麦冬 150 g，五味子 90 g，黄芪 300 g，桑白皮 100 g，熟地黄 150 g，浙贝母 120 g，半枝莲 100 g，白花蛇舌草 100 g，枇杷叶 100 g，沙参 120 g，百合 150 g，白术 120 g，木香 60 g，砂仁 30 g，陈皮 120 g，生地黄 150 g，西洋参 100 g，厚朴 150 g，苍术 100 g，泽泻 100 g，茯苓 150 g，茯神 150 g，山萸肉 150 g，女贞子 100 g。

【制法】上药共以水煎透，去渣再熬浓汁，加蜂蜜 200 g、阿胶 200 g、黄酒 500 mL 收膏，冷藏备用。

【服法】早饭后半小时服用 10 g，晚饭后半小时服用 15 g，以温开水送服。

4. 气滞血瘀型

【主症】咳嗽咳痰不爽，咳嗽带血，胸闷胸痛如刺，痛有定处，大便秘结，唇甲紫暗，甚则肌肤甲错，皮肤浅静脉怒张暴露。舌质暗或有瘀斑、瘀点，苔薄腻或薄黄腻，脉细涩或弦细。

【治法】活血化瘀，理气止痛，佐以抗癌。

【膏方】疏肝活血抗癌膏。

【组成】柴胡 60 g，赤芍 150 g，枳壳 100 g，当归 150 g，生地黄 150 g，桃仁 100 g，丹参 150 g，瓜蒌 100 g，红花 60 g，生黄芪 150 g，陈皮 150 g，桔梗 60 g，白花蛇舌草 100 g，莪术 90，香附 120 g，半夏 90 g，牛膝 100 g，白芍 100 g，川芎 100 g，杏仁 100 g，木香 100 g。

【制法】上药共以水煎透，去渣再熬浓汁，加蜂蜜 200 g、阿胶 200 g、黄酒 500 mL 收膏，冷藏备用。

【服法】早、晚饭后半小时服用 10 g，以温开水送服。

5. 肾阳亏虚型

【主症】咳嗽气急，动则喘促，耳鸣目眩，腰膝酸软，面青肢冷，畏寒神疲。舌质淡，苔薄白，脉沉细。

【治法】补肾温阳,佐以抗癌。

【膏方】补肾助阳抗癌膏。

【组成】制附片 60 g(先煎),熟地黄 150 g,山茱萸 150 g,山药 200 g,泽泻 150 g,茯苓 150 g,牛膝 150 g,菟丝子 100 g,肉苁蓉 150 g,白花蛇舌草 100 g,桂枝 100 g,白芍 100 g,麸炒白术 150 g,陈皮 150 g,杜仲 100 g,鸡内金 100 g,焦神曲 100 g,焦麦芽 100 g,焦山楂 100 g,厚朴 100 g,制首乌 100 g,益母草 100 g。

【制法】上药共以水煎透,去渣再熬浓汁,加蜂蜜 200 g、阿胶 200 g、鹿角胶 100 g、黄酒 500 mL 收膏,冷藏备用。

【服法】早、晚饭后半小时服用 15 g,以温开水送服。

第二节　食管癌

一、食管癌的概念及临床表现

食管癌(esophageal carcinoma)是一种常见的发生于食管上皮组织的消化道肿瘤。我国是世界上食管癌高发地区之一,据统计每年我国因食管癌致死的患者约为 15 万人。本病发病年龄多在 40 岁及以上,男性患者多于女性患者。

食管癌的症状常呈现进行性加重,初期只是干硬的食物难以下咽,继而是半流食,最后甚至连水都不能咽下。食管癌早期症状一般不明显,可仅出现吞咽时喉中有哽噎感,胸骨后烧灼样或针刺样疼痛。此时病情较轻,一般患者不会引起重视。到中晚期可并见呕血、黑便、呼吸困难等症状。肿瘤内含有丰富的血管,而血管壁十分脆弱,极易破裂出血。出血可能随着咳嗽或呕吐而出。若是向下进入消化道由粪便中排出,则会出现黑便。由于食管与气管临近,肿瘤扩大后,可压迫气管和喉返神经,造成患者呼吸困难或声音沙哑,甚至并发呼吸道感染。持续胸痛和背痛是晚期的明显症状,表示癌细胞已经扩散到食管外,由于长时间进食困难,患者逐渐出现身体消瘦、倦怠无力,甚至脱水。若癌细胞转移到其他脏器,比如肝或脑,可出现腹水、黄疸,甚至昏迷。

二、常见病因

食管癌的发病除了与自身因素有关外,还与饮食习惯、生活环境、遗传等有密切的关系。

(1)饮食习惯:大量的吸烟、酗酒能够诱发食管癌。长期吸烟者食管上段和中段癌发病率显著升高。酒本身不会直接导致癌症的产生,但致癌物溶于酒精由食管进入体内,造成食管黏膜损伤,久而久之易发癌变。此外进食过快、嗜食烫食也容易损伤食管上皮细胞,长期反复刺激可导致上皮细胞变性,增加癌变的概率。我国部分地区的人民喜好

腌制的食物，比如咸菜、酸菜等，其中含有的亚硝胺类化合物是一种公认的致癌物质，长期食用很容易造成食管癌的发生。

(2)真菌及病毒感染：霉变食物的致癌作用已经得到了广泛证实，而霉变食物中的某些真菌才是食管癌的重要影响因素。真菌不仅能将硝酸盐还原成亚硝酸盐，也能分解蛋白质，促进亚硝胺的合成，导致癌症发生。

(3)营养物质的缺乏：蛋白质、维生素和矿物质均可以保护机体，多食用新鲜的水果、蔬菜和维生素有抗癌的效果，预防食管癌的发生。相对而言，维生素和蛋白质的缺乏可增加食管癌的发病可能。

(4)遗传因素：有癌症家族史的患者及其亲属的免疫功能明显低于常人，故有食管癌家族史的人应尤其注意，定时体检。

三、中医病因病机

中医将食管癌归属于“噎膈”“噎证”“膈塞”“膈气”等范畴。噎，指食物下咽时喉间噎塞不顺；膈，即食管阻塞，饮食不能入胃，食入即吐。噎膈首次记载于《黄帝内经》，历代医家对噎膈进行了多方面的探究，形成了一套较为完整的辨证体系。

中医认为噎膈的病位在食管，属胃，与肝、脾、肾有着密切的关系。由多种原因所形成的痰、气、瘀交结阻于食管和胃脘所致。本病总属本虚标实，包含虚实两方面。本虚主要以脾肾亏虚为主，津液亏耗不能濡养食管；标实为气滞、痰凝、血瘀交结阻于食管，导致饮食难下或食后复出。本病初起以邪实为主，病情较轻，但随着病情不断发展，气结、痰阻、血瘀愈显，喉中梗塞感更甚；病情后期由于胃津亏耗，进而损及肾阴，阴损及阳，阴阳俱损，最终而成噎膈重证。

四、中医辨证分型和膏方调治

1. 痰气交阻型

【主症】吞咽时如有异物梗塞，呕吐痰涎；胸胁痞满，或伴疼痛，情志抑郁时症状加重，嗳气呃逆；口干，大便秘结。舌质红，苔薄腻，脉弦滑。

【治法】化痰开郁，润燥降气。

【膏方】开郁消噎膏。

【组成】人参 300 g，半夏 200 g，苏梗 200 g，丁香 150 g，白术 200 g，炙甘草 200 g，旋覆花 150 g，丹参 150 g，郁金 200 g，浙贝母 300 g，枳壳 200 g，代赭石 300 g，陈皮 200 g，木香 150 g，茯苓 250 g，荷叶 200 g，砂仁 200 g，厚朴 150 g，杏仁 100 g，桃仁 100 g，皂角刺 100 g。

【制法】上药共以水煎透，去渣再熬浓汁，加琼脂 200 g、炼蜜 150 g 收膏，冷藏备用。

【服法】早、晚饭后半小时服用 10 g，以温开水送服。

2. 津亏热结型

【主症】吞咽时如有异物梗塞伴有疼痛，食后复出，甚至水饮不可进；心烦口渴，口干呕恶，胃脘灼热，五心烦热，皮肤干枯，形体消瘦，大便干结。舌质光红、干燥少津，脉细数。

【治法】滋阴清热，润燥生津。

【膏方】润燥开膈膏。

【组成】北沙参 250 g，麦冬 300 g，生地黄 250 g，玉竹 250 g，蒲公英 200 g，黄芪 100 g，天花粉 250 g，白花蛇舌草 100 g，石斛 200 g，炙甘草 300 g，白扁豆 200 g，石膏 200 g（打碎先煎），桑叶 250 g，陈皮 200 g，半枝莲 100 g，生薏苡仁 150 g，西洋参 100 g，紫花地丁 150 g，蒲黄 100 g，薄荷 40 g。

【制法】上药共以水煎透，去渣再熬浓汁，加阿胶 250 g、鳖甲胶 150 g、炼蜜 250 g、黄酒 500 mL 收膏，冷藏备用。

【服法】早饭后半小时服用 10 g，晚饭后半小时服用 15 g，以温开水送服。

3. 瘀血内结型

【主症】饮食难下，呕恶吐逆，甚至呕吐物如赤豆汁，或便血；胸膈疼痛，痛处固定不移，夜间加重，吞咽加重；面色晦暗，肌肤甲错，形体消瘦，大便秘结。舌质紫暗，脉细涩。

【治法】破结行瘀，滋阴养血。

【膏方】破瘀开膈膏。

【组成】生地黄 300 g，熟地黄 200 g，人参 150 g，黄芪 150 g，三七 90 g，丹参 200 g，红花 200 g，桃仁 150 g，杏仁 150 g，桔梗 150 g，当归 200 g，乳香 200 g，没药 200 g，威灵仙 300 g，五灵脂 200 g，蒲黄 200 g，厚朴 100 g，苍术 100 g，茯苓 150 g，土鳖虫 100 g，川芎 100 g。

【制法】上药共以水煎透，去渣再熬浓汁，加阿胶 250 g、鳖甲胶 150 g、炼蜜 200 g、黄酒 500 mL 收膏，冷藏备用。

【服法】早、晚饭后半小时服用 10 g，以温开水送服。

4. 气虚阳微型

【主症】饮食不下，呕吐痰涎白沫；面色㿠白，面目浮肿，肢体浮肿，形寒肢冷，气促气短，乏力倦怠，腹胀便溏。舌质淡，舌体胖大，或边有齿痕，苔白，脉细弱。

【治法】温补脾肾。

【膏方】脾肾双补平噎膏。

【组成】黄芪 300 g，人参 200 g，葛根 150 g，苏梗 150 g，旋覆花 100 g，代赭石 100 g，茯苓 200 g，白术 200 g，大枣 250 g，半夏 100 g，陈皮 200 g，附子 60 g（先煎），砂仁 200 g，生姜 150 g，炙甘草 100 g，竹沥 200 g，麦冬 200 g，丁香 150 g，白豆蔻 200 g，肉桂 60 g，干姜 60 g。

【制法】上药共以水煎透，去渣再熬浓汁，加阿胶 250 g、鹿角胶 150 g、炼蜜 200 g、黄酒 500 mL 收膏，冷藏备用。

【服法】早、晚饭后半小时服用 15 g，以温开水送服。

第三节　原发性肝癌

一、原发性肝癌的概念及临床表现

原发性肝癌(primary carcinoma of the liver)是指由肝细胞或肝内胆管上皮细胞发生的恶性肿瘤，居恶性肿瘤死亡率第二，是我国较为常见的肿瘤病之一。目前，全世界范围内肝癌发病率较高，每年有 30 万 ~35 万人死于本病。现有的流行病学调查显示，本病好发于中年男性，男女发病率比例为(5 ~6)∶1。

原发性肝癌起病较为隐匿，临床表现呈多样化，当不适症状明显时疾病多已进入中后期。首先，因肿瘤增大牵拉肝包膜而引起肝区疼痛，以胀痛、钝痛、刺痛等为主，夜晚疼痛加重，这是肝癌最常见的临床表现；其次，因肿瘤的生长，肝脏可呈进行性增大、表面凹凸不平，如肝左叶肿瘤时可常见剑突下凸起的肿块；在疾病终末期，当肿瘤压迫大胆管或癌栓阻塞时，常出现梗阻性黄疸；如患者有长期慢性肝病病史，当肝癌发生后，可导致腹水迅速增加，应用利尿剂效果往往较差；同时，因肿瘤消耗而引起的进行性消瘦、低热、营养不良、疲乏无力等症状，往往为本病最早出现的表现，需引起重视。

二、常见病因

在近年来的研究中，原发性肝癌的病因主要有下列五方面。

(1)病毒性肝炎：我国是乙型病毒性肝炎的高发国家，而多数患者仍未进行规范的抗病毒治疗。在早期的研究中，我国肝癌患者中约 90% 的患者都有乙肝感染的病史，因此，乙肝作为肝癌的危险因素需引起我们重视。同样，共用针头、输血、拔牙等不良卫生习惯常导致丙肝感染，而丙肝较乙肝更易导致肝硬化。甲肝、戊肝多为急性发病，一般不转为慢性，故诱发肝癌可能性较小。

(2)饮酒及食物：长期饮酒不仅会造成酒精性肝病，同时也会加快乙肝、丙肝患者疾病进展，加速肝纤维化、肝硬化的形成，促进肝癌的发生。同样，不良的饮食习惯如长期食用霉变食物(含黄曲霉素)或腌制食物(含亚硝胺)等同样可增加肝癌的发病率。

(3)遗传因素：目前，有越来越多的研究将肝癌的易感因素指向家族遗传。如乙肝患者家族中出现肝癌患者，则该家庭全部患乙肝成员均需进行定期检查。除家族基因因素外，本病发生仍与家族饮食习惯、生活作息、生活环境等有关。

(4)寄生虫与毒物：亚硝胺类、偶氮芥类及有机氯等化合物均可诱发肝癌。同时，长期食用生海鲜、饮生水等不洁饮食习惯极易感染血吸虫、华支睾吸虫等寄生虫，造成肝硬化甚至肝癌。

（5）自身免疫性肝病：自身免疫性肝病如自身免疫性肝炎（AIH）、原发性胆汁性胆管炎（PBC）、原发性硬化性胆管炎（PSC）等，作为近年来造成肝硬化的新发因素，逐渐被临床医生所重视。自身免疫性肝病以特异性胆管损伤为特点，起病隐匿、症状重、难治疗，成为肝硬化、肝癌预防的新难点。目前，该类疾病的诊断主要以病理学及免疫学检查为主，早期发现对于该病的治疗有着重大意义。

原发性肝癌在临床上分为肝细胞癌、胆管细胞癌、混合型肝癌。当肿瘤形成后，既能在肝内转移形成多发病灶，也能通过血液转移、淋巴转移、种植转移等途径播散全身。血行转移最常见的部位为肺，其次为肾上腺、胸、肾及骨骼；淋巴转移常累及肝门、脾、胰、主动脉旁的淋巴结；种植转移较为少见，经肝表面脱落的肿瘤细胞，常种植于腹膜、盆腔及横膈等部位，引起血行腹腔积液、胸腔积液。值得注意的是，女性患者常伴有卵巢转移。

三、中医病因病机

原发性肝癌与中医病名中的“积聚”在临床表现上较为相似，积聚是由于素体虚弱、感受外邪，或情志所伤、久病不愈等，引起正气亏虚，脏腑失和，气、血、痰瘀阻壅滞腹中而成，以腹中结块、时胀时痛为特点。张仲景在《金匮要略·五脏风寒积聚病脉证并治》中指出：“积者，脏病也，终不移；聚者，腑病也，发作有时。”提出积与聚在病变性质上的区别。积触之有形，固定不移，痛有定处，多为血分之病；聚触之无形，聚散无常，痛无定处，多为气分之病。

积聚发生与情志失调、饮食所伤、外邪侵袭或病后体虚、黄疸经久不愈等因素相关。

（1）情志失调：情志抑郁、悲伤过度或平素多愁善感，易引起肝气郁滞不畅，脏腑失和，气机阻滞，气滞血瘀，血行不畅，久而久之，则生积聚。

（2）饮食所伤：如长期饮酒，饥饱失宜，或因虫积所伤，过食肥甘、辛辣生冷食物，导致脾胃受损，运化无能，精微难布，痰浊凝滞而成聚。痰聚日久入于脏腑，痰浊与气血相搏结而成积。

（3）外邪侵袭：《诸病源候论·积聚病诸侯》中有云，“诸脏受邪，初未能为积聚，留滞不去，乃成积聚”。寒、热、湿等外邪侵入人体、邪恋难去之时，脏腑失和，气血运行不畅，气滞血瘀而痰瘀成形，日久发为积聚。

（4）他病续发：黄疸、感染虫毒、虚劳等疾病久而不愈，湿热蕴结，气血壅滞，营血亏虚，均可以导致积聚的形成。

在疾病的发展过程中，寒邪、湿热、痰浊、食滞、虫积等因素错综复杂，可影响气血津液的运行并损伤人体正气。因此，气滞、血瘀、痰结是本病的主要病理变化，气机郁滞、瘀血内结是其主要的病机。

本病病位在肝脾。肝主疏泄，能行气、藏血；脾主运化，能生气、统血。肝脾不和则气血不调，气滞血瘀，腹中结块。本病初起多表现为聚，病机以气滞为主，此时病情较轻，正气未虚，给予疏肝行气、开郁散结之法多能有效缓解。如未及时治疗，气滞日久则痰、气、血瘀滞不通而发展成积，此时正气虚弱，疾病的治疗应以扶正为主，兼以祛邪，此时较为难治。

四、中医辨证分型和膏方调治

1. 肝气郁结型

【主症】肝区胀痛，痛无定处，时聚时散，腹中结块柔软，按之无形，胃脘胁肋胀闷不适，肝区胀痛感常随情绪波动而加重。舌淡红，苔薄白，脉弦或弦滑。

【治法】疏肝解郁，行气消聚。

【膏方】行气散结保肝膏。

【组成】柴胡 150 g，黄芩 150 g，人参 200 g，姜半夏 100 g，陈皮 150 g，厚朴 150 g，枳壳 150 g，白术 150 g，苍术 150 g，黄连 100 g，木香 150 g，郁金 100 g，莪术 60 g，酒大黄 60 g，茯苓 150 g，炒山楂 150 g，炒神曲 150 g，焦麦芽 150 g，海螵蛸 200 g，川芎 100 g，当归 150 g，炙甘草 100 g。

【制法】上药共以水煎透，去渣再熬浓汁，加阿胶 100 g、蜂蜜 350 g、黄酒 500 mL 收膏，冷藏备用。

【服法】早、晚饭后半小时服用 15 g，以温开水送服。

2. 气滞血阻型

【主症】腹部或剑突下可触及肿块，质地坚硬、固定不移，胀痛频频；口唇、面色暗滞无光泽；胁肋及胃脘胀闷不适、食后尤甚。舌质暗，苔薄白，脉沉弦。

【治法】理气活血，消积破瘀。

【膏方】行气破瘀护肝膏。

【组成】陈皮 150 g，大腹皮 150 g，厚朴 150 g，苍术 150 g，当归 100 g，川芎 150 g，桃仁 100 g，红花 100 g，太子参 150 g，丹参 150 g，三七 60 g，柴胡 100 g，枳壳 150 g，五灵脂 100 g，蒲黄 100 g，莪术 100 g，香附 150 g，大枣 150 g，焦山楂 100 g，炒神曲 100 g，炒麦芽 100 g，海螵蛸 300 g，煅牡蛎 150 g，炙甘草 100 g。

【制法】上药共以水煎透，去渣再熬浓汁，加阿胶 150 g、鹿角胶 150 g、蜂蜜 350 g、黄酒 500 mL 收膏，冷藏备用。

3. 瘀血内停型

【主症】腹部或剑突下肿块质地坚硬、逐渐增大，疼痛以刺痛或隐痛为主，疼痛夜间加重；可有夜间低热、进行性体重减轻；食欲减退，纳食减少，倦怠乏力；面色晦暗，口唇紫暗；女子可见月经难下。舌质暗红，舌有瘀点、瘀斑，苔白，脉沉细涩。

【治法】逐瘀消癥，软坚散结。

【膏方】软坚散瘀保肝膏。

【组成】陈皮 150 g，大腹皮 150 g，桃仁 150 g，红花 100 g，当归 150 g，川芎 150 g，赤芍 150 g，生地黄 100 g，三棱 100 g，莪术 100 g，木香 150 g，香附 150 g，枳壳 150 g，延胡索 200 g，五灵脂 150 g，牡丹皮 150 g，三七 50 g，人参 200 g，白术 150 g，茯苓 200 g，茯神 200 g，山楂 200 g，海螵蛸 300 g，炙甘草 200 g，制大黄 100 g。

【制法】上药共以水煎透，去渣再熬浓汁，加阿胶 300 g、蜂蜜 350 g、黄酒 500 mL 收膏，冷藏备用。

4. 正气虚损型

【主症】久病体弱，消瘦形脱，腹中肿块坚硬、按之剧痛；倦怠乏力，食欲减退，甚至饮食不进，面色萎黄或黧黑；头面浮肿，腹扁如舟或腹胀如鼓，二便不利或便如黑漆；或有齿衄，鼻衄。舌质淡，色紫暗，舌体淡胖，苔少或无苔，脉沉细弱。

【治法】补气生血，扶正攻积。

【膏方】扶正化积膏。

【组成】人参 200 g，丹参 200 g，三七 60 g，熟地黄 200 g，当归 100 g，川芎 150 g，白芍 150 g，茯苓 200 g，茯神 200 g，白术 250 g，炙黄芪 250 g，陈皮 150 g，厚朴 150 g，大腹皮 150 g，附子 90 g，牛膝 150 g，车前子 300 g，路路通 100 g，香附 150 g，水红花子 150 g，生薏苡仁 100 g，制大黄 50 g。

【制法】上药共以水煎透，去渣再熬浓汁，加阿胶 300 g、鹿角胶 300 g、龟甲胶 300 g、蜂蜜 350 g、黄酒 500 mL 收膏，冷藏备用。

第四节　胃　癌

一、胃癌的概念及临床表现

胃癌是起源于胃黏膜上皮的恶性肿瘤，占我国消化系统恶性肿瘤首位。虽然近年来胃癌的治疗技术得到了提高，但是随着经济的发展，地域环境和饮食结构的差异导致胃癌的发生率增加，并且随着人们不良生活习惯的养成及生活压力的增大，胃癌的发生逐渐趋向年轻化。

大部分的胃癌早期无症状，部分患者可有消化不良症状。进展期胃癌最常见的症状是体重减轻和上腹痛，还有贫血、食欲减退、厌食、乏力等临床表现。胃癌发生并发症或转移时可出现一些特殊症状，累及食管下段可出现吞咽困难；转移至肝可引起右上腹痛、黄疸和发热；转移至胰腺可出现背部疼痛；少数转移至肺可引起咳嗽、咯血。

二、常见病因

胃癌的发生主要与生活环境、饮食因素、幽门螺杆菌感染、癌前变化、遗传和基因有关。

（1）生活环境及饮食因素：长期食用霉变食品、咸菜、熏烤、盐腌食品及过多摄入食盐，可增加危险性；吸烟者的胃癌发病率较不吸烟者高50%；此外，慢性胃炎及胃部分切除者胃酸分泌减少有利于胃内细菌繁殖，胃内增加的细菌可促进亚硝酸盐类致癌物质产生，长期作用于胃黏膜将导致癌变。

（2）幽门螺杆菌感染：幽门螺杆菌能促使硝酸盐转化成亚硝酸盐及亚硝胺而致癌，胃癌高发区人群幽门螺杆菌感染率高。

（3）癌前变化：分为癌前疾病和癌前病变。癌前疾病是指与胃癌相关的胃良性疾病，癌前病变是指较易转变为癌的病理学变化。

（4）遗传和基因：10%的胃癌患者有家族史，具有胃癌家族史者其发病率高于普通人群2~3倍。

三、中医病因病机

中医本无胃癌的病名，但根据病证表现可将其归属于“胃脘痛”“积聚”“噎膈”“癥瘕”等范畴。《诸病源候论》中提到反胃、噎膈多由悲思忧恚所致：“忧恚则气结，气结则不宣流，使噎。噎者，噎塞不通也。”《景岳全书·噎膈》也指出：“噎膈一证，必以忧愁思虑，积劳积郁或酒色过度，损伤而成。”近代医家总结胃癌的病因，多有六淫邪毒等外因及饮食不节、情志内伤、正气内虚等内因，共同导致脾胃脏腑功能失调，气滞、食积、血瘀、痰结、热毒久稽于胃，相互作用形成癌肿。

胃癌的发生总属本虚标实。多是因虚而病，因虚而致实，是一种全身属虚、局部属实的疾病。初期邪盛而正虚不显，故以气滞、血瘀、痰结、湿聚、热毒等实证为主。中晚期由于癌耗伤人体气血津液，故多出现气血亏虚、阴阳两虚等病机转变，由于邪愈盛而正愈虚，本虚标实，病变错综复杂，病势日益深重。

本病发生与饮食、情志、旧疾、体衰等密切相关。

（1）饮食：若素体脾胃虚弱，先天禀赋不足，或由于外感寒邪、过食生冷食物伤胃、劳倦伤阳，导致中焦阳气虚弱，气机不畅，升降失司，中焦壅滞，从而导致气虚血瘀。另一方面，嗜好烟酒肥甘厚腻者，体内湿热瘀结，久而成实。

（2）情志：情志不遂，气机郁结，久则气滞血瘀；或气不布津，久则津凝为痰，血瘀，痰浊互结，渐而成块。

（3）宿有旧疾：机体脏腑阴阳的偏盛偏衰，气血功能紊乱，病邪久羁，损伤正气，或正气本虚，祛邪无力，加重或诱发气、血、湿、痰、食、水等凝聚阻滞体内，继而积聚成块。

(4)年老体衰:正气亏虚、脏腑阴阳气血失调是胃癌的主要病理基础。久病体虚,正气亏虚,气虚血瘀;或生活失于调摄,劳累过度,气阴耗伤,外邪乘虚而入,客邪留滞不去,气机不畅,终致血行瘀滞,结而成块。

四、中医辨证分型和膏方调治

1. 肝脾不和型

【主症】纳呆食少,呕吐乏力,胃脘痞满,连及两胁,或嗳气吞酸,失眠多梦。舌质淡红,苔薄白或薄黄,脉弦细。

【治法】疏肝健脾,和胃安神。

【膏方】疏肝和胃抗癌膏。

【组成】柴胡 300 g,黄芩 100 g,白芍 250 g,当归 300 g,法半夏 200 g,旋覆花 150 g,香橼 150 g,佛手 150 g,白术 300 g,茯苓 250 g,郁金 150 g,川芎 150 g,黄连 200 g,木香 150 g,合欢皮 150 g,焦神曲 150 g,焦山楂 150 g,焦麦芽 150 g,炙甘草 250 g,生姜 150 g,海螵蛸 100 g,鸡内金 150 g。

【制法】上药共以水煎透,去渣再熬浓汁,加阿胶 250 g、炼蜜 150 g、黄酒 500 mL 收膏,冷藏备用。

【服法】早饭后半小时服用 15 g,晚饭后半小时服用 10 g,以温开水送服。

2. 脾胃虚弱型

【主症】胃脘隐痛,绵绵不断,喜按喜暖,大便溏薄,面色少华。舌淡而胖、边有齿痕,苔白滑润,脉沉细或沉缓。

【治法】温中和胃,健脾益气。

【膏方】温中益气保胃膏。

【组成】人参 250 g,白术 300 g,茯苓 250 g,炙黄芪 250 g,砂仁 200 g,薏苡仁 250 g,法半夏 200 g,陈皮 250 g,山药 200 g,白芍 250 g,桂枝 250 g,干姜 100 g,大枣 150 g,炙甘草 300 g,延胡索 150 g,白扁豆 100 g,茯神 100 g,川芎 150 g,当归 100 g,海螵蛸 100 g,鸡内金 150 g,焦神曲 100 g,焦山楂 100 g,焦麦芽 100 g。

【制法】上药共以水煎透,去渣再熬浓汁,加阿胶 250 g、炼蜜 250 g、黄酒 500 mL 收膏,冷藏备用。

【服法】早、晚饭后半小时服用 10 g,以温开水送服。

3. 胃热伤阴型

【主症】胃脘嘈杂灼热,痞满吞酸,口干不欲饮,五心烦热,乏力,便结溲赤。舌质红绛,舌苔少津或剥苔、无苔,脉细数。

【治法】清热和胃,养阴润燥。

【膏方】养阴清热和胃膏。

【组成】西洋参 300 g，沙参 200 g，玉竹 250 g，石斛 300 g，麦冬 250 g，生地黄 200 g，知母 250 g，竹茹 250 g，白花蛇舌草 200 g，生薏苡仁 150 g，赤芍 100 g，天花粉 200 g，木香 200 g，陈皮 200 g，法半夏 200 g，黄连 200 g，山药 200 g，焦神曲 150 g，焦山楂 150 g，焦麦芽 150 g，海螵蛸 100 g，鸡内金 150 g，炙甘草 100 g。

【制法】上药共以水煎透，去渣再熬浓汁，加阿胶 250 g、鳖甲胶 150 g、炼蜜 200 g、黄酒 500 mL 收膏，冷藏备用。

【服法】早、晚饭后半小时服用 10 g，以温开水送服。

4. 瘀血阻滞型

【主症】胃脘痛如针刺或向后背放射，腹部可触及肿块。舌质紫或瘀斑，舌下脉络紫胀，脉弦涩。

【治法】理气活血，软坚消积。

【膏方】消积活血护胃膏。

【组成】五灵脂 250 g，生蒲黄 250 g，桃仁 200 g，红花 200 g，莪术 200 g，延胡索 150 g，制大黄 100 g，乌药 200 g，延胡索 200 g，白花蛇舌草 200 g，半枝莲 200 g，炙黄芪 250 g，党参 250 g，白术 200 g，苍术 200 g，焦神曲 150 g，焦山楂 150 g，焦麦芽 150 g，炙甘草 100 g，鸡内金 200 g，地榆 100 g。

【制法】上药共以水煎透，去渣再熬浓汁，加阿胶 250 g、鳖甲胶 150 g、炼蜜 200 g、黄酒 500 mL 收膏，冷藏备用。

【服法】早、晚饭后半小时服用 10 g，以温开水送服。

第五节　结肠癌

一、结肠癌的概念及临床表现

结肠癌是指癌细胞发于结肠上皮组织的病变，为最常见的消化道的恶性肿瘤之一，好发于直肠与乙状结肠交界处，通常发病率最高的年龄段为 40～50 岁，但近年来青壮年的结肠癌发病率有明显升高的趋势。男性患者多于女性患者，比例为(2～3)∶1。本病发病率在消化道肿瘤中仅次于胃癌与食管癌，位居第 3 位。结肠癌的好发人群为男性肥胖者、慢性大肠炎患者、家族性多发性肠息肉患者及有结肠癌家族史的患者。

早期一般无明显症状，极易被忽略，但随着疾病的不断发展，因其生长部位的不同而表现不同的症状。早期仅见粪便隐血试验阳性，逐步发展可见便血、脓血便，有时亦可出现顽固性便秘，便不成形或腹泻与便秘交替。由于癌灶的慢性失血和坏死，患者常出现贫血的表现。患者常伴有腹痛，多为隐痛或餐后腹痛。随着病情发展可伴见糜烂、坏死和继发性感染。若并发肠梗阻，亦可表现为腹部绞痛。

二、常见病因

结肠癌的病因和发病机制尚不完全清楚，根据流行病学、临床、病理等方面的研究发现，可能与下列因素有关。

(1)癌前病变：如结肠腺瘤、溃疡性结肠炎、结肠血吸虫肉芽肿等与结肠癌发生关系密切。

(2)遗传因素：结肠癌的发生与遗传易感性有关，如遗传性非息肉性结肠癌。结肠癌从腺瘤到癌的演变过程中，发生癌基因激活、抑癌基因失活、错配修复基因突变及危险修饰基因等遗传突变，正常细胞向癌细胞演进需 10 ~ 15 年

(3)饮食因素：高脂、高蛋白的摄入与结肠癌的发病有一定关系。特别是高脂肪饮食可使大便中胆酸及胆固醇的代谢明显升高，在肠道厌氧菌作用下，可促使胆酸核去饱和，固醇环的芳香化可能形成致癌物。缺乏新鲜蔬菜和维生素 A、维生素 C、纤维素食品的人群，以及高温烹调肉类、鱼类可产生多种诱变剂与致癌物，有导致结肠癌发生的危险。

三、中医病因病机

中医将结肠癌归属于“肠瘤”“肠蕈”“肠毒”“肠风”“肠僻”等范畴。《灵枢・水胀》曰：“寒气客于肠外，与卫气相搏，气不得荣，因有所系，癖而内著，恶气乃起，息肉内生，其始生也，大如鸡卵，稍以益大，至其成如怀子之状，久者离岁，按之则坚，推之则移，月事以时下，此其候也。”蕈字有蘑菇的意思，是指本病病状像一个蘑菇，前方蓬起，有蒂，即一种积块病。《黄帝内经・素问》曰：“正气存内，邪不可干。”本病发病的根本在于正气的亏耗。结肠癌病位在结肠，但与肝脾肾有着密切的关系。总属本虚标实，以肝、脾、肾和气血的亏虚为本，以湿热、火毒、瘀滞实邪为标。本病多是由于毒邪损伤肠络、痰瘀凝聚于肠道所致；早期湿热蕴结为主要病理表现，由于久病体虚故后期以气滞血瘀，肝脾肾亏虚，气血两虚为主要表现。

本病多因情志不调，忧思恼怒，饮食所伤，致使肠胃失调，肠间气机不畅，气滞血瘀痰浊内聚，蕴结肠间，或饮食不洁，嗜食油腻，饮酒无度伤及脾胃，导致脾胃运化失司，湿热内生，搏结肠道，日久蕴毒，形成肿块。

(1)情志不调：长时间处于忧思惊恐状态，从而导致机体内气血运行紊乱，使脏腑功能失调，脾胃失和。湿热蕴结，浸淫肠道，阻碍气机运行，最终导致气血瘀滞。湿毒瘀积日久，毒从内生。

(2)寒气客于肠外：久居湿地，寒温失节，致使胃肠运化失司，湿热内生，热毒蕴结。

(3)饮食不当：饮食不节、不均衡，导致食毒在体内瘀积，而食毒长时间的停聚可损伤脾胃，致使中气亏损，痰湿内生，蕴结为病。

(4)外来毒邪:就是指外界的一些毒物的侵袭,如化学污染、环境浊气、射线等毒邪侵袭人体,导致毒邪内结。

四、中医辨证分型和膏方调治

1. 气滞血瘀型

【主症】腹部可触及肿块或结节,胸部满闷不适,胁肋疼痛;腹胀,嗳气,恶心呕吐,便血,色紫暗。舌质暗,伴有瘀斑,脉弦涩或弦滑。

【治法】理气散结,活血通脉。

【膏方】理气散结通肠膏。

【组成】黄芪 300 g,太子参 250 g,茯苓 300 g,当归 150 g,丹参 30 g,益母草 200 g,桃仁 150 g,红花 150 g,川芎 150 g,生地黄 150 g,炙甘草 200 g,延胡索 150 g,枳壳 200 g,杏仁 100 g,柴胡 100 g,香附 100 g,鸡血藤 100 g,白花蛇舌草 100 g,半夏 100 g,制大黄 100 g。

【制法】上药共以水煎透,去渣再熬浓汁,加阿胶 250 g、鳖甲胶 150 g、炼蜜 150 g、黄酒 500 mL 收膏,冷藏备用。

【服法】早饭后半小时服用 15 g,晚饭后半小时服用 10 g,以温开水送服。

2. 湿热蕴毒型

【主症】痢下脓血,里急后重,排便灼热,大便黏滞恶臭。舌红,苔黄腻少津,脉洪大或滑数。

【治法】清热祛湿,活血解毒。

【膏方】清热解毒润肠膏。

【组成】生地黄 250 g,黄芪 300 g,丹参 250 g,红花 200 g,茯苓 250 g,当归 200 g,槐角 200 g,地榆 200 g,黄芩 200 g,枳壳 200 g,败酱草 200 g,薏苡仁 150 g,川芎 200 g,防风 250 g,炙甘草 300 g,陈皮 200 g,制大黄 100 g,白芍 150 g,白头翁 100 g,黄柏 100 g,苍术 100 g,知母 100 g。

【制法】上药共以水煎透,去渣再熬浓汁,加阿胶 250 g、鳖甲胶 150 g、炼蜜 250 g、黄酒 500 mL 收膏,冷藏备用。

【服法】早饭后半小时服用 15 g,晚饭后半小时服用 10 g,以温开水送服。

3. 脾肾阳虚型

【主症】久泻久痢,完谷不化,五更泻;腹中冷痛,腰膝酸软,头晕目眩,形寒肢冷,面色苍白。肢体浮肿,小便不利,或小便频数,夜尿频多。舌淡,舌体胖大或边有齿痕,苔白滑,脉沉细无力。

【治法】扶正固本,健脾益肾。

【膏方】扶正固本保肠膏。

【组成】黄芪 300 g，人参 200 g，白术 250 g，山药 200 g，茯苓 250 g，麦冬 200 g，白扁豆 200 g，薏苡仁 200 g，莲子肉 200 g，陈皮 200 g，香附 150 g，附子 100 g，补骨脂 200 g，吴茱萸 200 g，五味子 200 g，桔梗 150 g，远志 300 g，熟地黄 200 g，砂仁 150 g，炙甘草 100 g。

【制法】上药共以水煎透，去渣再熬浓汁，加阿胶 250 g、鳖甲胶 150 g、炼蜜 200 g、黄酒 500 mL 收膏，冷藏备用。

【服法】早、晚饭后半小时服用 15 g，以温开水送服。

4. 肝肾阴虚型

【主症】头晕目眩，腰膝酸软，胁肋疼痛；形体消瘦，耳鸣盗汗，面色无华，五心烦热，口苦口干，大便秘结，小便短赤。舌质红，苔黄光剥，脉细数。

【治法】滋补肝肾。

【膏方】益木补水润肠膏。

【组成】杜仲 250 g，牛膝 200 g，熟地黄 250 g，山药 300 g，山茱萸 200 g，牡丹皮 250 g，茯苓 250 g，泽泻 200 g，丹参 300 g，红花 200 g，知母 200 g，莲子肉 200 g，陈皮 150 g，黄芪 300 g，人参 250 g，川芎 250 g，车前子 150 g，远志 300 g，炙甘草 100 g。

【制法】上药共以水煎透，去渣再熬浓汁，加阿胶 250 g、鳖甲胶 150 g、炼蜜 200 g、黄酒 500 mL 收膏，冷藏备用。

【服法】早、晚饭后半小时服用 15 g，以温开水送服。

5. 气血两虚型

【主症】头晕目眩，失眠多梦，少气懒言，神疲乏力，自汗，唇淡齿白，形体消瘦；或手足麻木，肌肤不仁。舌质淡，苔薄白，脉细弱或缓而无力。

【治法】补气养血。

【膏方】益气养血抗癌膏。

【组成】黄芪 300 g，人参 200 g，白术 250 g，山药 200 g，当归 200 g，五味子 200 g，茯苓 250 g，麦冬 200 g，川芎 200 g，桂枝 200 g，莲子肉 200 g，陈皮 200 g，柴胡 200 g，白芍 150 g，远志 300 g，熟地黄 200 g，升麻 150 g，炙甘草 100 g，山萸肉 100 g，制首乌 100 g。

【制法】上药共以水煎透，去渣再熬浓汁，加阿胶 250 g、鳖甲胶 150 g、炼蜜 200 g、黄酒 500 mL 收膏，冷藏备用。

【服法】早、晚饭后半小时服用 15 g，以温开水送服。

第六节　乳腺癌

一、乳腺癌的概念及临床表现

乳房由皮肤、结缔组织、脂肪、乳腺四部分组成。乳腺癌是乳腺上皮组织发生癌变所产生的肿瘤，在女性恶性肿瘤中位居首位，占全身恶性肿瘤的5%～10%，男性乳腺癌发病率较低，为1%左右。全世界每年有130万左右的新发乳腺癌患者，亚、非洲地区乳腺癌发病率与欧美相比较低。乳腺癌的临床表现包含以下几个方面。

(1)乳房肿块：一般多为单发，质地较硬，增大较快，可活动，如侵及胸肌或胸壁则活动性差或固定。

(2)皮肤橘皮样改变和乳头内陷：为癌侵及皮肤和乳头的表现。

(3)乳头溢液：可为血性或浆液性。

(4)区域淋巴结转移：常见腋窝和锁骨上淋巴结肿大、质硬、活动、融合或固定。

(5)血行转移：多见于肺、肝、骨和脑转移，并出现相应的临床表现。

(6)炎性乳腺癌：表现为乳房皮肤呈炎症改变，可由局部扩大到全乳房，皮肤颜色由浅红色到深红色，同时伴有皮肤水肿，皮肤增厚，表面温度升高。

二、常见病因

1. 内分泌激素　乳腺是多种内分泌激素的靶器官，其中雌酮及雌二醇与乳腺癌的发病有直接关系。月经初潮年龄早(<12岁)、绝经年龄晚(>55岁)、不孕及初次生育年龄晚(>30岁)、哺乳时间短、停经后进行雌激素替代疗法等，均可增加或延长体内雌激素的暴露，与乳腺癌发病密切相关。

2. 遗传因素　遗传也是乳腺癌发病的高危因素。一级亲属(如父母、子女及兄弟姐妹)中有乳腺癌病史者，发病风险是普通人群的2～3倍。一些基因突变也会增加乳腺癌的患病风险。另外，某些物理因素，如儿童时期接受胸部放射线治疗，也是乳腺癌的致病因素。

三、中医病因病机

乳腺癌属中医学“乳岩”范畴，由情志失调、饮食失节、冲任不调或先天禀赋不足引起机体阴阳平衡失调、脏腑失衡导致。

(1)正气不足，气血亏虚：《素问・刺法论》云，“正气存内，邪不可干”。正气盛则防御能力强，病邪不易侵入，即或侵入也不易深入内里，最终可被消除。正气不足，气血亏

虚,正不胜邪,而邪气踞之是发病的前提及决定因素。

(2)肝肾不足,冲任失调:《景岳全书》谓,"肝肾不足及虚弱失调之人,多有积聚之病"。肝肾不足,冲任失调,气血运行不畅,经络阻塞,聚而成块,日久化毒成岩。可见肝肾不足、冲任失调是发病的内因和根本。

(3)七情内伤,情志失调:《外科正宗》认为"乳癌由忧思郁结,所愿不遂,肝气闭塞,结精成核"。《医宗金鉴》认为"失荣"一证乃由"忧思恚怒,气郁血逆,与火凝结而成"。情志失调、忧思郁怒,肝失条达,郁久伤脾,运化失司,湿浊内生,气血瘀滞,阻于乳络而成核。可见七情内伤、情志失调是发病的重要因素。现代医学也认识到精神情志因素与乳腺癌的发病有着密切的关系。

(4)湿热毒邪内蕴:《黄帝内经・灵枢》曰,"湿气不行,凝血蓄里而不散,津液涩渗,蓄而不去,而积皆成也"。气郁痰浊结聚或气滞血凝,积久化火成毒以致毒邪蕴结,结成坚核。外邪一旦侵入机体,客于经络,导致瘀血凝滞,痰凝湿聚,热蕴毒结,蓄而不去,而癌瘤成也。故六淫外侵、邪毒留滞也是发病的重要因素。

四、中医辨证分型和膏方调治

1. 肝郁痰凝型

【主症】乳房肿块皮色不变,质硬而边界不清,情志抑郁,或性情急躁,胸闷胁胀,或伴经前乳房作胀或少腹作胀。苔薄,脉弦。

【治法】疏肝理气,化痰散结。

【膏方】化痰散结膏。

【组成】当归 100 g,白芍 100 g,柴胡 100 g,白芷 90 g,青皮 100 g,瓜蒌 200 g,茯苓 150 g,白术 150 g,郁金 150 g,山慈菇 100 g,太子参 200 g,醋香附 150 g,橘核 200 g,白花蛇舌草 150 g,半枝莲 100 g,枳实 90 g,厚朴 100 g,槟榔 90 g,荔枝核 150 g,百合 100 g,焦三仙各 100 g,炙甘草 100 g。

【制法】上药共以水煎透,去渣再熬浓汁,加琼脂 200 g、炼蜜 200 g 收膏,冷藏备用。

【服法】早、晚饭后半小时服用 10 g,以温开水送服。

2. 冲任失调型

【主症】乳房结块坚硬,兼有月经失调,素有经前期乳房胀痛,或婚后从未生育,或有多次流产史。舌淡,苔薄,脉弦细。

【治法】调摄冲任,理气散结。

【膏方】活血调任保乳膏。

【组成】香附 100 g,郁金 100 g,川楝子 100 g,白芍 150 g,当归 100 g,熟地黄 150 g,生地黄 150 g,山药 150 g,野菊花 150 g,柴胡 150 g,青皮 150 g,川芎 150 g,莪术 150 g,枸杞子 200 g,女贞子 200 g,半枝莲 300 g,山慈菇 50 g。

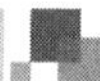

【制法】上药共以水煎透，去渣再熬浓汁，加阿胶 200 g、炼蜜 200 g、黄酒 500 mL 收膏，冷藏备用。

【服法】早、晚饭后半小时服用 10 g，以温开水送服。

3. 正虚毒盛型

【主症】乳房肿块扩大，溃后愈坚，渗流血水，不痛或剧痛，精神萎靡，面色晦暗或苍白，饮食少进，心悸失眠。舌紫暗或有瘀斑，苔黄，脉弱无力。

【治法】调补气血，清热解毒。

【膏方】扶正化毒膏。

【组成】黄芪 200 g，当归 100 g，生地黄 150 g，白芍 100 g，赤芍 100 g，川芎 150 g，人参 150 g，茯苓 150 g，茯神 150 g，白花蛇舌草 150 g，鸡内金 90 g，桑螵蛸 100 g，砂仁 100 g，桂枝 100 g，石见穿 90 g，瓜蒌 100 g，胆南星 60 g，麸炒白术 150 g，炙甘草 150 g，百合 100 g，合欢皮 200 g，首乌藤 150 g，远志 150 g。

【制法】上药共以水煎透，去渣再熬浓汁，加阿胶 200 g、炼蜜 200 g、黄酒 500 mL 收膏，冷藏备用。

【服法】早、晚饭后半小时服用 15 g，以温开水送服。

4. 气血亏虚型

【主症】多见于癌肿晚期或手术、放化疗后，患者形体消瘦，面色萎黄或皖白，头晕目眩，身倦乏力，少气懒言。舌质淡，苔薄白，脉沉细。

【治法】补益气血，宁心安神。

【膏方】补气养血扶正膏。

【组成】人参 100 g，茯苓 150 g，麸炒白术 150 g，茯神 150 g，白芍 100 g，黄芪 300 g，陈皮 150 g，远志 100 g，生地黄 150 g，熟地黄 100 g，川芎 100 g，红花 90 g，合欢皮 200 g，首乌藤 150 g，鸡内金 90 g，海螵蛸 100 g，半枝莲 150 g，生姜 90 g，炙甘草 150 g，大枣 90 g，火麻仁 100 g，麦冬 100 g。

【制法】上药共以水煎透，去渣再熬浓汁，加阿胶 300 g、炼蜜 200 g、黄酒 500 mL 收膏，冷藏备用。

【服法】早、晚饭后半小时服用 15 g，以温开水送服。

第七节　宫颈癌

一、宫颈癌的概念及临床表现

宫颈癌是最常见的妇科恶性肿瘤。原位癌高发年龄为 30 ~ 35 岁，浸润癌为 45 ~ 55 岁，近年来其发病有年轻化的趋势。尽管目前针对宫颈癌的病因研究及癌前筛查已经

得到较好的普及和发展，但宫颈癌的病因治疗及预防仍是全球医疗的热点问题。

早期宫颈癌常无明显症状和体征，随病变发展，可出现以下表现。

(1)阴道流血：早期多为接触性出血，中晚期为不规则阴道流血。年轻患者也可表现为经期延长、经量增多，老年患者常为绝经后不规则阴道流血。一般外生型较早出现阴道出血症状，出血量多，内生型较晚出现该症状。

(2)阴道排液：多数患者有阴道排液，液体为白色或血性，可稀薄如水样或米泔状，或有腥臭。晚期患者因癌组织坏死伴感染，可有大量米汤样或脓性恶臭白带。

(3)其他症状：如尿频、尿急、便秘、下肢肿痛等，癌肿压迫或累及输尿管时，可引起输尿管梗阻、肾盂积水及尿毒症；晚期可有贫血、恶病质等全身衰竭症状。

二、常见病因

1. 人乳头瘤病毒入侵　超过99%的宫颈病例都与人乳头瘤病毒（HPV）感染有关。高危型HPV就像潜伏在体内的破坏分子，其中16型和18型HPV最危险。其他需要警惕的还有31、33、35、39、45、51、52、58、59、66、68、82等型别。

2. 免疫功能低下　免疫力相当于身体的防护盾牌，当盾牌出现破损时，HPV更容易趁虚而入。比如艾滋病病毒（HIV）感染者，这类患者免疫细胞数量会显著下降；还有接受器官移植后需要长期服用抗排异药物的人群，这些药物会削弱免疫系统的防御能力。

3. 过早性行为和多个性伴侣　性活跃时间过早就像给病毒开了方便之门，此时宫颈细胞还未发育成熟，更容易受到病毒攻击。性伴侣数量越多，接触不同型别HPV的机会就越大。

4. 吸烟　烟草中的有害物质会持续刺激宫颈细胞，每天吸烟量越大、烟龄越长，致癌风险越高。需要特别注意的是，被动吸烟者接触的二手烟同样危险，其致癌物质浓度甚至是主动吸烟者的数倍。

三、中医病因病机

宫颈癌归属于中医学“癥瘕”“积聚”“石瘕”范畴，病因多为瘀血，痰饮和湿热之邪流注下焦，或见情志内伤，肝气郁结致使冲任受损，蕴毒内生。宫颈位于下焦，宫颈癌的病位亦在下焦，同时也是足厥阴肝经循行之处。病理机制为表邪内陷化为郁热，与体内湿痰水饮瘀血等阴寒之邪互结导致癥瘕形成。宫颈癌的发生是多种原因综合的结果。

(1)七情内伤：气滞是癥瘕的始因，怒伤肝，忧思伤脾，疏泄失常，气血郁滞，损伤冲任。忧愁思虑伤脾，运化失职，水湿注于下焦而成带下，痰湿凝聚胞中，结成癥瘕。

(2)早婚多产、不节房事：早婚多产、不节房事伤肾，肾阴亏损，精血不足，以致冲任失养。阴虚易生内热，虚火妄动，灼津炼液，日久成实。

(3)先天不足：先天肾气不足，正虚冲任失调，易感受外来病邪。

(4)感受外邪:邪气侵袭,湿郁化热,久而成毒,湿毒下注,遂成本病。

四、中医辨证分型和膏方调治

1. 肝郁气滞型

【主症】持续出血,血量不多,色鲜无块,白带薄黄,月经提前,小腹胀痛,胸胁痞满,情绪忧郁,心烦急躁,口苦咽干。苔薄白,脉弦涩,小便黄,大便干。

【治法】疏肝解郁,调理冲任。

【膏方】逍遥解郁清宫膏。

【组成】牡丹皮 200 g,丹参 200 g,栀子 100 g,柴胡 100 g,当归 100 g,白芍 200 g,车前子 300 g,萹蓄 200 g,半枝莲 300 g,白花蛇舌草 200 g,白术 200 g,莪术 150 g,猪苓 300 g,枳壳 100 g,香附 150 g,人参 100 g,三棱 100 g,制大黄 100 g,川芎 100 g,海螵蛸 200 g,黄芩 100 g。

【制法】上药共以水煎透,去渣再熬浓汁,加阿胶 250 g、鳖甲胶 150 g、炼蜜 150 g、黄酒 500 mL 收膏,冷藏备用。

【服法】早饭后半小时服用 15 g,晚饭后半小时服用 10 g,以温开水送服。

2. 湿热毒蕴型

【主症】带下赤色或赤白相杂,质地黏稠,气味腥臭,月经量多,下腹痛,腰胀痛累及下肢,小便短赤,尿频尿急,大便秘结。舌质绛,苔黄燥,脉弦数。

【治法】清肝解毒,祛瘀散结。

【膏方】清肝散瘀清宫膏。

【组成】白芍 200 g,黄柏 100 g,牡丹皮 200 g,牛膝 150 g,木通 100 g,车前子 200 g,瞿麦 100 g,栀子 100 g,仙鹤草 300 g,土茯苓 200 g,七叶一枝花 200 g,龙胆草 100 g,泽泻 100 g,当归 100 g,莪术 150 g,生薏苡仁 200 g,大黄 100 g,茵陈 150 g,草薢 100 g,浙贝母 150 g,海螵蛸 200 g,鸡内金 100 g。

【制法】上药共以水煎透,去渣再熬浓汁,加阿胶 250 g、鳖甲胶 150 g、炼蜜 250 g、黄酒 500 mL 收膏,冷藏备用。

【服法】早饭后半小时服用 15 g,晚饭后半小时服用 10 g,以温开水送服。

3. 脾虚湿浊下注型

【主症】带下色白,黏腻稀薄似淘米泔水,淋漓不断,腥气难闻,伴见腰酸腿软,神疲乏力,时有心悸气短,失眠多梦,头晕目眩,食欲减退,消化不良,下腹坠痛,月经过多,大便溏,小便浊。苔白腻,脉沉细。

【治法】健脾利湿,清热解毒。

【膏方】利湿解毒膏。

【组成】人参 100 g,苍术 150 g,厚朴 200 g,白术 150 g,茯苓 200 g,茯神 150 g,山药

300 g,白芍 200 g,甘草 150 g,荆芥炭 100 g,血余炭 200 g,仙鹤草 300 g,草薢 200 g,土茯苓 300 g,生龙骨 250 g,砂仁 100 g,生牡蛎 250 g,葛根 200 g,白花蛇舌草 200 g,莪术 150 g,车前子 200 g。

【制法】上药共以水煎透,去渣再熬浓汁,加阿胶 250 g、炼蜜 200 g、黄酒 500 mL 收膏,冷藏备用。

【服法】早、晚饭后半小时服用 15 g,以温开水送服。

4. 脾肾双亏型

【主症】带下清稀如注,气味腥臭,腰冷酸重,四肢不温,夜间盗汗,午后低热,五心烦热,头晕眼花,失眠耳鸣,下肢冷痛,大便稀,小便频,夜尿多。舌红、少苔,脉沉细无力。

【治法】健脾补肾,滋阴清热。

【膏方】健脾益肾保宫膏。

【组成】生黄芪 300 g,党参 200 g,白术 100 g,女贞子 300 g,旱莲草 100 g,当归 100 g,制首乌 200 g,生地黄 200 g,地骨皮 300 g,玄参 100 g,白芍 200 g,麦冬 100 g,菟丝子 200 g,桑螵蛸 100 g,肉桂 30 g,莪术 100 g,白花蛇舌草 200 g,猪苓 300 g,桑椹 100 g,车前子 200 g,鸡内金 150 g。

【制法】上药共以水煎透,去渣再熬浓汁,加阿胶 250 g、炼蜜 200 g、黄酒 500 mL 收膏,冷藏备用。

【服法】早、晚饭后半小时服用 15 g,以温开水送服。

第八节　放化疗后胃肠道损伤

一、放化疗后胃肠道损伤的概念及临床表现

患恶性肿瘤后,很多人会采取放化疗的方法进行治疗。但放化疗会损伤一些其他部位,比如引起程度不等的消化道反应,常见的症状有恶心呕吐、口干、食欲减退、腹痛、腹泻、便秘等,也可引起全消化道黏膜反应,包括口腔炎、食管炎、胃炎、肠炎等。

恶心呕吐是放化疗时最常见的早期毒性反应。剧烈的恶心呕吐是非常痛苦的,可导致患者脱水、无法进食,有的患者甚至因为不能忍受这种痛苦而拒绝进行化疗。造成恶心、呕吐的原因除了治疗本身对于胃肠道的直接刺激作用外,还有一个非常重要的因素是药物通过间接或者直接作用刺激了大脑的呕吐中枢。所以对放化疗患者尽早做好消化道的保护,对于接下来的治疗和身体的调养非常有好处。

二、中医病因病机

中医认为脾胃为后天之本、气血生化之源,正常情况下,脾主升,胃主降,放化疗后脾

胃的正常生理功能受到影响，胃失受纳，脾失运化，胃气上逆就会出现恶心、呕吐，脾失运化就会出现没有食欲、腹胀腹泻等情况，时间久了气血生化不足，不能满足身体每天日常的活动需要，会进一步加重身体的虚弱程度。所以放化疗之后的治疗尤重脾胃，脾胃不健，百药难施。

三、中医辨证分型及膏方调治

脾胃虚弱型

【主症】食欲减退，恶心呕吐，腹胀腹痛，腹泻便秘。舌质淡，苔白，脉细弱。

【治法】健脾益胃。

【膏方】补脾益胃膏。

【组成】黄芪 200 g，党参 200 g，白术 200 g，茯苓 200 g，炙甘草 200 g，山药 200 g，龙眼肉 150 g，炒麦芽 150 g，山萸肉 150 g，五味子 150 g，丹参 150 g，半夏 100 g，木香 100 g，川续断 100 g，砂仁 100 g，陈皮 100 g，鸡内金 100 g，焦山楂 100 g，焦神曲 100 g。

【制法】上药共以水煎透，去渣再熬浓汁，加阿胶 250 g、炼蜜 200 g、黄酒 500 mL 收膏，冷藏备用。

【服法】早、晚饭后半小时服用 10 g，以温开水送服。

第九节　放化疗后肝肾损伤

一、放化疗后肝肾损伤的概念及临床表现

放化疗引起的肝肾损伤主要是由放射线及化疗药物对肝、肾的直接毒性作用所致。放化疗容易出现以下三种途径的肝损伤：直接损伤肝细胞；使原本的肝基础病加重；使药物在体内作用时间延长，增加化疗毒性。而肾为重要的代谢器官，放化疗可出现各种急性肾损伤、慢性肾衰竭和肾小管功能异常等肾病。

肾脏损伤表现为尿量减少、血尿或蛋白尿，可能伴随水肿、腰痛及恶心呕吐等全身症状；肝脏损伤则常见食欲减退、肝区疼痛、黄疸（皮肤/巩膜黄染）、凝血异常（如瘀斑）及乏力。实验室检查可见血肌酐/尿素氮升高（肾）或转氨酶/胆红素升高（肝）。严重时可进展为急性肾衰竭或肝衰竭，需及时干预。

二、中医病因病机

化疗药物和放射线是最主要的致病因素，具有热的特性。放化疗会造成阴液、元神、精气和五脏六腑的损伤，因药物的种类和照射的部位不同，病机的侧重点也会有所不同。

放化疗中，肝经受累最多，肝之气血失于条达，肝气上逆，气血运行失畅，导致精血津

液的一系列变化，出现黄疸、胁痛、皮肤指甲紫暗、头昏肢麻、睡眠差、脉弦、舌边多现瘀斑等症状。放化疗还会损伤和消耗肾精，肾所藏之精，是人体生命活动的物质基础。肾精不足会引起脱发齿松、耳鸣耳聋、腰膝酸软、精神不振、健忘、四肢麻木、目光呆滞、反应迟钝、畏寒怕冷等各种症状。

三、中医辨证分型及膏方调治

肝肾亏虚型

【主症】腰膝酸软，头晕目眩，视物昏花，齿摇发脱，耳鸣，失眠多梦，疲劳，肢体麻木，面色暗黑，毛发不荣，形体消瘦，口燥咽干。舌红少苔，脉沉弦数等。

【治法】滋养肝肾。

【膏方】补肝益肾护肝膏。

【组成】熟地黄 300 g，怀山药 300 g，吴茱萸 250 g，枸杞子 200 g，麦冬 200 g，菟丝子 200 g，牛膝 200 g，杜仲 200 g，沙参 200 g，女贞子 200 g，旱莲草 200 g，川石斛 200 g，制何首乌 200 g，白芍 200 g，当归 200 g，狗脊 200 g，陈皮 200 g，茯苓 200 g，夜交藤 200 g，泽泻 200 g，黄柏 200 g，佛手 150 g，五味子 120 g，合欢花 90 g。

【制法】上药共以水煎透，去渣再熬浓汁，加阿胶 250 g、炼蜜 200 g、龟甲胶 200 g、黄酒 500 mL 收膏，冷藏备用。

【服法】早、晚饭后半小时服用 10 g，以温开水送服。

第十节　放化疗后心肺损伤

一、放化疗后心肺损伤的概念及临床表现

放化疗造成的心肺损伤是指受到放射性物质辐射及药物作用后，产生的心肌和肺实质及功能性损伤。受到放射线照射的心脏和肺均可产生不同程度的病理变化，受损部位包括心包、心脏内外膜、传导系统及冠状动脉、肺实质等。

心脏损伤可表现为心悸、胸痛、心律失常，严重时出现心力衰竭（如呼吸困难、下肢水肿）；肺部损伤常见干咳、气短、活动后呼吸困难，部分患者出现间质性肺炎或肺纤维化（听诊可闻及细湿啰音）。影像学检查可能显示心脏扩大（心脏超声）或肺部磨玻璃样改变（CT），实验室指标如脑钠肽（心功能标志物）或肺功能检测异常可辅助诊断。需警惕迟发性损伤，部分症状可能在治疗结束后数月出现。

二、中医病因病机

中医认为放化疗患者初期随着治疗的部位和剂量不同，可出现毒邪外侵，灼伤肺脏

津液，外邪内蕴脏腑，化热伤阴，表现为咳嗽、咳痰、气短、胸闷等症状。随着治疗剂量的增加和身体承受能力的减弱，正气受损日渐加重，病证可因之由实转虚，出现心功能异常，在临床上以心悸不安为主症，常可归属中医学“心悸”范畴。多是由于放化疗日久，气虚无力鼓动血脉，血行不畅、气滞血瘀、脉络痹阻而出现胸闷不适等症状，后期亦可阴虚及阳、心阳不振，加重心悸、胸痛及发作性呼吸困难等症状。

三、中医辨证分型及膏方调治

1. 阴虚火旺型

【主症】潮热、盗汗，面赤唇干，五心烦热，干咳少痰，胸闷不适，心悸心慌，气促、动则加剧。舌红少津，脉细数。

【治法】滋阴降火。

【膏方】养心润肺膏。

【组成】党参 200 g，黄芪 200 g，知母 150 g，黄柏 150 g，玉竹 150 g，生地黄 150 g，牡丹皮 150 g，沙参 150 g，天花粉 100 g，桂枝 90 g，酸枣仁 90 g，炙甘草 100 g，白术 150 g，白芍 100 g，郁金 100 g，枳壳 100 g，麦冬 150 g，陈皮 150 g，百合 150 g，茯苓 150 g。

【制法】上药共以水煎透，去渣再熬浓汁，加阿胶 250 g、炼蜜 200 g、黄酒 500 mL 收膏，冷藏备用。

【服法】早、晚饭后半小时服用 10 g，以温开水送服。

2. 心肺气虚型

【主症】心悸胸闷，咳喘气短，动则尤甚，吐痰清稀，神疲乏力，声低懒言，自汗，面色淡白。舌淡苔白，或唇舌淡紫，脉弱或结代。

【治法】补养心肺。

【膏方】补心益肺扶正膏。

【组成】人参 200 g，黄芪 200 g，当归 150 g，生地黄 150 g，熟地黄 150 g，茯苓 150 g，茯神 100 g，远志 100 g，鸡内金 90 g，款冬花 100 g，桂枝 100 g，麦冬 100 g，酸枣仁 100 g，柏子仁 100 g，五味子 100 g，炙甘草 100 g，生姜 90 g，大枣 90 g，法半夏 90 g。

【制法】上药共以水煎透，去渣再熬浓汁，加阿胶 250 g、炼蜜 200 g、黄酒 500 mL 收膏，冷藏备用。

【服法】早、晚饭后半小时服用 10 g，以温开水送服。

参考文献

[1]艾进伟,杨军. 中医膏方辞典[M]. 2 版. 太原:山西科学技术出版社,2017.

[2]巴元明,陈树和. 中药膏方制备及经典膏方[M]. 武汉:湖北科学技术出版社,2021.

[3]曹四豪. 中医内分泌病证调养膏方[M]. 广州:广东科学技术出版社,2023.

[4]陈瑞芳,谢裕华. 中医膏方调理案例精选[M]. 广州:中山大学出版社,2022.

[5]贾跃进. 膏方妙用[M]. 郑州:河南科学技术出版社,2017.

[6]梁子峰,韩烨. 小儿膏方辨证[M]. 西安:陕西科学技术出版社,2023.

[7]庞国明. 膏方临床应用指南[M]. 北京:中国医药科技出版社,2012.

[8]施仁潮,李明焱. 正确选用膏方[M]. 北京:金盾出版社,2012.

[9]苏惠萍,倪磊. 内服膏方疗法[M]. 北京:中国医药科技出版社,2024.

[10]王斌. 养生保健话膏方[M]. 天津:天津科学技术出版社,2019.

[11]王绪前. 中医膏方大全[M]. 北京:中国医药科技出版社,2016.

[12]王燕燕,彭艳. 中医实用膏方精选[M]. 武汉:湖北科学技术出版社,2016.

[13]姚卫海. 实用膏方[M]. 北京:华龄出版社,2014.

[14]尤虎. 九种体质养生膏方[M]. 2 版. 北京:中国中医药出版社,2019.

[15]于春泉. 中医膏方特色养生[M]. 北京:中国医药科技出版社,2018.

[16]袁保丰,郭国田. 膏方调养亚健康[M]. 合肥:安徽科学技术出版社,2019.

[17]张洪刚. 膏方的临床应用[M]. 北京:中医古籍出版社,2018.

[18]张炜,史苗颜. 膏方临床应用大全[M]. 上海:上海科学技术出版社,2022.

[19]郑钦安. 中医膏方大全[M]. 北京:世图音像电子出版社,2021.

[20]周德生,吴兵兵. 中医膏方全书[M]. 长沙:湖南科学技术出版社,2018.